Fach-
buch
Klett-Cotta

Josef Brockmann, Holger Kirsch,
Svenja Taubner

Mentalisieren

in der psychodynamischen und psychoanalytischen Psychotherapie

Grundlagen, Anwendungen, Fallbeispiele

Mit einem Vorwort von Peter Fonagy

Klett-Cotta

MIX
Papier aus verantwortungsvollen Quellen
FSC® C014889

Klett-Cotta
www.klett-cotta.de

Cover: Bettina Herrmann, Stuttgart
unter Verwendung einer Abbildung von Brockmann, Elisabeth, Single Point Of Truth (SPOT), 2021 © VG Bild-Kunst, Bonn 2021
Gesetzt von Eberl & Koesel Studio, Altusried-Krugzell
Gedruckt und gebunden von Friedrich Pustet GmbH & Co. KG, Regensburg
ISBN 978-3-608-98407-1
E-Book ISBN 978-3-608-11673-1
PDF-E-Book ISBN 978-3-608-20515-2

Bibliografische Information der Deutschen Nationalbibliothek
Die Deutsche Nationalbibliothek verzeichnet diese Publikation in der Deutschen Nationalbibliografie; detaillierte bibliografische Daten sind im Internet über http://dnb.d-nb.de abrufbar.

Inhalt

Vorwort von Peter Fonagy

Dieses Buch hat meinen Beifall und ist mir herzlich willkommen! Wie es häufig der Fall ist, wenn die Dinge noch im Werden sind: Das Neue, das seine Identität und Eigenständigkeit etablieren muss, findet sich unter Umständen separiert von seinen Ursprüngen; möglicherweise wird es, berauscht von seiner Neuheit, die Verbindung mit seinen Wurzeln und seiner Vorgeschichte nicht wahrhaben wollen und sich damit einer ständigen Quelle der Inspiration selbst berauben. Als die Mentalisierungsbasierte Therapie (MBT) ihre chronologische und wohl auch psychologische Adoleszenz erreichte, wandte sie sich, genauso wie ihr adoleszentes Pendant, die heranwachsende Person, von der Herkunftsfamilie ab und geriet zunehmend unter den Einfluss ihrer neuen Freunde in der Welt der psychosozialen Therapien – der Entwicklungspsychologie, der evidenzbasierten Praxis, der dritten Welle der kognitiven Verhaltenstherapie, der Neurowissenschaften, der »Philosophie des Geistes«, der Anthropologie, der Sozialpsychologie usw. Und dennoch liegt der Ursprung der Mentalisierungsbasierten Therapie, historisch wie intellektuell, in der Psychoanalyse und der psychodynamischen Psychotherapie (Fonagy, 1991). Im Verlauf der vergangenen 15 Jahre hat die MBT sich zu einem integrativen Modell entwickelt, das den Schwerpunkt auf das soziale Verstehen und dessen zahlreiche Komponenten legt, also auf soziales Referenzieren, soziale Aufmerksamkeit, Empathie, Imitation, auf das Erschließen von Wünschen und Erkenntnissen und auf die Entwicklung des Selbstgewahrseins (Bateman & Fonagy, 2019). Das Besondere an dem MBT-Ansatz allerdings war das, was psychoanalytisches Denken dazu beigetragen hat.

Die Mentalisierungsbasierte Therapie erreichte die Welt auf der Erfolgswelle der (sinnvoll zu ToM abgekürzten) Theory of Mind. ToM diente vor Jahrzehnten als erstes Etikett zur Bezeichnung der Fähigkeit, ein Verhalten auf der Grundlage der mentalen Prozesse der jeweiligen Person zu erklären. Das Konzept erfuhr eine Einkleidung in die Geschichte einer Puppe und deren nicht mehr zutreffenden Ansicht, was den Aufbewahrungsort eines Stücks Schokolade anging (die Schokolade war in ihrer Abwesenheit anderswohin verbracht worden), und zog buchstäblich Tausende von experimentellen Untersuchungen nach sich (Wellman et al., 2001; Imuta et al., 2016; Devine & Hughes, 2018). Als das ToM-Thema Fahrt aufnahm, wurde eine Fülle von Versuchsdesigns und philosophischen Konzeptualisierungen in den schmalen Koffer des »Eine Theory of Mind-Besitzens« gestopft (erinnert sei etwa an Daniel C. Dennetts Konzept der »intentionalen Einstellung«; Dennett, 1987). Da mit dem Terminus ToM keine saubere Trennung zwischen dem Konzept und einem experimentellen Design möglich war, und da bei Verwendung des Substantivs die Gefahr bestand, eine Aktivität bzw. einen Prozess zu verdinglichen, wurde der gleiche alternative Begriff – »Mentalisieren« – jeweils unabhängig von zwei Psychologen ins Spiel gebracht, die völlig unterschiedliche Traditionen vertraten: Uta Frith führte ihn in ihrer kognitionspsychologischen Beschreibung des Autismus ein (Frith, 1989), während George Moran, der damalige Leiter des Anna Freud Centre, und ich (Fonagy, 1989) ihn aus psychoanalytischer Perspektive und unter dem Einfluss sowohl der Bindungstheorie als auch einer wichtigen französischen Tradition der Psychosomatik (Lebovici, 1967) thematisierten. Auch wenn es mittlerweile 35 Jahre zurückliegt, erinnere ich mich deutlich, als ich die Idee zuerst am UCL präsentierte, dessen psychologische Fakultät damals fast ausnahmslos kognitivistisch orientiert war. Opposition kam von jenen, die glaubten, Autismus sei das paradigmatische Beispiel für ein Misslingen des Mentalisierens und Individuen mit dieser Diagnose seien mit der gleichen Wahrscheinlichkeit sicher gebunden wie Kinder, die sich normal entwickeln. Mentalisieren galt diesen Zuhörern als eine Fähigkeit, die sich unabhängig von sozialen Erfahrungen entfaltet, und entsprechende Defizite reflektierten in ihren Augen biologische – vermutlich genetische – Schwachstellen. Was diesen Punkt angeht, haben selbst die glühendsten Vertreter der kognitivistischen Position inzwischen etwas eingelenkt (z. B. Brink et al., 2015).

Wo MBT sich einen neuen und eigenen Weg zu bahnen suchte, ging es darum, die Fähigkeit, menschliches Verhalten in Form intentionaler mentaler Zustände wahrzunehmen und zu interpretieren, in einen dynamischen Kontext zu stellen. Selbst in ihrer ursprünglichen Formulierung ging MBT über die damals gängige Definition einer evolutionär selektierten Fähigkeit hinaus, die optimale Entscheidungen zum Besten der Person und der Gemeinschaft sowie das Lernen von anderen ermöglichte, zugleich den Wettstreit förderte, die Evaluierung des anderen zuließ und sein Verhalten voraussagte. Die Theorie der MBT bejahte es, dass Mentalisieren all dies und mehr bewirkt. Aber Mentalisieren bringt auch das von der Realität losgelöste Imaginieren mit sich; es bringt Myriaden von kontextuellen Faktoren, es bringt schiefe Annahmen und Verständnisverzerrungen mit sich, hinter denen wiederum irrelevante Informationen, unzutreffende Überzeugungen, einseitige Wertvorstellungen und offene Vorurteile stehen, veranlasst durch die Identität und den Gruppenstatus von Individuen in Interaktion (s. auch Park et al., 2021). In einer Reihe von Beiträgen haben Mary Target und ich versucht, uns mit dieser Komplexität auseinanderzusetzen (Fonagy & Target, 1996a; Target & Fonagy, 1996; Fonagy & Target, 2000; Fonagy & Target, 2007a). Wir verknüpften das Mentalisieren mit Freuds Konzept der psychischen Realität und schlugen eine Reihe von Heuristiken vor, die zu einem differenzierten Gebrauch des Begriffs »Symbolisierung« in der Psychoanalyse beitrugen. Auch versuchten wir, unser Denken sowohl mit Wilfred Bion (Alpha-Funktion) als auch mit Donald Winnicott (Spiegelung und *containment*) in Einklang zu bringen. Nicht dass wir Erfolg gehabt hätten – aber wir machten doch den bewussten und freiwilligen Versuch, nicht auf Originalität zu pochen, wo es sie nicht gab. Die psychoanalytische Gemeinschaft, zumindest im Vereinigten Königreich, machte sich das Konzept des Mentalisierens nicht zu eigen. Ungeachtet unserer beharrlichen Bemühungen, in psychoanalytischen Fachzeitschriften zu veröffentlichen (z. B. Fonagy & Target, 1995; Fonagy & Target, 2007b; Fonagy & Allison, 2016), war das Mentalisieren kein Thema, das auf der Agenda der Britischen Psychoanalytischen Gesellschaft erschien.

Das war, wie ich jetzt bei der Lektüre dieses herausragenden Buches mit einiger Verspätung feststelle, kein Indiz für Engstirnigkeit auf Seiten unserer psychoanalytischen Kollegen (nicht dass sie sich in anderen Fällen etwa *nicht* der Engstirnigkeit schuldig gemacht hätten). Es war unsere mangelnde Beschäftigung mit der Frage, wie sich psychoanalytische Schlüsselideen in Begriffen oder in der Sprache des Mentalisierungskonzepts wiedergeben lassen könnten. Um welche Schlüsselideen handelt es sich dabei? Es gibt eine überwältigende Anzahl psychoanalytischer Theorien, und Freud selbst veröffentlichte sehr viel mehr zur Theorie als zur Praxis der Psychoanalyse (Fonagy, 1999b). Wo ist das Unbewusste in der MBT? Wo sind die Abwehrmechanismen? Wo sind die Verursacher menschlichen Unglücks – Aggressivität, Neid, Perversion, Narzissmus und der Hauptpfeiler des psychoanalytischen Denkens, die Sexualität? Wir haben bescheidene Anstrengungen unternommen, uns dem letztgenannten Konstrukt anzunähern (Fonagy, 2008), aber im Großen und Ganzen hat die MBT die wichtigsten konzeptionellen Triebkräfte des Objektbeziehungsdenkens wie die Abwehrorganisation, die paranoid-schizoide Position und, noch grundlegender, den psychischen Konflikt ausgelassen. Ohne hier eine großartige Analogie ziehen zu wollen, meine ich doch, dass John Bowlby sich in einer ähnlichen Situation befand, als er versuchte, Ideen aus der benachbarten Disziplin der Ethologie in das psychoanalytische Denken einzuführen (z.B. Bowlby, 1981; Bowlby, 1984). Er sah es als eine herausfordernde Aufgabe an, die notwendigen Zusammenhänge herzustellen, um die Bindungstheorie für Kliniker anwendbar zu machen, deren Ideen sich unter dem Einfluss der komplexen Matrix von Übertragung und Gegenübertragung entwickelt hatten. In weitaus geringerem Umfang wird die Mentalisierungstheorie, die ebenfalls ein Waisenkind unter den an die Psychoanalyse angrenzenden Disziplinen ist, sowohl von kognitiven Neurowissenschaftlern als auch von ernsthaften psychoanalytischen Denkern abgelehnt. Die Ersteren halten die Umsetzung neurowissenschaftlicher Konstrukte und Forschungen in unseren Theorien für sowohl vereinfachend als auch potenziell naiv, da aktuelle Fortschritte wie etwa das Ruhezustandsnetzwerk (Default Mode Network, DMN) in der Mentalisierungstheorie nur unzureichend berücksichtigt werden (Gilead & Ochsner, 2021). Die Letzteren finden in der MBT wenig Neues und beklagen das Verschwinden von Komplexität und Subtilität, wenn Subjektivität auf die psychische Äquivalenz, den Als-ob-Modus und die teleologische Funktion reduziert wird (Hoffman, 2004; Hoffman, 2009).

Indem die Autoren nun also das Psychodynamische in das Mentalisieren zurückholen, hoffe ich sehr, dass sie damit einen echten Schritt in Richtung der Versöhnung zwischen MBT und Psychoanalyse machen. Ich habe häufig Anlass, über den Beitrag von Joseph Sandler zum psychoanalytischen Denken zu reflektieren (Sandler, 1987), den ich lange Zeit bewunderte und noch immer erhellend und wichtig finde. Mit der Einführung eines ausgesprochen kognitivistischen Modells, das Sandler als »Grundmodell der Psychoanalyse« bezeichnete (Sandler & Joffe, 1969), führte er zugleich das Konzept der repräsentationalen Welt (Sandler & Rosenblatt, 1962) ein. Damit brachte er die Psychoanalyse in Einklang mit dem dominanten theoretischen Bezugsrahmen der 1950er und 1960er Jahre: dem Strukturalismus und der Schematheorie. Auch wenn ihm dafür von vielen Seiten keine Anerkennung zuteilwurde: die stille Revolution, die er und seine Kollegen an der Hampstead Clinic in die Psychoanalyse und das psychoanalytische Denken brachten, wurde zur plausiblen Plattform für die Objektbeziehungstheorie, die das psychoanalytische Denken wieder mit dem sozialwissenschaftlichen Denken des ausgehenden 20. Jahrhunderts verband (Fonagy & Cooper, 1999).

Wie erreichte er das? Er richtete seine Aufmerksamkeit auf den sogenannten Hampstead Index – die Fallberichte von Kindern und Heranwachsenden aus der Hampstead Child Therapy Clinic, die er im Anna Freud Centre fand – und übernahm eine erhebliche Anzahl der darin enthaltenen Vorstellungen in sein gedankliches Schema der Selbst- und Objektrepräsentation und der sie beherrschenden emotionalen Reaktionen (Sandler, 1962). Das Modell war robust genug, um Otto Kernbergs außerordentlich kreative Theorien zu stützen, und hatte auch angesichts der relationalen Wende im psychoanalytischen Denken weiterhin Bestand. Sandlers Überlegungen bildeten eine Brücke zwischen der Ich-Psychologie und der Objektbeziehungstheorie, wie sie von den Vertretern der Interpersonellen Psychoanalyse als auch vom Klein-Bion-Modell und von der unabhängigen sogenannten britischen Tradition her konzipiert wurde. Und hier ist die Kluft, die das vorliegende Buch schließen möchte. Wir haben einen Fehler gemacht; die MBT hat die Verbindung nicht zustande gebracht. Wir brauchten eine Brücke, um klinische Fälle, Therapien real existierender Menschen, gleichzeitig aus der traditionellen und aus der neuen theoretischen Perspektive zu betrachten, und eben das ist es, was dieses Buch so eloquent leistet. Wir können das Mentalisieren nicht in das psychodynamische Denken integrieren, wenn wir nicht zu einer Verständigung kommen, indem wir den Fokus auf die gemeinsame Realität der klinischen Begegnungen legen.

Aber halten wir einen Augenblick inne! Ist das nicht eben das, was mit dem Mentalisieren gemeint ist? Geht es beim Mentalisieren etwa nicht um die Schaffung einer Zwei-Ebenen-Struktur bzw. darum, dass ein gemeinsames Objekt von zwei mentalen Systemen untersucht wird, die ihre jeweiligen Perspektiven koordinieren? Geht es nicht um einen gemeinsamen Fokus, der es ermöglicht, unterschiedliche Perspektiven anzuerkennen? Geht es in unserer Theorie denn nicht darum, die eigene Perspektive mit der Perspektive und der mentalen Verfassung eines anderen Individuums zu koordinieren, wenn der Fokus auf einer objektiven, aktuellen physischen Realität »da draußen« liegt? Haben wir nicht zu verstehen gegeben, dass wir durch das Mentalisieren unsere eigene Subjektivität mit der wahrgenommenen Subjektivität einer anderen Person zusammenbringen, auf deren physische Realität verwiesen wird? Wenn wir die Dinge so betrachten, kommt unser Unvermögen, ein gemeinsames Modell mit unseren psychodynamisch orientierten Kollegen zu entwickeln, eindeutig einem Versagen der Mentalisierung gleich. In Hinblick auf die Polaritäten der Mentalisierungsheuristik haben Patrick Luyten und ich (Fonagy & Luyten, 2009; Luyten et al., 2019) uns eines unausgewogenen Mentalisierens schuldig gemacht. Das bezieht sich weniger auf die Überbetonung des Kognitiven gegenüber dem Affektiven, in der viele eine wesentliche Schwäche des MBT-Ansatzes sehen, als vielmehr auf die fehlende Balance zwischen Selbst und Objekt. In unserem Bemühen, den Einfluss des Objekts auf das Selbst zu reduzieren, unser vielleicht fragiles, rudimentäres

Modell gegenüber dem weitaus anspruchsvolleren und weiterentwickelten psychodynamischen Gedankengut in Schutz zu nehmen, haben wir die eigene Position immer wieder mit Nachdruck betont, ohne die Perspektive unserer psychodynamisch orientierten Kollegen auf dieselbe klinische Welt ernsthaft zu hinterfragen.

Und wie die Mentalisierungsbasierte Therapie uns lehrt: Wenn wir feststellen, dass das Mentalisieren nicht gelingt – wobei an der Komplexität der Aufgaben, denen unser mentales System sich gegenübersieht, kein Weg vorbeiführt –, dann bleibt uns nichts anderes übrig, als uns demütig zu zeigen und vielleicht eine Entschuldigung anzubieten. Die Entschuldigung schließt ein, dass wir die Verantwortung für einen begangenen Fehler – bzw. in diesem Fall eher einen Unterlassungsfehler – auf uns nehmen. Ich hoffe und wünsche, dass dieses Buch dazu beiträgt, eine in meinen Augen in der Tat sehr beklagenswerte Kluft zu schließen. Die Mentalisierungsbasierte Therapie hätte nicht entstehen können ohne den psychoanalytischen Hintergrund ihrer Begründer George Moran, Anthony Bateman, George Gergely, Mary Target und vieler anderer. In Einzelfällen haben Mitglieder der Mentalisierungsfamilie versucht, eine duale Struktur zu entwickeln. Das vorliegende Buch ist aber das erste, das ernsthaft und unmittelbar darauf zielt, diese Aufgabe in Angriff zu nehmen. Im Interesse der gesamten Mentalisierungsfamilie, aber weit mehr noch für meine eigene Person möchte ich diesen bemerkenswerten Autoren für die bisher umfassendste Darstellung danken, die es uns ermöglicht, die Mentalisierungstheorie in ihrer Entwicklung und ihren ursprünglichen Bezugsrahmen innerhalb des psychoanalytischen Korpus zusammenzudenken. Dies ist nicht nur ein einzigartiges Buch, es ist auch ein höchst kreativer Beitrag zur Literatur, der, wie ich dringend hoffe, viele weitere Initiativen nach sich ziehen und die Psychoanalyse damit wieder in ein fruchtbares Gespräch mit der Mentalisierungstheorie bringen wird. Es ist spät, aber keineswegs zu spät.

Übers. Ulrike Stopfel

Einführung

> »Ich bin sehr zufrieden, wie sehr meine Arbeit sich verbessert.
> Ich habe selber viel weniger Stress und Leistungsdruck,
> und das führt dazu, mehr von den Menschen zu erfahren.
> Ich kann viel mehr bei der Patientin sein,
> und das erhöht natürlich die Qualität meiner Arbeit.«
>
> *(Rückmeldung einer Fortbildungsteilnehmerin 2021)*

Mentalisierungsorientiert zu arbeiten verändert die psychotherapeutische Praxis und macht die Arbeit mit »schwierigen Patienten« leichter. Dies ist insbesondere der Haltung geschuldet, die davon ausgeht, dass »schwierige« Patienten meistens nur schwierig zu erreichende Menschen sind. Ebenso wurde die Erfahrung gemacht, dass eine mentalisierungsbasierte Haltung einzunehmen und die Behandlung von schwer belasteten Patienten so zu strukturieren die Behandlungen erfolgreicher macht. Unsere persönliche Erfahrung ist das eine, die empirische Evidenz das andere. Empirische Evidenz, gewonnen aus Ergebnissen der Psychotherapieforschung, belegen dies: Die Mentalisierungsbasierte Therapie (MBT) gehört zu den evidenzbasierten Behandlungen, z. B. bei Borderline-Persönlichkeitsstörungen (s. Kap. 3).

Warum noch ein Buch über das Mentalisierungskonzept?

Dieses Buch versucht dezidierter als andere, das Mentalisierungskonzept auf die psychodynamische und psychoanalytische Langzeitpsychotherapie zu beziehen, schwerpunktmäßig bei strukturellen Störungen, aber nicht nur. Unter theoretischen und praktischen Aspekten beschäftigt sich dieses Buch mit der Schnittstelle zwischen MBT, Psychoanalyse sowie psychodynamischer und psychoanalytischer Psychotherapie. Wir behaupten dabei kühn, dass der Mentalisierungsansatz zur Erweiterung des Korpus psychoanalytischer Modelle beiträgt und versuchen, dies zu belegen. Dabei hoffen wir, dass die Zeiten vorbei sind, wo Neues (z. B. an der Psychotherapieforschung orientierte Ergebnisse) von psychoanalytischen

Kollegen als »nicht zur Psychoanalyse gehörend« oder als Verwässerung gebrandmarkt wird bzw. – in milderer Form – unter ein »ökumenisches Dach« verfrachtet wird, was man toleriert, aber letztlich doch weiß, dass der andere falsch liegt. Die Gefahr besteht aber weiter, dass das, was als Entwicklung unter den Gesichtspunkten von Adaptation an Forschungsergebnisse und neueren Erkenntnissen gemeint ist, als Unterminierung der Psychoanalyse erlebt wird (Lemma & Johnson, 2010).

Die entscheidende Schwäche des Mentalisierungsansatzes ist zugleich seine Stärke: Er rückt von einigen traditionellen psychoanalytischen Konzepten ab und greift bereits seit 20 Jahren Ergebnisse von Nachbarwissenschaften auf (Fonagy et al., 2002). Dabei ist das Mentalisierungskonzept in seinen theoretischen Annahmen eng mit den Grundlagen der Psychoanalyse verbunden, z. B. in den Bereichen der Selbstentwicklung, der Bedeutung von Repräsentanzen oder der Objektbeziehungen, sowie der Bindungstheorie und kann auch hier als eine Bereicherung der Psychoanalyse verstanden werden.

In der Behandlungstechnik sind die Unterschiede zwischen MBT und klassischer Psychoanalyse jedoch am größten. Das Buch vermittelt hier einen eigenen Standpunkt, weil sich Setting, Interventionsformen und therapeutische Haltung in der traditionellen psychoanalytischen Behandlung und der MBT unterscheiden. Während sich MBT originär auf ein teilstationäres Behandlungsprogramm mit Einzel- und Gruppentherapie bezieht, kommt die klassische psychoanalytische Behandlung mit dem Setting von 3–4 Sitzungen pro Wochen im Liegen in der psychotherapeutischen Versorgung praktisch nicht mehr vor und wird auch von Psychoanalytiker*innen zur Behandlung schwer beeinträchtigter Patient*innen zunehmend deutlicher in Frage gestellt (z. B. Yeomans et al., 2015; Lohmer 2013; Rudolf, 2006).

In diesem Buch haben wir versucht, die psychoanalytischen und mentalisierungsbasierten Modellvorstellungen vermittelnd gegenüberzustellen. Es ist ein Versuch der Integration, der weiterer Diskussion bedarf. Wir sind aus unserer längeren Erfahrung mit beiden Modellen der Überzeugung, dass unter Berücksichtigung der sich weiterentwickelnden Psychotherapieforschung und ihrer Ergebnisse sich neue gemeinsame Perspektiven eröffnen können.

Das Mentalisierungskonzept als Brückenkonzept

Der Anspruch des Mentalisierungskonzepts als Brückenkonzept leitet sich ab aus der Überzeugung, dass die Förderung der Mentalisierung der zentrale gemeinsame Wirkfaktor unter den therapeutischen »Techniken« ist. Gegenwärtig gibt es ca. 400 Therapieverfahren, und es werden jährlich mehr. Sollten Therapeut*innen erwarten, dass nun endlich das ersehnte innovative und effektive Verfahren entwickelt wurde, das den erwünschten Erfolg liefert? Die Ergebnisse der Therapieforschung sind da eindeutig: Die Antwort lautet nein! Die Behandlungsverfahren, die evidenzbasiert sind, sind im systematischen Vergleich in etwa gleich effektiv. Aber wir wissen, einige Therapeut*innen sind effektiver als andere.

Wir wissen auch, Psychotherapie wirkt hauptsächlich durch die gemeinsamen Wirkfaktoren (common factors), zu denen an erster Stelle die therapeutische Beziehung gehört. Weiter legen die Forschungsergebnisse zur Diagnostik nahe, dass sich Persönlichkeitsstörungen am besten durch einen gemeinsamen P-Faktor (P steht für generelle Psychopathologie) erklären lassen. Bei stark beeinträchtigten Patienten ist deshalb ein *transdiagnostischer* und *personenspezifischer* therapeutischer Zugang sinnvoller als ein störungsspezifischer. Diese Ergebnisse zur Dimension der Persönlichkeitsstörungen (P-Factor) unterstützen so indirekt die Common-Factor-Konzeption.

Das Modell der allgemeinen Wirkfaktoren wirft in der wissenschaftlichen Diskussion aber ebenso viele Fragen auf, wie es erklärt (s. Kap. 1). Zum einen müssen die allgemeinen Faktoren spezifischer gefasst werden. Zum anderen können neben den allgemeinen Wirkfaktoren spezifische Interventionen bei spezifischen Störungen wirken. Ihr Anteil am Behandlungserfolg bleibt dabei aber unklar, denn ebenso werden die allgemeinen Wirkfaktoren auch durch spezifische Behandlungstechniken und Interventionen realisiert.

Alle *wirksamen* Psychotherapien fördern direkt oder indirekt die Mentalisierungsfähigkeit und epistemisches Vertrauen. Dadurch öffnen sie dem Patienten den Zugang zu sozialem Lernen innerhalb und außerhalb der therapeutischen Beziehung und den Weg zu neuen, »gesünderen« Beziehungskontexten (Salutogenese). Das Mentalisierungskonzept versteht eine Persönlichkeitsstörung als ein Versagen der Kommunikation, als eine Schwierigkeit im sozialen Lernen und nicht als ein Versagen des Individuums. Therapie zielt deshalb – aus dieser Sicht – immer auf die Veränderung dieser Kommunikationssysteme.

Bei der Vermittlung des Mentalisierungskonzepts an erfahrene Kliniker wurden das Mentalisierungskonzept und das praktische Vorgehen nur selten als unvereinbar mit den vertrauten Konzepten erlebt. Das Mentalisierungskonzept versteht sich als Brückenkonzept und fokussiert auf Prozesse, die implizit oder explizit bereits in verschiedenen Therapiemodellen berücksichtigt werden. Wir sind deshalb der Überzeugung, dass der Mentalisierungsansatz als Brückenkonzept den Realitätstest bestehen wird.

Auf dem Weg zum Brückenkonzept bauen sich jedoch zwei Hindernisse auf, die nicht vom Konzept herrühren, sondern von seiner Vermittlung. Zwar gibt es mittlerweile kein therapeutisches Konzept mehr, das nicht auch von Mentalisierung und dem Mentalisierungskonzept spricht, aber dann explizit oder implizit mit dem Nebensatz abschließt: »Das machen wir auch so.« Das hat Abwehrcharakter, vielleicht gepaart mit einem Missverständnis. Integration geht anders. Das zweite Hindernis: Mentalisierung wird als kognitive Empathie oder affektive Kognitionen missverstanden. Dies erspart den Weg zur Auseinandersetzung mit dem Mentalisierungskonzept und der mit ihr verbundenen Behandlungstechnik. Da der Mentalisierungsansatz zusammen mit seinen Interventionstechniken eine große Klarheit hat, ist er einerseits gut lehrbar und erlernbar, andererseits besteht aber die Gefahr, nur schematisch die Techniken zu erlernen, dabei die Kreativität und die im Hintergrund stehende und die Technik bestimmende therapeutische Haltung sowie das Verständnis der therapeutischen Beziehung, die von unbewussten Prozessen und Re-Inszenierungen bestimmt wird, zu vernachlässigen. So braucht der Mentalisierungsansatz die Psychoanalyse, wie eine moderne Psychoanalyse den Mentalisierungsansatz braucht.

Die Einbeziehung neuerer Entwicklungen

Das Buch berücksichtigt die neueren Entwicklungen des Mentalisierungsansatzes. Dazu gehören:

- die weitere Ausarbeitung des Konzepts des epistemischen Vertrauens in theoretischen und praktischen Aspekten und in Bezug zur therapeutischen Beziehung (Kap. 2.4, Kap. 6.2);
- das Konzept der mentalisierten Affektivität und seine Umsetzung in der Psychotherapie (Kap. 5.1).

Dies weitet den Anwendungsbereich mentalisierungsorientierter Behandlungen auch auf Patienten mit reiferen Strukturen aus. Es sind Patienten, bei denen die Mentalisierungsfähigkeit eher konfliktbedingt und situativ zusammenbricht. Hier sind die Bearbeitung von Konflikten (inhaltlich) und die Wiedererlangung von Mentalisierungsfähigkeit (Prozess) als ein Wechsel in der Priorität zu sehen. Es ist der Perspektivwechsel hinsichtlich eines Vordergrunds (Konflikt) und eines Hintergrunds (Mentalisierungsfähigkeit), wobei die Bearbeitung des Hintergrunds bei strukturellen Störungen die Voraussetzung zur Bearbeitung des Vordergrunds ist:

- der Einbezug neuerer Ergebnisse der Psychotherapieforschung mit Hilfe des Modells allgemeiner Wirkfaktoren (Wampold, 2015; Wampold et al., 2018) und angesichts neuerer Ergebnisse zum allgemeinen Faktor P (Caspi et al., 2014; Sharp et al., 2015), der eine »transdiagnostische Sichtweise« nahelegt und die Differenzierung zwischen strukturellem Defizit und Konfliktmodell relativiert. Beide Ergebnisse liefern Belege dafür, dass das Mentalisierungskonzept als ein Brückenkonzept in der Psychotherapie verstanden werden kann (Kap. 1);
- in den vergangenen Jahren haben Fonagy und Kolleg*innen weitere theoretische Überlegungen zum Mentalisierungsansatz beigesteuert, die hier Berücksichtigung finden. Wie stehen unbewusste Prozesse und Bewusstsein zueinander? Wie werden triebhafte Impulse wie Sexualität und Aggression innerhalb dieses Modells verstanden? (s. Kap. 4). Diese Überlegungen haben nicht nur theoretische Relevanz, sie können auch die mentalisierungsfördernde Haltung und die Behandlung beeinflussen.

Die Behandlungstechnik

Nicht nur die Mentalisierungstheorie ist für Therapeut*innen attraktiv, sondern vor allem die Verbindung mit einer als kongruent und überzeugend erlebten Behandlungstechnik. Sie basiert auf entwicklungspsychologischen (Störungs-) Modellen und zeichnet sich durch eine hohe Transparenz aus: sowohl im therapeutischen Prozess als auch durch die Handlungen und Haltung des Psychotherapeuten.

Die Transparenz wird vermittelt durch die mentalisierungsbasierte Behandlungstechnik (Kap. 3). Dazu gehört eine Haltung, die an Kooperation und einem gemeinsamen Verstehen orientiert ist. Die therapeutische Haltung des Nicht-Wissens ist beispielsweise verbunden mit der Sichtweise, dass es keine richtigen und falschen Interventionen gibt, sondern nur unterschiedliche Perspektiven und Fehler, die korrigiert werden können. Es ist ein offener Umgang mit Fehlern und Missverständnissen. Fehler sind wertvoll, sie geben die Gelegenheit, im Therapieprozess reflektiert zu werden, und ermöglichen uns, unsere Fähigkeit, mit Missverständnissen mentalisierend umzugehen, zu verbessern oder sich einfach nur einmal für einen Fehler zu entschuldigen. Wer sich zu sehr bemüht, keine Fehler zu machen, wird starr und unauthentisch. Diese Haltung in Bezug auf Fehler empfanden die Teilnehmer in unseren Fortbildungen häufig als erleichternd.

Zwei parallele Entwicklungen

Im Laufe von zwei Jahrzehnten hat sich das Mentalisierungskonzept weiterentwickelt, und es haben sich Differenzierungen ergeben. Zum einen wurde Mentalisierungsbasierte Therapie (MBT) zu einem Markenzeichen, das durch eine manualisierte und durch Forschung abgesicherte Behandlungsform charakterisiert ist. Dabei ist MBT in den Behandlungsteilen und in der Behandlungszeit festgelegt, um Forschungskriterien zu genügen (Kap. 3). Die Autoren betonen dabei die Chancen, bei verschiedenen Störungsbildern eine evidenzbasierte Behandlungsform als ›Best Practice‹ anzuwenden. Dies ist zurzeit für die Behandlung von Borderline-Patient*innen gelungen.

Mentalisierungsbasierte Therapie (MBT) wird charakterisiert durch eine klare Indikation zur Behandlung struktureller Störungen bzw. schwerer Persönlichkeitsstörungen. MBT gilt dabei als neue Behandlungstechnik und nicht als neues Behandlungsverfahren.

Zum anderen entwickelte sich der Mentalisierungsansatz als ein Baustein in der psychodynamischen und psychoanalytischen Psychotherapie: *»MBT is a focus for therapy rather than a specific therapy in itself.«* (Bateman & Fonagy, 2016, S. 159). In dieser Hinsicht verändert MBT die psychoanalytisch begründeten Behandlungsformen und ihre Behandlungstechnik. Das Mentalisierungskonzept liefert dabei auch neue Sichtweisen zu psychoanalytischen Modellen. Eine Reihe von Publikationen namhafter Psychoanalytiker*innen stützt die Verbindung zwischen Psychoanalyse und Mentalisierung (z. B. Altmeyer & Thomä, 2016, Mertens, 2012, Schultz-Venrath & Döring, 2011).

Ein integratives Modell

Die in Deutschland gültigen Therapierichtlinien ermöglichen ambulante Langzeittherapien. In anglo-amerikanischen Ländern sind diese Möglichkeiten erheblich eingeschränkt. Da die Wiedergewinnung von Mentalisierung (oder ihre Entwicklung) bei strukturellen Störungen erhebliche Zeit braucht, ergeben sich hier Chancen, das Mentalisierungskonzept in der Praxis mit psychodynamischer und psychoanalytischer Langzeitpsychotherapie zu verbinden und die Notwendigkeit von Langzeittherapien durch ein integratives Modell weiter zu begründen (Kap. 5.7). Wir sind dabei der Überzeugung, dass das Mentalisierungskonzept, insbesondere durch die Prozessorientierung, die therapeutische Haltung und die mentalisierungsfördernden Interventionen, für die psychodynamischen und psychoanalytischen Psychotherapien generell nützlich ist, nicht nur bei der Behandlung struktureller Störungen, sondern auch bei affektiven Störungen. Das integrative Modell hat zwei Schwerpunkte, den Prozessfokus (Förderung des Mentalisierens) und den Inhaltsfokus (Interpretation bewusster und unbewusster interpersoneller Muster). Es orientiert sich an den Vorschlägen von Lemma, Target und Fonagy (Lemma et al., 2011).

Der Mentalisierungsansatz verändert die psychodynamische und psychoanalytische Therapie grundsätzlich, vor allem durch den Prozessfokus, die gezielte Förderung der Mentalisierung mit den typischen MBT-Interventionen und die breite Berücksichtigung von Ergebnissen der Psychotherapieforschung. Spezifisch sind dabei unter anderem die Regulierung des emotionalen Arousals, das Hervorheben der Bedeutung von Affekten in sozialen Interaktionen sowie die fortlaufende Reflexion der therapeutischen Beziehung unter Beachtung des epistemischen Vertrauens als ein zentraler Aspekt der therapeutischen Beziehung. Die Förderung der Mentalisierung ist der zentrale Fokus, aber er ist nicht Selbstzweck. Ziel ist die Förderung sozialer Lernprozesse innerhalb und außerhalb der Therapiesitzungen. Dazu dient auch die Einbeziehung von Interpretationen bewusster und unbewusster Muster auf der Grundlage der Objektbeziehungstheorien.

Kapitel 6 enthält ausführliche Fallbeispiele. Mehrere Episoden aus Psychotherapien, die den mentalisierungsorientierten Ansatz versuchen zu realisieren, werden dargestellt und sowohl aus mentalisierungsorientierter als auch traditionell psychoanalytischer Sichtweise kommentiert. Den Abschluss des Buches bildet ein Ausblick auf mögliche Konsequenzen für Ausbildung und Weiterbildung: die Mentalisierungsfähigkeiten der Therapeut*innen.

KAPITEL 1

Was braucht eine moderne Psychotherapie?

Psychotherapieforschung ist bei Psychotherapeut*innen nicht besonders beliebt und wird auch nicht häufig rezipiert. Praktiker*innen gründen ihre Expertise häufig eher auf ihre Ausbildung, Erfahrung, Kollegen, Supervision und weniger auf Forschungsergebnisse (Castonguay et al., 2015). Kritik wird an den Methoden der Forschung, der Kleinteiligkeit der Erkenntnisse, dem mangelnden Bezug zur alltäglichen Praxis und vielleicht auch im Hinblick auf die mangelhafte Replizierbarkeit mancher Ergebnisse geübt. Gleichwohl besteht ein gewisser Legitimationsdruck seitens der Gesundheitssysteme, die eine Evidenzbasierung verlangen, wobei unterschiedliche Ideen zur Evidenzbasierung existieren. Insgesamt scheint aber die Akzeptanz der Psychotherapieforschung bei Psychotherapeut*innen zu steigen (Taubner et al., 2014). Dies könnte daran liegen, dass sich Forscher*innen und Praktiker*innen in den vergangenen Jahren mehr umeinander bemüht und Forschungs-Praxis-Netzwerke gebildet haben, um den »Gap« zwischen Praxis und Forschung zu verkleinern. Neue Therapiemethoden wie die Mentalisierungsbasierte Therapie (MBT) haben sich aus diesen Forschungs-Praxis-Netzwerken heraus entwickelt. Daher soll die MBT hier als eine Methode vorgestellt werden, die sowohl den Ansprüchen von Praktiker*innen als auch Forscher*innen an eine moderne Psychotherapiemethode entspricht. Dazu werden die Forderungen der Psychotherapieforschung, der Evidenzbasierung und die Ideen zu den aktiv wirksamen Wirkmechanismen beleuchtet und auf die MBT angewendet. Das Kapitel beginnt mit einer Darstellung der aktuellen Sachlage zur Wirksamkeit der MBT bei verschiedenen Störungsgruppen. Darauf folgt eine Einführung in die aktuellen Erkenntnisse zu allgemeinen und spezifischen Wirkfaktoren in der Psychotherapie. In einem weiteren Schritt wird dargestellt, welche allgemeinen und spezifischen Wirkmechanismen in der MBT angenommen bzw. forciert werden. An wichtigster Stelle ist hier die Stabilisierung oder Steigerung von Mentalisierung zu nennen als dem zentralen Wirkmechanismus der MBT sowie der Etablierung von epistemischem Vertrauen. Das Kapitel endet mit einer Zusammenfassung der aktuellen Evidenz zur Veränderung von Mentalisierung durch MBT oder Psychotherapie allgemein. Allen, Fonagy und Bateman haben die Veränderung von Mentalisierung als einen Wirkfaktor bezeichnet (Allen et al., 2008), der in allen Psychotherapien bedeutsam ist, und damit Mentalisierung als einen allgemeinen Wirkfaktor eingestuft, der allerdings in der MBT im Mittelpunkt von Diagnostik und Intervention steht. Tatsächlich könnte die Verbesserung von Mentalisieren in der aktuellen neueren Konzeption der MBT als Mediator verstanden werden, also als messbare, sich verändernde Variable, die als Katalysator des zentralen Wirkmechanismus wirkt, als Re-Etablierung sozialen Lernens durch funktionales epistemisches Vertrauen (Fonagy et al., 2017a).

1.1 Wirksamkeit von Psychotherapie und Mentalisierungsbasierter Therapie (MBT)

Die empirische Psychotherapieforschung hat inzwischen eine fast 70-jährige Geschichte. Nachdem zu Beginn die allgemeine Wirksamkeit von Psychotherapie im Vordergrund stand (»Legitimationsphase«), begannen Forscher*innen später mit vergleichenden Studien, um eine differentielle Wirksamkeit verschiedener therapeutischer Ansätze zu untersuchen. Diese sogenannte »Wettbewerbsphase« hält bis heute an und wird durch die Forderungen der evidenzbasierten Medizin aufrechterhalten. Um im Rahmen der evidenzbasierten Medizin als wirksam zu gelten, muss für spezifische Maßnahmen oder Methoden der Nachweis erbracht werden, dass die gemessenen Wirkungen ohne ihren Einsatz ausbleiben und nicht auf andere Einflussfaktoren zurückgeführt werden können. Um diesen Nachweis zu führen, wird in den aktuellen Leitlinien fast ausschließlich auf randomisiert-kontrollierte Studien (RCTs) zurückgegriffen, die Patienten zufällig auf die zu vergleichenden Behandlungen aufteilen, homogene, monosymptomatische Störungen untersuchen sowie Gebrauch von standardisierten Behandlungen machen, bei denen die Manualtreue der Therapeut*innen mittels Adhärenzprüfung gesichert wird. Abhängig von der vorliegenden Evidenz werden nach Chambless und Hollon verschiedene Evidenzgrade unterschieden (Chambless & Hollon, 1998). Als wirksam gelten Methoden, die sich in Metaanalysen über mehrere RCTs als wirksamer gegenüber einer Vergleichsgruppe erwiesen haben (Evidenzgrad 1a) oder bei denen mindestens zwei RCTs von unabhängigen Gruppen vorliegen (Evidenzgrad 1b).

Im Hinblick auf die Wirksamkeit von Psychotherapie im Vergleich zu keiner Behandlung (Spontanremission) und auch im Vergleich zu einem Placebo (z.B. Selbsthilfegruppen, Bibliotherapie, Treatment-as-usual, strukturiertes klinisches Management) zeigen Metaanalysen und Meta-Meta-Analysen mittlere bis große Effekte (Lambert, 2013). Daher besteht heute kein Zweifel daran, dass Psychotherapie eine effektive Behandlung psychischer Störungen darstellt und auch in vielen Leitlinien als Behandlung erster Wahl, vor einer Pharmakotherapie oder ergänzend zu einer Pharmakotherapie durchzuführen ist (vgl. S-3 Leitlinie zur unipolaren Depression, https://www.awmf.org/leitlinien/detail/ll/nvl-005.html).

Wirksamkeitsstudien zur MBT wurden häufig bei Patient*innen mit Borderline-Persönlichkeitsstörungen (BPS) durchgeführt, für deren Behandlung die MBT initial entwickelt wurde. Inzwischen liegen viele RCTs vor, die in Metaanalysen und systematischen Reviews zur Beurteilung der Wirksamkeit der MBT bei BPS berücksichtigt werden konnten. Es zeigt sich, dass MBT bei Erwachsenen mit BPS und auch bei Jugendlichen mit selbstverletzendem Verhalten wirksamer als die Vergleichsbehandlungen ist. MBT hatte im Vergleich zu einer nicht-psychologischen Therapie, wie z.B. einem strukturierten klinischen Management, höhere Effekte in der Behandlung der Selbstverletzung, der Suizidalität, der Rehospitalisierung und der allgemeinen Symptombelastung sowie der Ausprägung von BPS. Darüber hinaus wurden positive Effekte auf das soziale Funktionsniveau und die berufliche Wiedereingliederung deutlich. Vergleichbar mit anderen störungsspezifischen psychologischen Therapien bei BPS zeigt sich auch für die MBT eine Überlegenheit mit mittleren Effektstärken gegenüber nicht-spezialisierten psychologischen Therapien (Oud et al., 2018). Vor dem Hintergrund der Evidenzlage kann MBT somit als wirksam für die Behandlung von BPS gelten. Daher wird die MBT neben anderen BPS-spezifischen Therapien in vielen Leitlinien als Behandlung erster Wahl für die Therapie von BPS empfohlen (Simonsen et al., 2019). In den vergangenen Jahren wurden Wirksamkeitsstudien für die MBT stärker unter der Fragestellung der Umsetzung in die klinische Praxis untersucht, sodass komplexere Diagnosen und verschiedene Behandlungssettings analysiert wurden, wie z.B. der Vergleich zwischen tagesklinischer und ambulanter MBT. Für komorbide Erkrankungen zeigen Wirksamkeitsstudien vielversprechende Ergebnisse, sodass auch komplexere Störungsbilder (BPS mit Sucht, Essstörungen, antisozialer Persönlichkeit) erfolgreich mit MBT behandelt werden können (Volkert et al., 2019). Allerdings sind weitere Studien notwendig, um die methodischen Probleme und Unsicherheiten zu überwinden, die das gesamte Feld der

Evidenzbasierung störungsspezifischer BPS-Therapien betreffen (Storebø et al., 2020). Ausgehend von einer Studie mit Adoleszenten mit BPS in Dänemark zeigte sich darüber hinaus, dass ein reines MBT-Gruppenangebot für Jugendliche mit niedrigen Mentalisierungsfähigkeiten nicht gut geeignet ist, sondern hier Einzeltherapie indiziert zu sein scheint (Jørgensen et al., 2021).

Im deutschsprachigen Raum wurden bislang zwei Studien zur MBT durchgeführt. In einer randomisierten Studie wurden psychodynamische Gruppentherapien mit MBT-Gruppentherapie im Rahmen einer tagesklinischen Behandlung untersucht. In der Patient*innengruppe waren verschiedene Störungsbilder vorhanden (Brand et al., 2016). Bei einer großen Stichprobe (n = 211) waren keine Unterschiede zwischen der MBT-Gruppe und der psychodynamischen Gruppe nachweisbar, wobei beide Therapien hohe Prä-Post-Veränderungen aufwiesen. Hier stellt sich die Frage, ob MBT gegenüber einer anderen psychologischen Therapie nur wirksamer ist, wenn es sich um BPS-Patient*innen handelt oder die anderen Therapiebausteine des tagesklinischen Settings einen großen Teil der Ergebnisse erklären. Da die reinen Gruppentherapiestudien bei der MBT bislang insgesamt zwar wirksam, jedoch nicht wirksamer als Vergleichsgruppentherapien abschneiden, könnte geschlussfolgert werden, dass sich ein Überlegenheitseffekt erst aus der Kombination von Einzel- und Gruppensetting der MBT ergibt. (MBT ist in seiner ursprünglichen Form eine teilstationäre Behandlung mit einer Kombination aus Einzel- und Gruppentherapie.) Andererseits könnten die Ergebnisse auch dem Äquivalenzparadoxon in der Psychotherapieforschung unterliegen (s. u.). Da es noch keine Studie gibt, die MBT in der Kombination der Einzel- und Gruppensettings mit der deutschen Richtlinienpsychotherapie verglichen hat, sind Schlussfolgerungen zur differentiellen Wirksamkeit aktuell noch nicht möglich.

Eine weitere Studie im deutschsprachigen Raum untersuchte im Rahmen eines Pilot- und Machbarkeitsdesigns, ob sich MBT bei Jugendlichen mit Störungen des Sozialverhaltens anwenden lässt (Taubner et al., 2020). Aufgrund der kleinen Stichprobe lassen sich noch keine verallgemeinerbaren Schlussfolgerungen über die Wirksamkeit ableiten, gleichwohl zeigte sich eine signifikante Reduktion der Aggressivität und auch eine Verringerung von Diagnosekriterien und Diagnosen. Es wurde im Rahmen der Studie deutlich, dass Modifikationen des MBT-Settings und auch der MBT-Interventionen für diese Patient*innen notwendig sind (Familientherapie statt Gruppentherapie, Motivational Interviewing zum Aufbau einer Veränderungsmotivation, noch stärkerer Beziehungsaufbau mit Schwerpunkt auf eine belohnende Haltung) und Begleitforschung nur reduziert stattfinden kann. Unter Berücksichtigung der Anpassungen des Kernmodells erscheint die MBT bei adoleszenten Störungen des Sozialverhaltens aussichtsreich.

Zusammenfassend lässt sich darstellen, dass sich die MBT als eine moderne Psychotherapie den Anforderungen der evidenzbasierten Medizin stellt und Überprüfungen im Rahmen randomisiert-kontrollierter Studien durch verschiedene Arbeitsgruppen initiiert wurden. Im Bereich der BPS-spezifischen Therapien ist die MBT nach der Dialektisch-Behavioralen-Therapie die am meisten untersuchte Methode.

1.2 Wirkfaktorenmodelle

Im Gegensatz zur klaren Wirksamkeit von Psychotherapie im Allgemeinen gegenüber anderen Behandlungsmethoden bei psychischen Erkrankungen zeigten viele Psychotherapiestudien, die psychologische Therapien miteinander vergleichen, geringe bis keine Unterschiede zwischen verschiedenen Verfahren (z. B. Interpersonelle Therapie im Vergleich zu Kognitiver Verhaltenstherapie bei Depressionen, Cuijpers et al., 2011, oder den Studien zur Wirksamkeit der MBT-Gruppentherapie, s. o.). Dies wurde in der Psychotherapieforschung als Äquivalenzparadoxon oder als sogenanntes »Dodo-Bird-Verdikt« nach der Geschichte von *Alice im Wunderland* von Lewis Carroll bezeichnet (Carroll, 1865). Der Dodo-Bird in *Alice im Wunderland* erklärt nach einem Rennen, dass alle Teilnehmer*innen gewonnen hätten und daher auch alle einen Preis verdienten. Bei dieser Geschichte gibt es allerdings keinen gemeinsamen Startpunkt und auch keinen gemeinsamen Zielpunkt für das Rennen, was auch sinnbildlich für die Situation der Psychotherapieforschung ist, da verschiedene Therapieverfahren verschiedene Veränderungsideen und auch Zielgrößen von Psychotherapie haben und es ein fortwährender Prozess ist, sich auf allgemeingültige Standards zu verständigen. Die allgemeine Wirksamkeit aller Therapieverfahren wurde vor dem Hintergrund des Dodo-Bird-Verdikts auf allgemeine Wirkfaktoren zurückgeführt. Diese erwiesen sich in der Tat empirisch als robuste erklärende Variablen, um Unterschiede im Outcome zu begründen (Wampold & Imel, 2015). Allerdings zeigten sich bei anderen Studien zu spezifischen Erkrankungen spezifische Therapieansätze als überlegen, die z. B. bei Phobien oder Zwangserkrankungen Methoden der Exposition mit Reaktionsverhinderung einsetzen (DeRubeis et al., 2005). Dies wurde mit spezifischen Wirkfaktoren erklärt, die wie ein spezifisches Medikament nur bei spezifischen Problemen wirken sollen. Metaanalysen, die den

Zusammenhang zwischen Therapeutenadhärenz (Übereinstimmung der Interventionen des Therapeuten mit denen der vereinbarten Therapiemethode) und Therapie-Outcome im Hinblick auf die Verwendung verfahrens- oder methodenspezifischer Interventionen untersuchen, zeigen jedoch bisher keine oder kleinste Zusammenhänge (Collyer et al., 2020; Webb et al., 2010).

Daher kann der aktuelle Stand der Psychotherapieforschung wie folgt zusammengefasst werden: Psychotherapie ist wirksam, aber es besteht ein Dissens darüber, ob und welche Verfahren wirksamer sind, und auch Unklarheit darüber, wie Psychotherapie genau funktioniert, also welche Mechanismen der Veränderung den Therapieerfolg begründen.

1.3 Allgemeine Wirkfaktoren und Mentalisierungsbasierte Therapie

Das Modell allgemeiner Wirkfaktoren, auch als »kontextuelles« Modell bezeichnet, führt die Wirkung von Psychotherapie auf therapeutische Faktoren zurück, die (implizit) in allen Psychotherapieverfahren enthalten sind. Allgemeine Wirkfaktoren sind Faktoren, die therapeutische Veränderungen bewirken, nicht explizit in einem Psychotherapiemodell verankert sind, nicht spezifisch für eine bestimmte Form von Psychotherapie und nicht spezifisch wirksam bei einer bestimmten psychischen Störung sind. Allgemeine Wirkfaktoren sind jedoch keine unspezifischen Wirkfaktoren, wie sie manchmal fälschlich bezeichnet werden, da sie z. T. theoretisch spezifiziert worden sind, wie z. B. die Therapieallianz nach Bordin. Eine therapeutische Allianz besteht Bordin zufolge aus drei verschiedenen Komponenten: 1. einer positiven emotionalen, vertrauensvollen Beziehung (»bond«) zwischen Patient*innen und Therapeut*innen sowie 2. einer Übereinstimmung zwischen Patient*in und Therapeut*in in Bezug auf Aufgaben (»tasks«) und 3. einer Übereinstimmung in Bezug auf Ziele (»goals«) (Bordin, 1979). Mit dem Fragebogen STA-R (Brockmann et al., 2011) konnte eine weitere Komponente, der Faktor »Selbstöffnung des Patienten«, gut abgesichert werden. Weiterhin lassen sich allgemeine Wirkfaktoren nicht mit der Placebo-Wirkung gleichsetzen. Zwar basiert eine Placebo-Wirkung primär auf einer Besserungserwartung, der Aufbau von Besserungserwartungen ist aber nicht ein zufälliges Nebenprodukt einer Therapie, sondern von der Qualität der Therapie abhängig, z. B. durch die Vermittlung eines glaubwürdigen Störungsmodells. Daher kann der erfolgreiche Aufbau von Besserungserwartungen zwar als allgemeiner Wirkfaktor eingestuft werden (therapie- und störungsunspezifisch), erklärt jedoch nicht die Wirkweise anderer allgemeiner Wirkfaktoren.

Komponenten der therapeutischen Beziehung, die laut empirischer Befundlage besonders mit einem positiven Therapieergebnis zusammenhängen, sind die Folgenden: Qualität der allgemeinen Therapieallianz, Empathie, Wertschätzung und Affirmation, Zielkonsens, Kohäsion bei den Gruppentherapien und systematisches Patientenfeedback. Wahrscheinlich effektiv sind Kongruenz und Authentizität der Therapeut*innen, das Arbeiten in der Realbeziehung, die Förderung eines emotionalen Ausdrucks bei den Patient*innen, Förderung positiver Erwartungen, Management der Gegenübertragung, Reparieren von Allianzbrüchen (Rupture & Repair) und eine Wertschätzung für die Mitarbeit der Patient*innen (auch vermittelt durch Transparenz über das Vorgehen). Vielversprechende, aber noch nicht ausreichend untersuchte Aspekte umfassen die kontrollierte Selbstoffenbarung und Unmittelbarkeit der Therapeut*innen (Norcross & Lambert, 2019).

In der MBT werden allgemeine Wirkfaktoren durch verschiedene Elemente der therapeutischen Beziehung, der therapeutischen Haltung und Therapiebausteine gefördert. MBT setzt sehr deutlich auf eine wertschätzende empathische und validierende therapeutische Haltung, fokussiert stark auf Missverständnisse in der Beziehung und arbeitet diese ganz im Sinne des Rupture-/Repair-Ansatzes auf. Da die Beziehung zwischen Therapeut*in und Patient*in als Gegenstand des Trainierens von Mentalisieren genutzt wird, liegt ein Fokus auf dem Arbeiten in der Realbeziehung und auch bei kontrollierten Selbstenthüllungen. Sowohl in den Fortbildungen, der Therapie selbst als auch in der Supervision liegt ein Schwerpunkt auf dem expliziten Herausarbeiten der Gefühle des/der Behandelnden, was dabei unterstützt, Gegenübertragungsmuster konstruktiv zu nutzen. Aufgrund einer Psychoedukation und eines erklärenden therapeutischen Verhaltens soll Transparenz hergestellt und der/die Patient*in aktiv an der Therapie beteiligt werden. Eine schriftliche Fokusformulierung trägt weiterhin zur Transparenz über das Störungsverständnis und weiterem Vorgehen in der MBT bei und soll eine Besserungserwartung befördern. Daher kann geschlussfolgert werden, dass die MBT stark auf den allgemeinen Wirkfaktoren aufbaut.

1.4 Spezifische Wirkfaktoren in der Mentalisierungsbasierten Therapie

Spezielle Techniken sind angenommene spezifische Wirkfaktoren, die verfahrens- oder störungsspezifisch eingesetzt werden, wie z.B. der sokratische Dialog oder das freie Assoziieren. Das Ziel von MBT besteht darin, die Mentalisierungsfähigkeit des Patienten aufrechtzuerhalten, wo sie bereits gelingt, und dort zu verbessern, wo eingeschränktes Mentalisieren Symptome und interpersonelle Probleme auslöst. Die spezifische Veränderungstheorie der MBT kann vereinfacht wie folgt beschrieben werden: Durch ein verbessertes Mentalisieren entsteht ein mentaler Puffer zwischen Gefühlen und Handlung, sodass konflikthafte interpersonale Erfahrungen und schwierige Affekte reflektiert werden können. Den Patient*innen ist ein Denken vor dem Handeln möglich, eine Reflexion vor dem Ausagieren. Die Verbesserung von Mentalisieren in der therapeutischen Beziehung hängt dabei von einer Stärkung des Vertrauens in sozial vermittelte Informationen ab, dem epistemischen Vertrauen.

In der MBT soll das allgemeine Therapieziel durch MBT-spezifische Techniken erreicht werden, wie z.B. die funktionelle Mentalisierungsanalyse in Bezug auf Symptomverhalten, das Adressieren nicht-mentalisierender Funktionsmodi oder ein Besprechen des Affektfokus zwischen Patient*in und Therapeut*in. Die Veränderung von Mentalisieren wurde bereits in verschiedenen Studien als Mediator oder Veränderungsmechanismus in verschiedenen Therapiemethoden untersucht (vgl. Katznelson, 2014). Dabei konnte ein Zusammenhang zwischen der Steigerung von Mentalisieren und der Abnahme von Symptomen für die Behandlung von Depressionen in der KVT (Ekeblad et al., 2016), bei Patient*innen mit BPS in einer psychodynamischen stationären Langzeitbehandlung (Meulemeester et al., 2018) sowie bei Patient*innen mit Essstörungen in einem tagesklinischen Setting hergestellt werden (Kuipers et al., 2017). In einer RCT-Studie mit essgestörten Patient*innen zeigte sich ein Zusammenhang zwischen der Veränderung von Mentalisierung und Outcome nur bei der psychodynamischen Behandlung, nicht jedoch bei dem KVT-Behandlungszweig (Katznelson et al., 2020), bei einer RCT-Studie zur Behandlung von selbstverletzenden Jugendlichen war diese Wechselbeziehung ebenfalls nur bei der MBT und nicht bei der Kontrollbedingung zu erkennen (Rossouw & Fonagy, 2012).

Der Einfluss von Therapieinterventionen auf die Steigerung von Mentalisieren wurde im Rahmen von zwei RCTs mit BPS-Patient*innen untersucht (Kivity et al., 2019; Möller et al., 2017). Sowohl bei MBT als auch bei Übertragungsfokussierter Therapie (TFP) konnte gezeigt werden, dass mentalisierungsfördernde Interventionen eine höhere Mentalisierungsfähigkeit in den darauffolgenden Patientenreaktionen hervorrufen. Dieser Effekt war bei Übertragungsfokussierter Therapie stärker als bei Schematherapie oder Dialektisch-Behavioraler Therapie (Kivity et al., 2019).

Die Ergebnisse im Bereich der Einzelfallforschung und der Prozess-Outcome-Studien sprechen bislang für die Annahme, dass die Steigerung von Mentalisierung tatsächlich einen bedeutsamen Veränderungsmechanismus von Psychotherapie darstellt. Allerdings ist der Effekt, dass eine Verbesserung der Mentalisierung mit einem verbesserten Outcome zusammenhängt, nicht nur für die Behandlung von BPS berichtet worden, sondern auch bei Depressionen, Essstörungen und Angststörungen. Darüber hinaus ist dieser Zusammenhang nicht spezifisch für die MBT, er wird auch in anderen psychodynamischen und verhaltenstherapeutischen Methoden wirksam. So können z. B. unter spezifischen Bedingungen psychoanalytische Behandlungstechniken wie Containing und Deutungen mentalisierungsfördernd sein, auch ein verhaltenstherapeutisches Skilltraining kann diese Funktion indirekt ebenso erfüllen. Andere Studien finden hingegen Belege, dass der Veränderungsmechanismus spezifisch für die Mentalisierungsbasierte Therapie (MBT) oder psychodynamische Therapie ist. Wäre die Veränderung von Mentalisierung ein allgemeiner Wirkfaktor, so könnte dies auch in andere Therapieansätze implementiert und transdiagnostisch genutzt werden, wenn Schwierigkeiten im Bereich des Mentalisierens vorliegen. Es fehlt hier an Studien, die den Effekt experimentell untersuchen, z. B. durch eine kontrollierte Variation von mentalisierungsförderlichen Interventionen.

1.5 Integrative Wirkmodelle und Mentalisierungsbasierte Therapie als integrative Psychotherapiemethode

In der Vergangenheit wurden allgemeine und spezifische Wirkfaktoren oft als sich gegenseitig ausschließend dargestellt und führten daher zu einer Spaltung der Psychotherapieforscher*innen in verschiedene »Lager«. Ein Teil der Psychotherapieforschung verfolgt die Hypothese, dass die therapeutische Wirksamkeit vorrangig von allgemeinen Wirkfaktoren begründet wird, und der andere Teil der Psychotherapieforschung stellt die Wirkung der spezifischen Wirkfaktoren in den Mittelpunkt ihrer Wirkmodelle. In dem Konflikt zwischen dem kontextuellen und spezifischen Wirkmodell bescheinigen Cuijpers et al. keiner Seite eine gesicherte empirische Basis (Cuijpers et al., 2019). An dieser Stelle wird ein integratives Wirkmodell vorgeschlagen, das allgemeine und spezifische Wirkfaktoren verbindet, statt sie gegeneinander antreten zu lassen. Die dichotome Gegenüberstellung von spezifischem und allgemeinem Wirkmodell widerspricht der Befundlage und basiert auf konzeptuellen Inkonsistenzen, da allgemeine und spezifische Wirkfaktoren gemeinsam mit einem positiven Therapieergebnis zusammenhängen können. Während sich die allgemeinen Wirkfaktoren auf verschiedene Ebenen des Therapieprozesses beziehen, adressieren sich spezifische Wirkfaktoren oder Techniken hingegen allein auf die Prozessebene des therapeutischen Handelns (Orlinsky et al., 2004). Allgemeine Wirkprinzipien richten sich z. B. auf die Beziehungsebene (Therapeut-Patient-Beziehung), die intrapersonelle Ebene (Patientenvariablen) und die Ebene therapeutischer Veränderungen (Veränderungen durch die Therapie) (Castonguay & Beutler, 2005). Allgemeine Wirkfaktoren werden durch spezifische Techniken realisiert, wobei die therapeutische Allianz hier der Hauptträger ist, ob spezifische Techniken sich erfolgreich realisieren lassen (Goldfried & Davila, 2005). Damit wird klar, dass allgemeine und spezifische Wirkfaktorenaspekte nicht unabhängig voneinander sein können, sondern im Zusammenspiel mit anderen Bedingungen wie krankheitsbezogenen Aspekten und anderen Patient*innenmerkmalen interagieren. Es macht Sinn, beiden Aspekten des therapeutischen Prozesses Aufmerksamkeit zu schenken und im Sinne einer Optimierung von Psychotherapie systematisch zu implementieren. Folgt man einem integrativen Ansatz, so sollte eine erfolgreiche Therapie folgende Aspekte aufweisen: a) ein starkes Arbeitsbündnis zwischen Therapeut*in und Patient*in, b) ein Vertrauen stiftendes therapeutisches Setting, c) ein psychologisch fundiertes Störungsmodell, d) ein adaptives Veränderungsmodell und e) eine Reihe von spezifischen Techniken bzw. Ritualen, die auf Seiten der Patient*innen einen positiven Prozess in Gang setzen. Integrative Ansätze leben davon, durch strategische Ausrichtung an allgemeinen Wirkfaktoren ihr technisches Vorgehen konzeptuell zu begründen und sich gleichzeitig flexibel an die individuellen Voraussetzungen beim einzelnen Patienten anzupassen.

Als moderne Therapiemethode integriert die MBT verschiedene Techniken anderer erfolgreicher Therapien (z. B. psychodynamische, systemische, klientenzentrierte sowie kognitiv-verhaltenstherapeutische Ansätze) und vereint diese mit dem Ziel, Mentalisieren zu fördern. Dieses Kernziel basiert auf einem psychologischen Störungsverständnis, das insbesondere Persönlichkeitsstörungen als Störungen der interpersonalen Kommunikation definiert. Diese Störung wird mit einer interpersonalen Sensitivität begründet, die eine Auswirkung früher aversiver Erfahrungen besonders in Bindungsbeziehungen ist, sich negativ auf die sich entwickelnde Mentalisierungsfähigkeit auswirkt und epistemisches Vertrauen in andere zerstört (Taubner et al., 2019). Damit kann die Mentalisierungstheorie als eine Metatheorie angesehen werden, die verschiedene psychotherapeutische Verfahren durch eine gemeinsame Sprache im Sinne einer transtheoretischen Integration verbindet.

KAPITEL 2

Zentrale Aspekte des Mentalisierungskonzepts

2.1 Mentalisieren

> Mentalisieren ist eine **imaginative,** mentale Aktivität, insbesondere der Wahrnehmung und Interpretation von menschlichem Verhalten auf der Basis von **intentionalen** Aspekten (z. B. Bedürfnissen, Sehnsüchten, Gefühlen, Überzeugungen, Zielen, Zwecken und Gründen).
>
> *(Bateman, 2020; Übers. JB)*

Das ist eine wirklich gute Definition, aber was soll man sich darunter vorstellen?

Mentalisieren lässt sich auch definieren als:

- »Having mind in mind«, d. h. im eigenen »mind« (engl. für Geist, Verstand, Psyche) den »mind« eines anderen Menschen erfassen und auch den eigenen »mind« mit dem eigenen »mind« reflektieren zu können;
- ein kohärentes Bild von sich und anderen entwickeln zu können;
- die anderen von innen und sich selbst von außen sehen;
- Missverständnisse verstehen. Um Missverständnisse zu klären, müssen wir die Welt mit den Augen des anderen sehen, eine andere Sichtweise anerkennen, uns von unserer eigenen Sichtweise beobachtend distanzieren können.

Eine weitere Definition, die der empirischen Wissenschaft etwas ferner ist, aber Mentalisieren sehr gut beschreibt, lautet wie folgt:

> Mentalisieren ist ein interpersonales Verhalten, das durch die Erwartungen charakterisiert wird, dass der »Mind« eines Menschen beeinflusst, überrascht, verändert und erhellt werden kann durch das Kennenlernen des »Mind« einer anderen Person.
>
> Mind: Geist, Verstand, Psyche
>
> *(Bateman, mündliche Mitteilung)*

Gelingendes Mentalisieren[1] zeichnet sich durch zwei Merkmale aus: Genauigkeit und Einfallsreichtum. Genau mentalisieren heißt, die anderen so zu sehen, wie sie sind, und ebenso sich selbst so zu sehen, wie man ist. Wir müssen uns in den anderen hineinversetzen, die Welt mit seinen Augen sehen, dazu braucht es Phantasie. Aber das ist eine unsichere Sache. Z. B. dann, wenn man sehr selbstkritisch ist, mag man fälschlicherweise annehmen, dass der andere es mir gegenüber auch ist. Mentalisieren ist genau, wenn die Phantasie mit der Realität verbunden bleibt. Der Reichtum des Mentalisierens bezieht sich auf die Anerkennung und Herausarbeitung verschiedener Perspektiven. Wenn eine Aussage im Ton der Gewissheit getroffen wird, wie etwa: »Dieser Patient ist narzisstisch«, ist das Mentalisieren meist am Ende. Wenn wir dann aber über Missverständnisse nachdenken, ist dies Mentalisieren. In dem Moment, in dem wir erkennen, dass wir nicht mentalisieren, mentalisieren wir wieder. Mentalisieren ist nichts Statisches, es ist ein Prozess.

Mentalisieren hat eine wichtige Funktion in der Affektkontrolle. Gelingendes Mentalisieren ist ein guter Vermittler und Puffer zwischen heftigem Affekt und dem Drang zu handeln. Die Affektregulierung ist ein häufiges Problem bei seelischen Problemen (s. Kap. 5.1).

Mentalisieren lässt sich hinsichtlich vier verschiedener Dimensionen mit jeweils zwei gegensätzlichen Polen beschreiben. Gelingendes Mentalisieren zeichnet sich dadurch aus, dass ein flexibles Wechseln zwischen den Polen möglich ist. Dies ist allerdings besonders dann schwierig, wenn wir hohen Stress haben oder hohen Affekten (z. B. Wut) ausgeliefert sind. Auch wenn wir intensive Bindungserfahrungen machen, ist unser Mentalisierungsvermögen eingeschränkt, z. B. wenn wir uns heftig verlieben. Gerade in diesen Situationen wäre Mentalisieren oft sehr hilfreich – manchmal bitter nötig.

---

1 Teile dieses Kapitels orientieren sich an früheren Beiträgen der Autor*innen Brockmann, Kirsch und Taubner (Brockmann & Kirsch, 2010; Brockmann & Kirsch, 2015; Taubner, 2015).

Implizit/automatisch vs. explizit/kontrolliert

Im Alltag mentalisieren wir hauptsächlich implizit (automatisch/schnell), wenn die Dinge geschmeidig sind. Implizit mentalisierend interpretieren wir automatisch das Verhalten von uns und anderen. Es ist günstig, in ein explizites (langsames) Mentalisieren zu schalten, wenn es schwierig wird. Wir mentalisieren z. B. explizit, wenn wir uns die Zeit nehmen und uns bemühen, darüber bewusst zu werden und in Worte zu fassen, was in uns selbst oder in einem anderen Menschen vorgehen könnte. Wir wissen: Automatisches und kontrolliertes Mentalisieren findet in zwei verschiedenen Hirnregionen statt. Stress fördert dabei automatisches Mentalisieren und hindert kontrolliertes Mentalisieren.

Innen fokussiert vs. außen fokussiert

Wir können bei uns selbst auf die innere Welt und beim anderen auf die innere Welt fokussieren. Wir können dasselbe in einer unterschiedlichen Intensität auch hinsichtlich der äußeren Welt bei uns und bei dem anderen tun.

Selbstorientiert vs. zum anderen orientiert

Es kann z. B. sein, dass jemand die innere und äußere Welt des anderen sehr gut wahrnehmen kann, aber seine eigene Welt recht wenig wahrnehmen und verstehen kann. Dann ist diese Person stark zum anderen orientiert. Andererseits kennen wir auch Personen, die stark auf sich zentriert sind und wenig auf den anderen. Wir sind dies z. B. auf natürliche Weise, wenn wir starke Schmerzen haben.

Kognitives vs. affektives Mentalisieren

Wir erleben auf der einen Seite oft Menschen, die einen hohen kognitiven Zugang zu mentalen Prozessen haben und dabei eigene und fremde Affekte gut ausblenden können. Auf der anderen Seite gibt es Personen, die von automatischem hoch affektgesteuertem Mentalisieren überwältigt werden und durch die Intensität nicht in der Lage sind, die affektive Erfahrung mit ihrem kognitiven Wissen in Verbindung zu bringen. Gelingendes Mentalisieren integriert im Gegensatz dazu die Kognitionen und die Affekte.

Zu diagnostischen Zwecken sollte man die vier Dimensionen nicht überstrapazieren, in der Psychotherapie jedoch sind die Dimensionen für Therapeut*innen zur Orientierung sehr hilfreich. Wenn etwa der Patient zu sehr an einem Pol verharrt, so ist es z. B. eine gute Idee zur Förderung der Mentalisierung, den anderen Pol ins Gespräch zu bringen. In Kap. 5.4 wird auf die verschiedenen Dimensionen in Hinsicht auf die therapeutischen Interventionen noch einmal eingegangen.

2.2 Bindungsbeziehungen als Grundlage von Mentalisierung

Die entwicklungspsychologischen Grundlagen des Mentalisierungskonzepts von Fonagy und Kollegen sind eng verbunden mit den Erkenntnissen Bowlbys (Bowlby, 2006 [1969]; Bowlby, 2018 [1973]), der Bindungen und deren Bedeutung für die weitere Entwicklung des Kindes erforschte.

Abhängig von den Interaktionserfahrungen mit den primären Bezugspersonen entwickeln sich verschiedene Bindungsstile. Die Annahme der Bindungstheorie ist, dass sich Bindung nur unter günstigen Bedingungen angemessen entwickeln kann. Ist das Verhalten der Bezugsperson vorhersagbar und angemessen, so entsteht ein sicheres Bindungsmuster. Unsichere Bindungen können weiter in unsicher-vermeidende Bindungsmuster, in unsicher-ambivalente Bindungsmuster und in desorientierte, desorganisierte Bindungen, in denen es kein durchgängiges Muster im Umgang mit der Bindungsangst gibt, differenziert werden (Ainsworth et al., 1978; Main, 1991). Zu einem unsicher-vermeidenden Bindungsmuster kommt es häufig, wenn die Bezugsperson zwar vorhersagbar, aber wenig einfühlsam und fürsorglich reagiert, zu einem unsicher-ambivalenten Bindungsmuster, wenn die Bezugsperson in den Affekten und im Verhalten schwankend und unvorhersehbar reagiert. Eine desorientierte, desorganisierte Bindung entsteht, wenn die Bezugsperson z. B. beim Kind massive Bedrohung auslöst und gleichzeitig das Bindungssystem aktiviert wird, weil das Kind Schutz von der Bezugsperson braucht. In dieser paradoxen Situation kann keine stabile Bindungsstrategie entwickelt werden (Köhler, 2002).

Mütter, die im Erwachsenen-Bindungsinterview (Adult Attachment Interview, AAI; Main & Goldwyn, 1996) besseren Zugang zur eigenen inneren Welt hatten, haben mit höherer Wahrscheinlichkeit sicher gebundene Kinder (Fonagy et al., 1991).

Das Bindungskonzept ist aufgrund seiner Kulturabhängigkeit kritisiert worden (z. B. Keller, 2019): Die Untersuchungen zum Bindungskonzept beziehen sich auf WEIRD-Personen (Western, Educated, Industrialised, Rich, Democratic). Die Einwände sind berechtigt. Die Relevanz des Konzepts muss deshalb in dieser Form auf die westliche Welt eingeschränkt werden, und es muss eingestanden werden, dass viele Fragen noch offen sind.

Eine Überarbeitung der Bindungstheorie, so wie sie Fonagy und Target et al. unternahmen, führt zu komplexeren Annahmen über die Entwicklung des Selbst und der inneren Repräsentanzen. Sie schließt Phantasien, Motive, Emotionen explizit mit ein und nähert sich so den klinischen psychoanalytischen Konzepten.

Aus dem Blickwinkel des Mentalisierungskonzeptes wird Bindung nicht nur als angeborenes Verhaltenssystem betrachtet, sondern dient als Rahmen der Entwicklung eines inneren Repräsentationssystems, welches für die Entwicklung des Selbst, für die Regulierung von Affekten und für das Gelingen von sozialen Beziehungen wesentlich ist (Taubner, 2008a). Das Bindungsverhaltenssystem gilt als wichtigste Grundlage für enge soziale Beziehungen, die Entwicklung von Mentalisierung und epistemischem Vertrauen.

Menschen mit unsicheren Bindungsmustern unterscheiden sich in der Art, wie sie mit einer Aktivierung des Bindungssystems umgehen. Menschen mit unsicher-vermeidendem Bindungsmuster zeigen eher deaktivierende Strategien mit Distanzierung und der Betonung von Autonomie bei Stress. Bei Menschen mit unsicher-ambivalentem Muster sind häufig hyperaktivierende Strategien erkennbar, also ein eher klammerndes Muster in Beziehungen mit forderndem Verhalten und der Gefahr der Selbst-Andere-Konfusion.

2.3 Markierte Affektspiegelung als soziales Feedback

Die Entwicklung der Affekte beim Säugling wird wesentlich durch die zwischenmenschliche Interaktion mit den für das Kind bedeutenden Bezugspersonen geprägt. Darüber herrscht in der Säuglingsforschung weitgehend Einigkeit. Starke Affekte, z. B. intensive Angst, werden idealerweise in der Interaktion zwischen Kind und Bezugsperson einfühlsam moduliert. Die Reaktion der Bezugspersonen auf den Affektausdruck des Säuglings und die daraus folgenden Prozesse werden von Fonagy, Gergely und Kolleg*innen genauer beschrieben (Fonagy et al., 2004). Die affektive Reaktion der Bezugspersonen äußert sich in einem bewusst oder unbewusst von der Bezugsperson »markierten« Ausdruck des Affekts. Diese »Markierung« besteht z. B. aus einer Abmilderung des Affekts oder einem Kommentar, der dem Affekt beigemischt wird, z. B. ein freundliches Lächeln. Das Kind fühlt sich wahrgenommen und erkennt, dass es nicht der ursprüngliche Affekt ist, der widergespiegelt wird und, z. B. bei einer großen Angst des Säuglings, von der Bezugsperson als nicht bedrohlich erlebt wird und moduliert wurde. Die Angst des Kindes wird so entschärft. Diese kognitive und affektive Interaktion wird vom Kind schrittweise internalisiert und später idealerweise zum Bestandteil der Fähigkeit zur eigenen Affektregulation. Das primäre Gefühl wird zusammen mit der Reaktion der bedeutenden Bezugsperson mental gespeichert und zur sekundären Repräsentanz (Brockmann & Kirsch, 2015). Reagiert die Mutter auf die Angst des Kindes aber »eins zu eins«, d. h. mit demselben Affektausdruck, dann kann die Spiegelung selbst zum Auslöser von Angst werden, denn der durch die Markierung möglich werdende Symbolgehalt geht verloren. Reagiert eine ängstliche Mutter mit eigener Angst, so kann dies die Affektregulation des Kindes tiefgreifend in negativer Weise »modulieren«. Antwortet die Bezugsperson mit einem völlig anderen Affekt, bleibt dies für das Kind unverstanden , und werden diese Brüche (»ruptures«) nicht »repariert«, so kann es die Entwicklung der Affektregulierung beeinträchtigen. Dies ist z. B. eine Gefahr, wenn die Bezugsperson des Kindes psychisch schwer erkrankt ist.

Die Affektspiegelung trägt wesentlich zur Selbstentwicklung bei. Wie in Abbildung 2-1 gezeigt, verläuft die Entwicklung des Selbst ursprünglich von den pri-

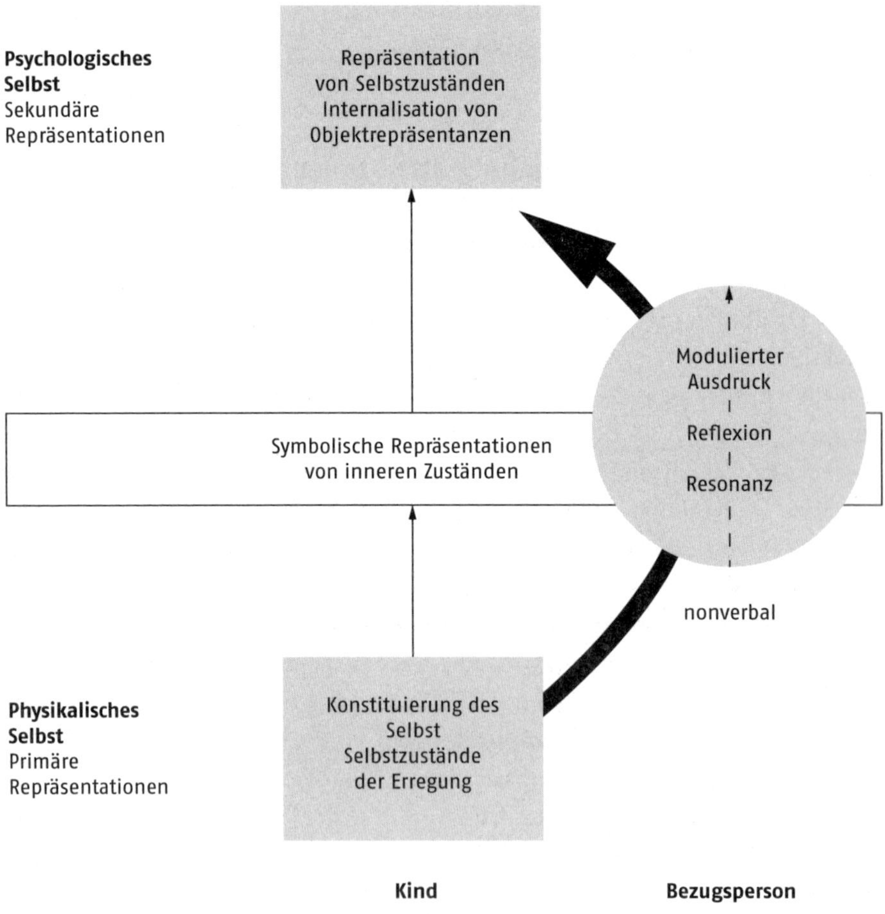

Abb. 2-1: Selbstentwicklung und Affektregulation durch Spiegelung, angelehnt an Bateman, 2020

mären Repräsentanzen zum Aufbau sekundärer Repräsentanzen unter anderem durch Symbolisierung sowie Affektspiegelung in den primären Bindungsbeziehungen. Die Betonung der Affektentwicklung zur Konstitution des Selbst steht dabei in enger Verbindung mit den Grundannahmen Freuds und der Psychoanalyse, die ebenso die Affekte in den Mittelpunkt ihrer Konzepte stellen (s. Kap. 5.1).

2.4 Epistemisches Vertrauen

Das epistemische Vertrauen wird in der neueren Entwicklung des Mentalisierungskonzepts zu einer zentralen Größe (Fonagy & Allison, 2014; Fonagy et al., 2015). Für Fonagy öffnet es eine Entwicklung der Psychoanalyse von der Triebtheorie über die Bindungstheorie hin zu einer Kommunikationstheorie (Fonagy et al., 2017b).

> **Epistemisches Vertrauen** ist das basale Vertrauen in eine Person als sichere Informationsquelle.
>
> *(Sperber et al., 2010; Wilson & Sperber, 2012)*

Dazu zwei Beispiele:

- Unser Geburtsdatum kennen wir nicht aus unserer eigenen Erfahrung, aber wir sind darüber ziemlich sicher. Personen, denen wir vertrauen, haben es uns gesagt, und wir hatten viele Jahre lang nicht das Bedürfnis gehabt, es ernsthaft nachzuprüfen.
- Wir wissen nicht wirklich, wie das WLAN genau funktioniert. Irgendjemand hat uns gesagt, wie man z. B. das Notebook damit verbindet. Unterstützt von weiterem kulturellem Wissen, das wir uns ungeprüft angeeignet haben, können wir es dann für uns nutzen.

Epistemisches Vertrauen hat als ein Vertrauen in Information aus zwischenmenschlicher Kommunikation zwei Anteile: Erstens, die Information muss relevant für den Adressaten sein, zweitens muss die Information von einem Kommunikator stammen, der die Perspektive des Adressaten berücksichtigt (Fonagy & Allison, 2014). Diese Sichtweise steht in Verbindung mit der »Relevance Theory« von Sperber und Wilson. Danach gibt es ein kognitives und ein kommunikatives

Relevanzprinzip. Das kognitive Relevanzprinzip besagt, dass die vermittelte Information für den Adressaten relevant ist (informative Information). Die kommunikative Relevanz besagt, dass die vermittelte Information aus der Perspektive des Senders für den Adressaten bedeutsam ist, einen »ostensiven Reiz« hat (perspektivische Intention) (Sperber & Wilson, 1995). Personen interpretieren die Information dabei unterschiedlich, je nach Vertrauen in den Kommunikator.

Epistemisches Vertrauen bezieht sich auf die soziale und emotionale Bedeutung von Vertrauen. Zum einen resultiert unser grundsätzliches Vertrauen in die Informationen von anderen Menschen aus dem Vertrauen, das wir in andere Menschen erworben haben. Zum anderen wird das Vertrauen in die Wichtigkeit einer Nachricht dadurch erzielt, dass die Person uns signalisiert, die Informationen seien für uns persönlich und ursprünglich relevant.

Epistemisches Vertrauen

- Menschen sind dafür geschaffen, neue und kulturell generierte Informationen anderen zu lehren (z. B. die Mutter dem kleinen Kind) und von anderen zu lernen. Dazu brauchen sie epistemisches Vertrauen.
- Frühe Bindungen an Personen, mit denen feinfühlige Beziehungen in der Entwicklung erlebt werden, liefern eine gute Basis zur Schaffung von epistemischem Vertrauen.
- Kommunikation, die »markiert« ist, d. h. aus der erkennbar ist, dass der Adressat als selbständiges und intentionales Wesen wahrgenommen wird, erhöht das epistemische Vertrauen.
- »Markierte« Kommunikation erhöht die Wahrscheinlichkeit, dass die Kommunikation kodiert wird als:
  - relevant für den Empfänger,
  - generalisierbar über die konkrete Situation hinaus,
  - und dass sie im Gedächtnis als relevant gespeichert wird.

Unsere Welt ist voller komplexer Anforderungen. Die Dinge um uns herum sind nicht selbsterklärend. Deshalb sind wir auf Personen als sichere Informationsquellen angewiesen. Dabei fungieren »Türöffner« **(sog. »Ostensive« Zeichen/ Hinweise)** als Trigger für epistemisches Vertrauen. Von Geburt an öffnen Blickkontakt, geteilte Aufmerksamkeit und die »Ammensprache« (z. B. der höhere Ton, in dem wir mit einem Baby typischerweise sprechen) Kommunikationskanäle, die die Aufmerksamkeit lenken und das Vertrauen des Kindes in die Wichtigkeit und Generalisierbarkeit von Informationen fördern (Csibra & Gergerly, 2009; Csibra & Gergerly, 2011).

Epistemisches Vertrauen bezieht sich auf die **Quelle der Information** und auf den **Kontext der Information** (Sperber et al., 2010). Epistemisches Vertrauen ist deshalb auch vom Verhältnis zum Kontext abhängig (Wilson & Sperber, 2012; Sperber & Wilson, 1995). Neue Informationen sind eher glaubwürdig, wenn der Kontext als glaubwürdig eingeschätzt wird. Dabei ist dies besonders relevant, wenn weder die Information noch der Kontext alleine glaubwürdig ist. Widerspricht die neue Information dem Kontext und ist beides bedeutsam, dann ist der Ausgang ungewiss.

Epistemisches Vertrauen und epistemische Vigilanz (Wachsamkeit) ermöglichen soziales Lernen und die Weitergabe von kulturellem Wissen. Epistemisches Vertrauen erwerben wir als Kind besonders gut, wenn wir in einer sicheren und vorhersehbaren Umgebung aufwachsen. Sichere Bindung und affektive Resonanz bedeutender Bindungspersonen erleichtern den Erwerb von epistemischem Vertrauen. Es ist die Grundlage der Entwicklung eines Selbst, das sich als selbstwirksam erlebt. Es ist die Grundlage zur Entwicklung von Mentalisierung (s. Abb. 2-2a) und sozialer Intelligenz. Mentalisieren bedeutet, *den andern im Blick haben* (»Holding mind in mind«). Diese Perspektivenübernahme führt dazu, dass sich das Gegenüber wahrgenommen fühlt, das epistemische Vertrauen gefördert wird. Dies schafft Grundlagen für ein erfolgreiches Handeln in der sozialen Welt.

Mentalisieren ist nicht Selbstzweck, es erweitert erheblich die Möglichkeiten sozialen Lernens. Die Mentalisierungsfähigkeiten wirken wiederum positiv auf den Erwerb und die Stabilisierung von epistemischem Vertrauen und Regulierung der epistemischen Vigilanz.

Bei einer ungünstigen Entwicklung (s. Abb. 2-2b) stehen am Anfang des Lebens z. B. Vernachlässigung, Gewalt oder sexueller Missbrauch. Bedeutende Bezugspersonen, auf die das Kind angewiesen ist und ohne deren Unterstützung das Kind verloren ist, werden als nicht berechenbar, als bedrohlich und feindselig erlebt.

Bei dieser Erfahrung ist die Entwicklung von epistemischem Vertrauen eingeengt, eine extreme Wachsamkeit (Hypervigilanz) entsteht. Im Selbst wird durch die widersprüchlichen Erfahrungsanteile der Aufbau kohärenter Strukturen erschwert. Anteile eines »Fremden Selbst« (Kap. 2.6) bilden sich verstärkt. Auf dieser Basis wird die Entwicklung der Mentalisierungsfähigkeit eingeschränkt. Dies führt zu einer erhöhten Vigilanz. Epistemisches Misstrauen ist dabei häufig mit einem schnellen Wechsel zu einer erhöhten Leichtgläubigkeit verbunden (Kosugi & Yamagishi, 1998; Yamagishi et al., 1999). Personen mit einem hohen Misstrauen können weniger auf eigene Explorationserfahrungen und ihre Ergeb-

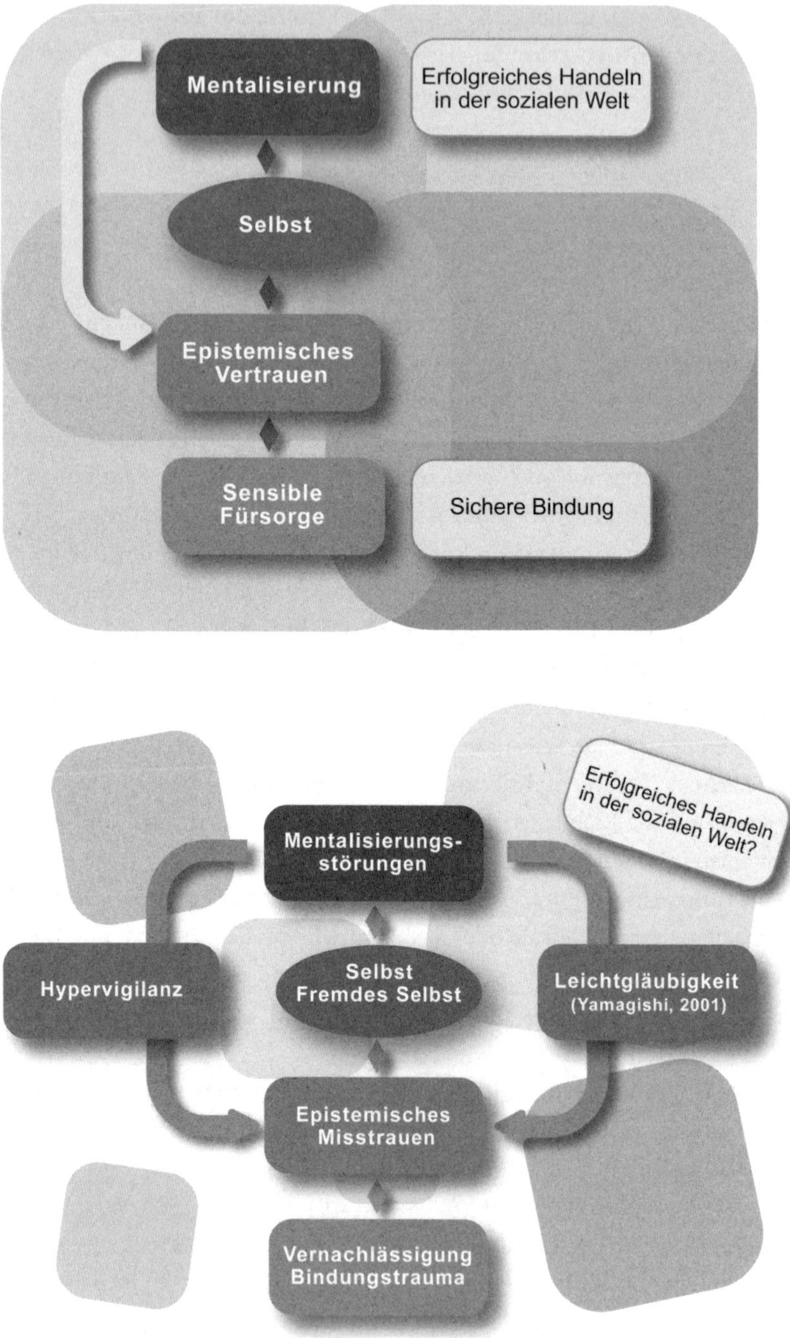

Abb. 2-2a und 2-2b: Erfolgreiches Handeln in der sozialen Welt/Erfolgreiches Handeln in der sozialen Welt? Angelehnt an Fonagy, 2015

nisse zurückgreifen (Yamagishi, 2011; Yamagishi, 2001). Zusammen mit der Einschränkung der Mentalisierungsfähigkeit wird das soziale Lernen dadurch erschwert.

Diese theoretischen Zusammenhänge haben in der Therapie sehr praktische Konsequenzen: Wenn z. B. ein Patient oder eine Patientin in einer Therapie kontinuierlich misstrauisch ist und dadurch oft aufnahmeunwillig erscheint, sollten Therapeut*innen zunächst eine Einschränkung des epistemischen Vertrauens in Erwägung ziehen. Die Annahme, dass es am »guten Willen« des Patienten liegt, ist eine Deutung, die zwar für den Therapeuten eine gewisse Entlastung liefert, aber in die Irre führen kann. Nach der anderen, mentalisierungsbasierten Sichtweise ist der Patient nicht schwierig, sondern für den Therapeuten schwer zu erreichen.

Zum Thema »Epistemisches Vertrauen« s. a. »Epistemische Passung« (Kap. 5.2) und eine Falldarstellung (Kap. 6.2).

2.5 Entwicklung der Mentalisierung

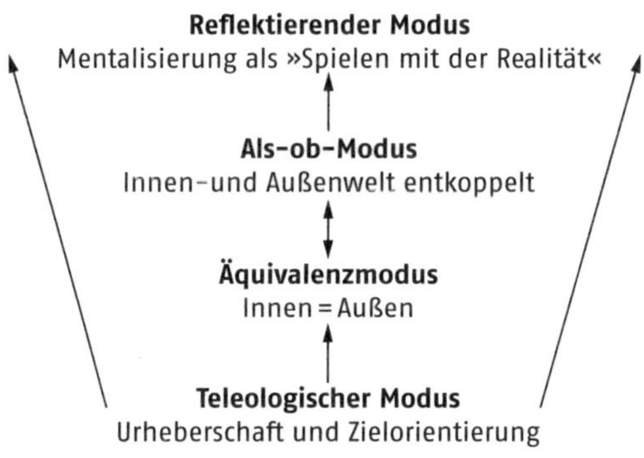

Abb. 2-3: Entwicklung der Mentalisierung

Gegen Ende des ersten Lebensjahres beginnen Kinder menschliches Handeln im zielgerichteten, dem *»teleologischen Modus«* zu verstehen (s. Abb. 2-3). Es ist der Beginn eines eigenen Selbst, in dem sich das Kind als zielgerichteter Urheber erlebt. Das Kind kann Aktionen nach seinem Ergebnis unterscheiden und eine Urheberschaft wahrnehmen. Das Kind kann aus mehreren Möglichkeiten den besten Weg auswählen, um dem Ziel näherzukommen (Csibra & Gergely, 1998). Gleichzeitig kann das Kind eigene innere Zustände noch nicht selbst regulieren und benötigt die Bezugsperson zur Regulierung.

Etwa mit Beginn des zweiten Lebensjahres und dem größeren Aktionsradius des Kindes werden Realität sowie Gedanken und Gefühle auf zwei Arten erlebt: im *»psychischen Äquivalenzmodus«* und im *»Als-ob-Modus«*. Das Kind oszilliert zwischen beiden parallel existierenden Modi bis zur Integration mit etwa vier Jahren im reflektierenden Modus. Fonagy und Target vertreten die Auffassung, dass Säuglinge und Kleinkinder zunächst die innere Welt mit der äußeren Welt gleichsetzen (psychische Äquivalenz) (Fonagy & Target, 2006). Kinder in diesem Alter nehmen Gedanken als Realität und nicht als Darstellungen oder Perspektiven wahr. Die Gedanken haben einen ähnlichen Effekt wie wirkliche Ereignisse. Bekannt ist das klassische Versteckspiel: Wenn das Kind die Augen verdeckt, ist es überzeugt, dass andere es nicht sehen können.

Der Umgang der Bezugspersonen mit den Gedanken fördert oder behindert dabei die Entwicklung von Symbolisierung und Repräsentation. Eine einfühlsame Erfahrung des affektregulierenden Spielens hilft dem Kind zu lernen, dass sich Gefühle nicht automatisch über die ganze Welt verteilen. Die psychische Gleichsetzung, ein Modus der Wahrnehmung der inneren Welt, kann auch zu schmerzhaften Erfahrungen Anlass geben, weil projizierte Phantasien große Angst auslösen und Selbst-Objekt-Grenzen noch nicht sicher etabliert sind. Der Erwerb des Als-ob-Modus ist daher ein entscheidender Fortschritt.

Im »Als-ob-Modus«, wie im Spiel, wird die innere Befindlichkeit von der Realität getrennt. Das Spiel stellt den Alltag nach, modifiziert und entkoppelt ihn. Die Realität wird im Als-ob-Modus ausgeklammert. Dabei nimmt man an, dass das Kind von Beginn an ein Ahnungsbewusstsein vom fiktiven Charakter des Spiels hat: Intuitiv unterscheidet es zwischen Realität und Spiel (Stock ist gleich/ungleich einem Gewehr). Die Reaktion des Erwachsenen darauf hilft dem Kind, eine externe Darstellung seiner inneren Zustände zu schaffen. Nicht mehr das elterliche Gesicht, sondern die Spielfigur ist im Als-ob-Modus eine externe Darstellung der eigenen Gefühle und Gedanken. Reagieren die Eltern auf Spielangebote im Als-ob-Modus angemessen und spielerisch, wird dem Kind signalisiert, dass eigene Impulse und Wünsche von der Wirklichkeit getrennt sind und keine Auswirkungen haben. Im Spiel werden Gedanken und Gefühle von der Wirklichkeit abgekoppelt, sind daher irreal. Im Äquivalenzmodus sind sie »überreal«. Für eine Integration von Äquivalenz- und Als-ob-Modus ist die spielerische Einstellung der Eltern bedeutsam, sowie die Fähigkeit, negative Affekte zu »containen«, um den reflexiven Modus zu ermöglichen.

Im reflexiven Modus (ab dem vierten bis zum fünften Lebensjahr) werden Äquivalenz- und Als-ob-Modus integriert, dies ermöglicht ein Nachdenken über das eigene Selbst und über das vermutete Innenleben anderer Menschen. Unterschiedliche Perspektiven werden anerkannt und falsche Überzeugungen bei sich und anderen erkannt.

Die frühen Modi können als Mentalisierungsstörung im Erwachsenenalter wieder auftauchen. Wenn uns ein reflektierender Modus (= Mentalisieren) nicht gelingt, greifen wir auf einen oder mehrere der früheren Modi zurück:

- Im teleologischen Modus steht z. B. der Versuch im Vordergrund, den anderen in manipulierender Weise für seine eigenen Ziele einzusetzen. Heiratsschwindler haben oft eine hohe »Begabung«, was den teleologischen Modus betrifft.
- Im Äquivalenzmodus setzen Personen ihre innere Welt mit der äußeren Welt gleich: »Weil ich das so empfinde, ist es so!« Charakteristisch für diesen Modus ist oft auch, dass Personen Fakten an Fakten reihen, ohne dass man etwas Relevantes über die Person erfährt.
- Im Als-ob-Modus ist die innere Welt von der äußeren getrennt. Dies zeigt sich später im Pseudomentalisieren. Die Person redet z. B. im Psychojargon, ohne dass etwas dabei wirklich berührt wird. Wenn genauer nachgefragt wird, bleiben nur noch Worthülsen übrig. »Psychogebabbel« ist typisches Pseudomentalisieren. (»Sorry, aber ich habe einen Ödipuskomplex.«)

Zu den Modi als Mentalisierungsstörungen im Erwachsenenalter s. Kap. 5.4.

2.6 Das Fremde Selbst

Das »Fremde Selbst« ist ein Teil unseres Selbst, der nicht zu unserem Selbst kohärent ist. Er ist uns fremd und wie das Selbst z. T. bewusst, z. T. unbewusst. Jeder Mensch hat einen fremden Selbstanteil in sich, die Menschen jedoch unterscheiden sich in der Größe bzw. Intensität dieser Anteile. Durch ihre Fremdheit, durch ihre Unvereinbarkeit mit den anderen Selbstanteilen, die dadurch entstehende Spannung, aber auch durch ihre bedrohlichen Elemente erzeugen sie bei ihrer Wiederbelebung z. T. unerträgliche Gefühle.

Ein »Fremdes Selbst« kann z. B. durch das Erleben früher traumatischer Erfahrung entstehen, insbesondere wenn die Person in der Folge unverstanden und ungeschützt bleibt. Auch langandauernde Verwahrlosung kann zur Entstehung eines »Fremden Selbst« führen. In Zusammenhang mit bedrohlichen oder desorganisierten Bindungserfahrung wird versucht, die Nähe zur Bezugsperson auf

Kosten der Reflexionsfähigkeit aufrechtzuerhalten. Das Kind passt sich der Welt der Bezugsperson an und übernimmt fremde Anteile in sein Selbst.

Die Basis der Entwicklung von fremden Selbstanteilen ist wiederholtes und langandauerndes »fehlerhaftes« affektives Feedback von bedeutenden Bezugspersonen. Die zurückgemeldeten Affekte und Wahrnehmungen passen nicht zu den anderen Inhalten des Selbst. Sie sind inkohärent. So kann ein Kind die Erfahrungen, dass eine Bezugsperson es liebt und ihm Sicherheit gibt und es zugleich massiv bedroht, nicht gleichzeitig denken und fühlen. Das ist nicht aushaltbar.

Wenn die Affektspiegelung z. B. unangemessen markiert ist, werden das eigene Erleben (primäre Repräsentanz) und die Spiegelung (sekundäre Repräsentanz des Erlebens) falsch verknüpft. In diesem Fall repräsentieren sich im Selbst des Kindes die Haltung und Botschaften der Bezugsperson und nicht die eigenen Wahrnehmungen. Es bildet sich ein »Fremdes Selbst« (Abb. 2-4).

Patient*innen mit einem Fremden Selbst berichten z. B., dass sie den Eindruck haben, Attacken gegen das eigene Selbst kämen von innen. Vorstellungen und Gefühle werden als Selbstanteile, die nicht zum Selbst gehören, erlebt. Dabei treten Gefühle von Leere und unerträglicher Missstimmung auf. Erfahrungen aus der äußeren Welt sind von dem Erleben der inneren Welt nicht klar getrennt, weil sie unmarkiert oder inakkurat markiert sind und nicht unterschieden werden können. In diesem unerträglichen Zustand der Konfusion werden in Notlagen die eigenen Gefühle in die äußere Welt projiziert. Dies geschieht nicht nur, um Schuldgefühle und unerträgliche innere Spannungen loszuwerden, sondern auch aus dem Versuch heraus, eine Kongruenz im Selbsterleben aufrechtzuerhalten.

Mentalisierungsstörungen können in dieser Hinsicht als Schwierigkeiten, eigene und fremde innere Zustände korrekt zu identifizieren, verstanden werden. Die erhöhte Neigung zur Projektion resultiert aus den Mentalisierungsproblemen. Die Inhalte der Projektionen können z. B. aus verinnerlichten Missbrauchserfahrungen stammen. Daraus können verzerrte Wahrnehmungen des anderen entstehen, besonders in nahen, emotional bedeutsamen Beziehungen.

Eine gewisse inhaltliche Nähe besteht zwischen dem Konzept des »Falschen Selbst« der Selbstpsychologie (Kohut, 1981) und dem Begriff des »Fremden Selbst«. Der Begriff des »Falschen Selbst« geht auf Winnicott zurück (Winnicott, 1974). Die Unterschiede resultieren aus unterschiedlichen Vorstellungen hinsichtlich der Entwicklung dieser Anteile. Das »Falsche Selbst« bildet sich nach der Selbstpsychologie aus den Erfahrungen des Kindes mit den Erwartungen und dem Verhalten der Bezugspersonen. Sie werden zu falschen eigenen Anteilen, weil sie aus

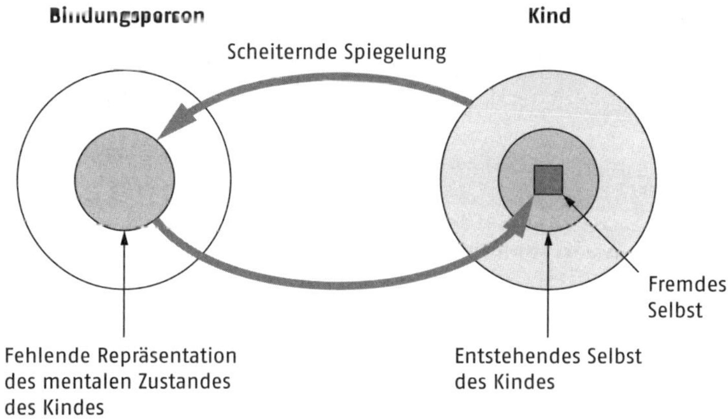

Abb. 2-4: Entwicklung des Fremden Selbst, modifiziert nach Bateman & Fonagy, 2007, S. 149

der Not zur Anpassung entstanden sind und als kohärent mit der eigenen Person erlebt werden. Die Anteile des »Fremden Selbst« gehören hingegen zur Person, sind aber durch die oben beschriebenen verzerrten Kommunikationsprozesse entstanden und nicht kohärent mit den anderen Teilen des Selbst.

2.7 Psychotherapie als dreifaches Kommunikationssystem

Ausgangspunkt der Überlegungen von Fonagy und Allison ist die therapeutische Beziehung (Fonagy & Allison, 2014). Die Ergebnisse der Therapieforschung zeigen die therapeutische Beziehung als einen zentralen Mediator des Therapieerfolgs (Wampold, 2015; Laska et al., 2014). Die therapeutische Beziehung öffnet nach dem Konzept der Mentalisierung einen sozialen Lernprozess, von dem Patient*innen zwischen den Behandlungsstunden profitieren. Mentalisierung fördert die Sicht der Patient*innen als eigenständige Person, die für sich selbst gültige Erfahrungen macht. Psychotherapie kann so als ein dreifaches Kommunikationssystem verstanden werden (Fonagy et al., 2019).

1. Die Therapietheorie der Therapeut*innen

Alle evidenzbasierten Psychotherapieformen liefern dem Patienten ein Verständnis über sich, seinen Verstand und seine Seele. Sie vermitteln ihm ein Verständnis über seine Störungen und wie Veränderungen in der Therapie verstanden werden können. Diese manchmal impliziten, manchmal expliziten Erklärungen des Therapeuten wirken als wichtige, persönlich relevante Botschaften des Therapeuten. Sie schaffen epistemisches Vertrauen, reduzieren die epistemische Alarmbereitschaft und öffnen damit die Bereitschaft, neue Erfahrungen zu machen und zu lernen.

2. Wiedererlangen von robuster Mentalisierung – Mentalisierung als »common factor«

Erfolgreiches Mentalisieren fördert das epistemische Vertrauen in andere Personen und soziales Lernen. In dieser Hinsicht steht Mentalisieren in enger Beziehung zu einer Ermöglichung und Förderung einer guten therapeutischen Beziehung. Sie wird als ein entscheidender »common factor« der Psychotherapie gesehen (Wampold, 2015). Die Förderung von Mentalisierung wird deshalb als ein gemeinsamer Faktor in allen erfolgreichen Therapien betrachtet. Nach Jurist verbessern Patient*innen, die in einer Therapie erfolgreich sind, in der Regel ihre Fähigkeiten, affektiv zu mentalisieren (Jurist, 2018, S. 120).

Die Förderung von Mentalisierung beruht auf zwei wesentlichen Aspekten: einer mentalisierungsfördernden Haltung (Kap. 3.6) sowie spezifischen Interventionen (Kap. 5.4).

Die Förderung von Mentalisierung in der Therapie ist nicht ein Therapieziel für sich selbst, aber sie ist ein Weg, Affekte besser zu modulieren, zentrale Beziehungskonflikte zu verstehen und zu regulieren. Erweiterungen in der Mentalisierung können zudem die Selbstkontrolle und das Empfinden von Selbstkohärenz verbessern.

3. Wiederherstellen von sozialem Lernen

Die Förderung der Mentalisierungsfähigkeit geht einher mit der Schaffung von epistemischem Vertrauen. Dies ermöglicht, Neues und Anderes über die soziale Welt zu erfahren sowie alte Überzeugungen in Frage zu stellen. Die Wiederherstellung der Mentalisierungsfähigkeit holt den Patienten aus seiner durch das epistemische Misstrauen bedingten Isolation heraus. Die epistemische Alarmbereitschaft liefert dem Patienten eine eingeengte Sichtweise seiner Erfahrungen. Patient*innen müssen neue Erfahrungen machen, um sich zu verändern. Die wichtigen Veränderungen passieren zwischen den Stunden, im sozialen Feld außerhalb der Therapie. Dies legt auch die Therapieforschung nahe (Bohart & Wade, 2013, S. 243).

Jedes Therapieverfahren lässt sich als dreifaches Kommunikationssystem verstehen und kann in einem Stresstest unter diesen drei Aspekten untersucht werden. Im dritten System stehen dabei die Analyse und Bewertung der Behandlungsergebnisse im sozialen Kontext im Vordergrund.

KAPITEL 3

Mentalisierungsbasierte Therapie (MBT)

Die Mentalisierungsbasierte Therapie ist eine manualisierte Therapie, die von Bateman und Fonagy entwickelt wurde (Bateman & Fonagy, 2016; dt. Manual: Taubner et al., 2019). Die MBT gilt neben anderen störungsspezifischen Therapien als eine der wirksamsten Methoden zur Behandlung von Menschen mit Borderline-Persönlichkeitsstörungen (Storebø et al., 2020) und kann auch transdiagnostisch bei Vorliegen anderer Persönlichkeitsstörungen angewendet werden. Die Grundprinzipien der MBT sind inzwischen auch auf die Behandlung von Patient*innen mit Essstörungen, Suchterkrankungen, Angststörungen und Depressionen übertragen worden. Dies gilt auch für Kinder und Jugendliche, bei denen spezialisierte Ansätze zur Behandlung von ADHS, Störungen des Sozialverhaltens und einem Risiko für Psychosen vorliegen. Darüber hinaus wurden therapeutische Programme für psychisch kranke Eltern und Präventionsprogramme aus dem Mentalisierungsansatz abgeleitet (Bateman & Fonagy, 2019; Taubner & Aguilar-Raab, 2021).

3.1 Mentalisieren als Persönlichkeitsfunktion

Die neuen Klassifikationssysteme zur Erfassung psychischer Störungen im DSM-5 (American Psychiatric Association, 2013) und ICD-11 (World Health Organization, 2020) gehen in Bezug auf Persönlichkeitsstörungen anstelle von unterschiedlichen Kategorien nunmehr von dimensionalen Phänomenen aus, die entlang eines Kontinuums von gesund bis dysfunktional beschrieben werden. Mit diesem dimensionalen Ansatz wird der Kritik an kategorialen Diagnosesystemen entsprochen, da sich die verschiedenen Kategorien der Persönlichkeitsstörungen in der Praxis schlecht voneinander abgrenzen lassen. Das dimensionale System operationalisiert Persönlichkeitsstörungen neu als Einschränkungen im Bereich der Persönlichkeitsfunktionen. Die Erfassung der Einschränkungen im Persönlichkeitsfunktionsniveau wird im ICD-11 um ein Pathologiekriterium ergänzt, also ob die Einschränkungen zu einem substanziellen Stress oder Leiden im Individuum oder seinen sozialen Beziehungen führen (Tyrer et al., 2019). Im alternativen Modell des DSM-5 wird das Gesamtniveau auf den Domänen »Selbst« und »Interpersonelle Beziehungen« eingestuft, welche sich jeweils untergliedern in die Bereiche »Identität« und »Selbststeuerung« sowie »Empathie« und »Nähe«.

Zur Operationalisierung des Persönlichkeitsfunktionsniveaus wurden verschiedene psychodynamische Diagnostikinstrumente zusammengeführt und für einen transdiagnostischen und schulenunabhängigen Gebrauch vereinfacht (Bender et al., 2011). Zu diesen Diagnostikinstrumenten gehörte die Reflective Functioning Scale (RF-Scale), die als Goldstandard der Operationalisierung von Mentalisierung bezeichnet wird und die Fähigkeit durch eine Rater basierte Auswertung von Adult-Attachment-Interviews erfasst (Taubner et al., 2013). So stellte Mentalisieren bei der Operationalisierung des Persönlichkeitsfunktionsniveaus ein bedeutsames Element dar (Bender et al., 2011). Diese konzeptuelle Überschneidung des Persönlichkeitsfunktionsniveaus und Mentalisierens konnte vor kurzem auch empirisch nachgewiesen werden. Eine Studie an 110 Personen zeigte, dass Mentalisieren mit allen Domänen des Persönlichkeitsfunktionsniveaus zusammenhängt (Zettl et al., 2020). Tatsächlich wurde auf die Verwendung des Begriffs Mentalisieren im DSM-5 jedoch zugunsten einer schulenübergreifend anwendbaren Persönlichkeitsdiagnostik verzichtet (Bender et al., 2011). Der Befund eines hohen Zusammenhangs der Mentalisierungsfähigkeit mit allen Bereichen des Persönlichkeitsfunktionsniveaus lässt vermuten, dass durch die Förderung des Mentalisierens im Rahmen der MBT auch das Persönlichkeitsfunktionsniveau insgesamt verändert werden kann, was eine zentrale Idee dieses Behandlungsansatzes ist. Durch einen Fokus auf einen zentralen Wirkmechanismus werden auch andere Bereiche der Persönlichkeit gestärkt, wie z. B. die Beziehungsfähigkeiten, die Affektregulation und die Impulsivität.

3.2 Mentalisieren als multidimensionales Konstrukt

Mentalisieren bezeichnet ein multidimensionales Konstrukt, das konzeptuelle Überschneidungen zu anderen bedeutsamen klinischen Konzepten wie Achtsamkeit, Affektbewusstsein, Empathie, Introspektion und psychologische Sensibilität aufweist. Mentalisieren kann von den klinisch verwandten Konzepten wie folgt abgegrenzt werden: Mentalisieren umfasst sowohl die Erkenntnis des Selbst (Achtsamkeit, Introspektion) als auch des anderen (Empathie), integriert Kognition und Affekt (Affektbewusstsein, psychologische Sensibilität) und beinhaltet darüber hinaus eine Dimension expliziter und impliziter Interpretation (Choi-Kain & Gunderson, 2008). Implizites Mentalisieren bedeutet ein schnelles und automatisches Verständnis des Selbst und der anderen, welches an sich funktional ist (überlebenssichernd), aber auch systematisch fehlerbehaftet sein kann, besonders wenn frühe aversive Erfahrungen negative Erwartungen an sich und andere etabliert haben.

Angelehnt an die neurowissenschaftliche Forschung werden aktuell vier Domänen oder acht Facetten von Mentalisieren unterschieden:

- automatisch (implizit) vs. kontrolliert (explizit)
- internal fokussiert vs. external fokussiert
- selbstorientiert (Selbst) vs. fremdorientiert (andere)
- kognitiv vs. affektiv

Bei allen beschriebenen Domänen wird davon ausgegangen, dass eine Ausgeglichenheit zwischen den verschiedenen Facetten sowie ein flexibles Balance-Halten je nach psychosozialer Anforderung am ehesten als optimal angesehen werden. Mentalisieren als *Prozess* oszilliert auf einem sich stetig verändernden Kontinuum der verschiedenen Facetten und in Abhängigkeit der affektiven Bedeutsamkeit der Situation. Linda Mayes hat die kognitionspsychologischen Ergebnisse zur automatisierten Informationsverarbeitung auf das Mentalisieren übertragen und mit dem jeweiligen emotionalen Arousal verbunden (Mayes, 2006). Das daraus abgeleitete stressabhängige Schaltmodell des Mentalisierens basiert darauf, dass bei steigender emotionaler Anspannung kontrollierte und explizite Hirnprozesse im präfrontalen Kortex in automatische und implizite Prozesse im posterioren Kortex sowie in subkortikale Areale wechseln, um die persönliche Stresserregung zu regulieren. Einerseits erfüllen diese Systeme die Aufgabe, den Kortex vor Überstimulation zu schützen, andererseits ermöglichen sie die Koordination zwischen Aufmerksamkeits-, Exekutiv- und sensorischen kortikalen Systemen zur Überlebenssicherung. Im Rahmen des stressabhängigen Schaltmodells des Mentalisierens wird davon ausgegangen, dass der Grad des expliziten Mentalisierens ab einem bestimmten Stresslevel in automatisches Mentalisieren umschaltet. Dieser Umschaltvorgang geht nicht nur einher mit einer Deaktivierung von explizitem Mentalisieren, sondern auch mit einer Neigung zu evolutionär früheren Schutzfunktionen im Sinne von Kampf-, Flucht- oder Einfrierreaktionen. Allerdings findet automatisches Mentalisieren nicht nur in Stresssituationen statt, sondern ist der Regelfall des Mentalisierens. In Stresssituationen ist jedoch ein Umschalten in ein explizites und damit reflektierendes Mentalisieren nicht mehr möglich.

Nicht-effektives automatisches Mentalisieren wird im Rahmen der MBT durch drei klinische Konzepte (»Modi«) beschrieben, die sich durch verallgemeinerndes und etikettierendes Reflektieren auszeichnen: teleologischer Modus, Modus der psychischen Äquivalenz und pseudomentalisierender Modus. Im teleologischen Denken wird Verhalten im Sinne sichtbarer Handlungen als einziger Beweis für innerliches Erleben anerkannt (bspw. der Blumenstrauß als Liebesbeweis); in der psychischen Äquivalenz wird das eigene Erleben mit der externen Realität gleichgesetzt (Je größer meine Angst ist, dass das Flugzeug, in dem ich sitze, abstürzen wird, desto wahrscheinlicher ist es für mich, dass es bald abstürzen wird.); im Pseudomentalisieren haben die mentalen Zustände eines Individuums keinen Bezug zum Verhalten oder Erleben, Innen und Außen werden voneinander entkoppelt, es wird sozusagen »ins Leere psychologisiert« (s. Fallbeispiel Kap. 3.8).

Ziel der MBT ist die Stabilisierung des Mentalisierens in den interpersonell sensiblen Bereichen (z. B. bzgl. der Verlassensängste). Damit wird ein psychischer Puffer geschaffen, der eine explizite Reflexion ermöglicht. So können eine mentale Distanzierung und Neubewertung solch bedeutsamer Situationen leichter erfolgen, und die Affektregulation und Impulskontrolle verbessern sich. Langfristig ist das Ziel, dass die Patient*innen durch effektiveres Mentalisieren in die Lage versetzt werden, unterstützende und erfüllende Beziehungen führen zu können.

3.3 Das transdiagnostische und transtheoretische Störungsmodell der MBT am Beispiel der Borderline-Persönlichkeitsstörung

Anhand des multidimensionalen Modells des Mentalisierens können die Mentalisierungsprobleme individueller Patienten transtheoretisch und transdiagnostisch konzeptualisiert werden und ein Behandlungsansatz davon abgeleitet werden. Dies soll hier am Beispiel eines prototypischen BPS-Patienten illustriert werden. Jenseits der Kriterien für die BPS-Diagnose beschreibt die klinisch-psychiatrische Forschung drei Kernprobleme im Bereich der Persönlichkeitsfunktionsstörung, die für die Borderline-Persönlichkeitsstörung typisch sind: Emotionsdysregulation, Impulsivität und dysfunktionale soziale Beziehungen. Im Rahmen des Mentalisierungsansatzes werden diese drei Kernprobleme mit Störungen des Mentalisierens in Verbindung gebracht, was das Störungsmodell für BPS in der MBT begründet. Empirische Studien zeigen, dass Betroffene mit BPS potenziell Schwierigkeiten haben, emotional bedeutsame andere sowie sich selbst mentalisierend zu verstehen, und im Hinblick auf die Mentalisierungsfacetten zu automatisiert (implizit), zu affektiv, zu sehr an äußeren Merkmalen orientiert (external) und zu sehr auf die anderen bezogen reflektieren. Hier kann also eine Überaktivierung der Bereiche implizit-automatisch, external, affektiv und andere festgestellt werden, die mit einer Unteraktivierung der Bereiche explizit-kontrolliert, internal, kognitiv und Selbst einhergeht (s.a. Kap. 5.4). Daraus leitet sich ein Mentalisierungsprofil ab, welches das transdiagnostische und transtheoretische Störungsmodell bildet und eine Grundlage der Behandlungsplanung darstellt. Ausgehend vom Mentalisierungsprofil werden die chronisch unteraktivierten Bereiche therapeutisch besonders gefördert durch sogenannte »konträre Bewegungen« in der Interventionstechnik der Therapeut*innen. Das bedeutet, dass eine MBT mit prototypischen BPS-Patient*innen generell einen starken Fokus auf die Aktivierung der Mentalisierung in den Bereichen des Selbst, der Kognition, des langsamen expliziten Reflektierens und eine Anreicherung innerer Bilder von sich und anderen verfolgen würde, da dies Bereiche sind, die Patient*innen von sich aus weniger ansprechen oder die besonders fehlerbehaftet sind. Für Kliniker*innen ist jedoch eine möglichst genaue Einschätzung der Über- und Unteraktivierung der Mentalisierungsfacetten bedeutsam, zumal diese im Einzelfall nicht dem Prototyp entsprechen können.

Die Konsequenzen der Mentalisierungseinschränkungen werden für jede Behandlung individuell im Rahmen einer Fokusformulierung zusammengefasst. Dabei steht bei BPS häufig ein interpersonaler Trigger als Auslöser einer Kaskade von ineffektivem Mentalisieren, dysregulierten Affekten und impulsivem Verhalten im Mittelpunkt. Ein interpersonaler Auslöser kann z.B. eine Aktivierung des Bindungssystems sein (Verlustängste, Beschämungsängste), die mit spezifischen Regulationsversuchen durch aktivierende oder deaktivierende Strategien in Bezug auf andere einhergeht. Gleichzeitig führt diese Aktivierung des Bindungssystems oft zu einem Verlust effektiven Mentalisierens und schränkt die Fähigkeit der Affektregulation stark ein. In der Kombination von starken dysregulierten Affekten (häufig Angst oder Scham) und ineffektivem Mentalisieren wird auf dysfunktionale interpersonale Strategien und schließlich impulsives Verhalten zurückgegriffen, wenn der Versuch der Selbstregulation oder Verhaltenssteuerung der anderen misslingt. Diese individuelle Konzeption wird den Patienten zu Beginn der Behandlung schriftlich mitgeteilt, ausführlich besprochen und stellt den Fokus der gemeinsamen Arbeit dar.

3.4 Therapeutische Ziele und Veränderungsmechanismus der MBT

Zentral für die MBT ist die Hypothese, dass Mentalisieren ausschließlich im Kontext einer affektiv bedeutsamen (therapeutischen) Beziehung trainiert werden kann, die über eine Wiederherstellung epistemischen Vertrauens dem Gegenüber vermittelt, dass die Exploration des Mentalen hilfreich ist, um sich und die Beziehungen mit anderen erfolgreich regulieren zu können. Aufgrund des Zusammenhangs der Entwicklung von Mentalisierung mit basalen Bindungserfahrungen wird dabei nicht davon ausgegangen, dass Mentalisieren rein psychoedukativ gefördert werden kann, auch wenn Psychoedukation Bestandteil der Therapie ist. Die Psychoedukation soll eine epistemische Öffnung bewirken, um eine therapeutische Allianz ausbilden zu können. Hauptbestandteil der Therapie ist ein empathisches sicheres Arbeitsbündnis, das es ermöglicht, Gefühle, Gedanken, Wünsche etc. zu explorieren, inklusive der Gedanken und Gefühle zwischen Therapeut*in und Patient*in. Das Mentalisieren der therapeutischen Beziehung wird als zentraler Wirkmechanismus der Veränderung angesehen, da hier nicht über mögliche Gedanken und Gefühle spekuliert werden muss, sondern direkt kommuniziert werden kann, wo Missverständnisse, unterschiedliche Wahrnehmungen und Fehlinterpretation auf beiden Seiten vorliegen. Das Ziel von MBT besteht darin, die Mentalisierungsfähigkeit der Patient*innen aufrechtzuerhalten, wo sie bereits gelingt, und dort zu verbessern, wo eingeschränktes Mentalisieren Symptome und interpersonelle Probleme auslöst. Die Veränderungstheorie der MBT kann wie folgt beschrieben werden: Durch ein verbessertes Mentalisieren entsteht ein mentaler Puffer zwischen Gefühlen und Handlung, sodass konflikthafte interpersonale Erfahrungen und schwierige Affekte reflektiert werden können. Den Patient*innen wird so ein Denken vor dem Handeln möglich, eine Reflexion vor dem Ausagieren. Die Verbesserung von Mentalisieren in der therapeutischen Beziehung hängt dabei von einer Stärkung des Vertrauens in sozial vermittelte Informationen ab, was als epistemisches Vertrauen in der Rekonzeption der Mentalisierungstheorie bezeichnet wird (Fonagy et al., 2017a).

3.5 Ablauf und Inhalte der MBT

MBT wurde zunächst als stationäre Therapie konzipiert und später als hochfrequentes ambulantes Programm weiterentwickelt, bei dem Einzel- und Gruppentherapien jeweils wöchentlich über einen Zeitraum von 12–18 Monaten durchgeführt werden. Alle MBT-Behandlungen folgen störungsübergreifend dem folgenden Schema:

1. Diagnostikphase (inkl. der Erfassung von Mentalisierungsfähigkeiten)
2. Risikoeinschätzung und Erstellen eines Krisenplans
3. Erstellung einer Fokusformulierung
4. Psychoedukation
5. Einzelsitzungen und parallel dazu Gruppensitzungen bei den Erwachsenen/Familientherapie bei den Adoleszenten
6. kurze Auffrischungs- oder Booster-Sitzungen nach Ablauf der Therapie

Nach der Diagnostik findet in der MBT eine gemeinsame Entwicklung eines Fokus für die Therapie (ausgehend von den Therapiezielen und den Mentalisierungsproblemen in Bezug auf das Symptomverhalten, s. o.) und eines Krisenplans statt, der bedrohliches Verhalten stabilisieren hilft und eine erste Mentalisierungsübung darstellt. Parallel erfolgt eine Psychoedukation über die zentralen Annahmen der MBT und die therapeutischen Interventionen bei Nicht-Mentalisieren, auf die im Verlauf der Therapie immer wieder rekurriert werden kann. Krisenplan, Fokusformulierung und Psychoedukation sind Teil des ersten Kommunikationssystems der Öffnung epistemischen Vertrauens. Im weiteren Verlauf empfiehlt sich eine Kombination aus Einzel- und Gruppentherapie, da besonders das Gruppenformat soziales Lernen, Reflexion und Mentalisierung anregt. Bei bestimmten Indikationen und bei Adoleszenten kann die Gruppentherapie durch eine Familientherapie ersetzt werden.

Die Aufgabe der MBT-Therapeutin oder des -Therapeuten kann sowohl im Einzel- als auch Mehrpersonensetting so umschrieben werden, dass die Patientin oder der Patient sich im »mind«, also im Geiste der/des Behandelnden wiederfindet, indem diese/r sich konstant mit dem Innerpsychischen aller Beteiligter inklusive der eigenen subjektiven Reaktionen explizit auseinandersetzt und damit die Mentalisierungsfunktion der Patient*innen anregt oder wiederherstellt. Dabei spielt es eine bedeutsame Rolle, dass Therapeut*innen kontinuierlich beachten, wie sie von den Patient*innen wahrgenommen werden und welche

Gefühle jeweils wichtig sind. Die Therapie fokussiert auf die therapeutische Beziehung mit den Therapeut*innen als aktive Teilnehmer*innen, die einen emotionalen Einfluss auf die Patient*innen haben. Da Mentalisierung immer an spezifische Themen geknüpft ist, ist die Behandlung anfangs auf die Kernziele ausgerichtet, auf die man sich in der ersten Fokusformulierung geeinigt hat. Diese können Verhalten und Symptome beinhalten wie Suizidversuche, selbstverletzendes Verhalten, Drogenabusus oder emotionale Instabilität. Im weiteren Verlauf der Therapie folgt eine Betonung des beziehungsorientierten Mentalisierens im Leben der Patient*innen und in den Therapiesitzungen. Das beziehungsorientierte Mentalisieren stellt einen Schlüsselfaktor in der Behandlung von Persönlichkeitsstörungen dar. Ziel der MBT ist es, in einem schrittweisen Prozess die Aufmerksamkeit der Patient*innen für mentale Zustände (insbesondere Affekte) und die interpersonellen Kontexte zu erhöhen, um Rigiditäten an den Mentalisierungsfacetten zu reduzieren (Taubner et al., 2019).

Die Betonung der Deutung schwer zugänglicher unbewusster Konflikte in der klassischen Psychoanalyse tritt in der MBT zurück zugunsten von bewusstseinsnahen Inhalten. Statt des Erreichens von Einsichtsprozessen wird die Wiederherstellung der Mentalisierungsfähigkeit angestrebt. Es wird empfohlen, einfache Zusammenhänge anzusprechen und die Beschreibung komplexer mentaler Befindlichkeiten wie Konflikte, Ambivalenzen, Unbewusstes zu vermeiden, die für eine Person mit niedriger Mentalisierungsfähigkeit kaum verstehbar sind. Schließlich steht in der MBT eine ausführliche Besprechung vergangener Traumatisierungen nicht im Fokus, da die klinische Annahme besteht, dass dies im prämentalisierenden Denkmodus im schlimmsten Falle zu einer Retraumatisierung führen könnte. Stattdessen wird auf die Reflexion der aktuellen Erfahrungen und Wahrnehmungen mit (früher) misshandelnden Personen fokussiert oder auf die Veränderungen der mit dem Trauma verbundenen psychischen Befindlichkeiten. Als Prozesswächter*innen strukturieren die Therapeut*innen jede Sitzung entlang des Fokus, übernehmen die Affektregulierung oder das allgemeine Arousal-Management für die Patient*innen und achten permanent auf das Mentalisierungsniveau aller Beteiligter. Dabei können auch Skills wie Atemübungen, Körperübungen und verbale Beruhigung eingesetzt werden, Visualisierung der mentalen Inhalte an einer Flipchart, im Notfall auch ein Spaziergang. Insgesamt werden Therapeut*innen ermutigt, kreative Ideen zur Verbesserung von Mentalisierung zu erkunden.

3.6 Die therapeutische Haltung in der MBT

Da die MBT eine prozessorientierte Therapie ist, die ihren Schwerpunkt auf das Arbeiten innerhalb der therapeutischen Beziehung legt, erhält die therapeutische Haltung eine besondere Wichtigkeit. Zentral in der MBT ist dabei, dass die Therapeut*innen stets die eigene Mentalisierung im Blick behalten sowie Neugierde und Enthusiasmus für Mentales zeigen, d.h. ein starkes Interesse an dem psychischen Erleben des Gegenübers und an dem eigenen psychischen Erleben. Um die therapeutische Beziehung mentalisieren zu können, werden die kontrollierte Selbstoffenbarung und Authentizität seitens der Therapeut*innen empfohlen. Darüber hinaus sollte eine offen empathische und wertschätzende Haltung eingenommen werden. Hierbei geht es darum, den Patient*innen authentisch zu vermitteln, dass deren Leid, Ärger, Schwierigkeiten, Konflikte etc. emotional verstanden werden und die Therapeut*innen aktiv versuchen, die Welt durch die Augen der Patient*innen zu sehen. Die Haltung der Therapeut*innen ist gleichsam ein Rollenmodell dafür, dass die Exploration des Mentalen ungefährlich ist und man von schnellen Annahmen später abrücken und insgesamt in seinen Interpretationen falsch liegen kann. Besonders typisch und wichtig für die Haltung der MBT-Therapeut*innen ist daher die sogenannte Haltung des »Nicht-Wissens« (s.a. Kap. 5.3). Damit ist die Bescheidenheit gemeint, dass wir nicht wissen können, was andere denken und fühlen, sondern hier oftmals Irrtümern unterliegen. Daher ist jeder, auch die Therapeut*innen, darauf angewiesen, den mentalen Zustand des Gegenübers immer wieder aktiv fragend zu ergründen und dabei die eigenen Empfindungen ebenfalls zur Verfügung zu stellen, besonders wenn diese im Kontrast dazu stehen, wie die Patient*innen die Therapeut*innen erleben. Gleichzeitig ermöglicht die Haltung des Nicht-Wissens das Erfahren verschiedener Perspektiven im Sinne von: »Ich kann nachvollziehen, wie Sie zu diesem Eindruck kommen, aber wenn ich darüber nachdenke, was ich in dem Augenblick gedacht habe, dann geht es mir mit der Situation anders.« Diese Haltung gestattet einen authentischen Kontakt und »befördert« die Patient*innen in die Expertenrolle für die eigenen mentalen Befindlichkeiten. Ein Fokus auf interpersonale Missverständnisse ist eine optimale Gelegenheit, um Wahrnehmungen, Interpretationen und subjektive Erfahrungen zu elaborieren. Hier erfordert es einigen Mut und die Fähigkeit zur Selbstkritik seitens der Therapeut*innen, die eigenen Fehlwahrnehmungen, Empathieeinbrüche und Fehlinterpretationen selbst zu verantworten und transparent zu vertreten.

Das Nicht-Wissen ermöglicht den Therapeut*innen auch offen darüber zu sprechen, wenn sie etwas nicht verstanden haben, und nimmt einen möglicherweise vorhandenen Druck, Sinn in Unverständliches hinein zu konstruieren. Die aktive Fragetechnik (»inquisitive stance«) soll den Patient*innen die Möglichkeit zur Exploration geben, aber keinen Verhörcharakter annehmen. Damit ist gemeint, dass nur aus einer tatsächlichen Neugierde heraus gefragt werden soll und nicht manipulativ in dem Sinne, dass die Therapeutin oder der Therapeut eigentlich schon weiß, welche Antwort sie oder er gerne hören würde. Daher sollten Fragen mit bestimmten Formulierungen markiert werden, die verdeutlichen, dass die Antwort nicht bekannt ist, wie z. B. indem die eigene Interpretation als Frage formuliert, ein »vielleicht« oder ein »ich bin mir nicht sicher« hinzugefügt wird. Dabei sollte darauf geachtet werden, ob die Patient*innen aktuell in der Lage sind, etwas über ihr Innenleben zu berichten. Wenn wiederholt nach denselben Gefühlen gefragt wird, obwohl bereits verdeutlicht wurde, darauf keine Antwort zu wissen, so kann dies bedrängend und unsensibel wirken.

3.7 Kerninterventionen der MBT

Die MBT setzt als Hauptmechanismus der Veränderung die Validierung des emotionalen Erlebens der Patientin oder des Patienten ein und nutzt darüber hinaus verschiedene Techniken, welche die Mentalisierung stabilisieren oder verbessern (Bateman & Fonagy, 2016). Als Daumenregel kann gelten, dass Affekte der Patient*innen stets empathisch validiert werden, während Perspektiven auf das Selbst und andere vorsichtig unter Einbezug der Perspektive der Therapeut*innen hinterfragt werden (s. a. Kap. 5.4).

Interventionen folgen der Logik »von der Oberfläche in die Tiefe« in Richtung der Mentalisierung der aktuellen emotionalen therapeutischen Beziehung. Hierbei ist die Realbeziehung für die MBT (wie fühle ich mich im »Hier-und-Jetzt« mit der anderen Person) bedeutsamer als die Übertragungsbeziehung, also welche Muster aus früheren Beziehungen sich mit der Therapeutin oder dem Therapeuten wiederholen. Sich wiederholende Beziehungsmuster im Sinne interpersonaler Teufelskreise sind später ebenfalls Gegenstand der Bearbeitung, wenn Mentalisierung in der therapeutischen Beziehung etabliert wurde. Ist die Patientin oder der Patient sehr aufgewühlt, so werden supportive Interventionen verstärkt eingesetzt und nicht-effektives Mentalisieren wird unterbrochen durch eine Exploration der Affekte, der Sicherheit bzgl. der Interpretation sowie der zu schnellen Annahmen. Diese Techniken lenken die Aufmerksamkeit weg von den Fakten und hin auf das Erleben und auf die Art der Reflexion (vom »Was« zum »Wie«). Damit wird eine metakognitive Betrachtung der eigenen Mentalisierung in verschiedenen Situationen möglich. Die supportiven Techniken drücken Respekt gegenüber den Narrativen der Patient*innen aus und stellen eine praktische Umsetzung der Haltung des Nicht-Wissens dar. Ein weiterer Aspekt der supportiven und empathischen Interventionen ist die Identifikation und Exploration von Merkmalen gelingender Mentalisierung. Wenn die Patientin oder der Patient akkurate Mentalisierung zeigt, so sollte dies in angemessener Weise herausgestellt werden, z.B. durch »Sie haben das wirklich neu verstanden, was zwischen Ihnen beiden passiert ist. Hat sich dadurch etwas für Sie verändert?«. Hier bietet es sich also an nachzufragen, wie sich die erfolgreiche Mentalisierung angefühlt hat, besonders wenn es sich um die Reflexion emotional aufwühlender Situationen handelt. Die empathische Validierung geht über die strukturierenden supportiven Techniken hinaus und signalisiert das Interesse an Affekten sowie deren Reflexion. Durch eine genuine menschliche Anteilnahme werden mit der empathischen Validierung Affekte identifiziert und normalisiert. Normalisierung bedeutet, dass die Affekte als verständlich und nachvollziehbar markiert werden. Eine empathische Validierung kann nur gelingen, wenn die Welt durch die Augen des/der Patient*in betrachtet, affektiv nachvollzogen und dies offen kommuniziert wird: »Wenn Sie mir das erzählen, dann habe ich das Gefühl, dass …«, »Das klingt ja wirklich schrecklich, ich werde auch ganz traurig, wenn ich mir das vorstelle …« (s.a. Kap. 5.4).

Allgemeine Techniken unterbrechen einen nicht-mentalisierenden Monolog und verlangsamen den Prozess der Verarbeitung des Erlebten in Richtung expliziter Mentalisierung (»Stoppen und Anhalten«, »Stoppen, Zurückspulen und Explorieren«). Bei niedrigem Affekt werden Interventionen eingesetzt, die eine mentalisierende Exploration der Fokalthemen ermöglichen (was haben Sie genau erlebt, wie ging es Ihnen später, was hat es in Ihnen ausgelöst, wie haben Sie es verstanden?). Dabei fordert die Therapeutin dazu auf, die Aspekte von Mentalisierung zu aktivieren, die der Patient aus sich heraus wenig nutzt (konträre Bewegung), um mehr Flexibilität in die Reflexion zu bringen. Schließlich wird der Affektfokus bearbeitet, d.h. der aktuelle Affekt in der Therapiesitzung, um die Fähigkeit zu stärken, interpersonelle Prozesse »live« zu verstehen. Der Affektfokus dient dem Zweck, implizites Mentalisieren explizit zu machen. Hierbei geht es nicht um den Affekt, der mit einem spezifischen geschilderten Ereignis zusammenhängt, sondern um den aktuellen Affekt, der beim Schildern der vergangenen Erfahrung/Situation in der therapeutischen Situation entsteht. Besonders dann, wenn der Affekt bedeutsam für die therapeutische Beziehung ist, sollte dieser im Raum stehende Affekt explizit benannt werden. Im Englischen wird dafür der prägnante Begriff des »elephant in the room« genutzt, um darauf hinzuweisen, dass man eigentlich fast nicht umhinkann, den Affekt wahrzunehmen, der sich wie ein Elefant im Raum breit macht. In diesem Fall ist es die Aufgabe der Therapeut*innen, den in diesem Augenblick geteilten Affekt vorsichtig zu erfragen und gleichzeitig zu verdeutlichen, dass es sich um eine mögliche Perspektive handelt und nicht um ein gesichertes Wissen (s. a. Kap. 5.3). Im Weiteren sollte der Affekt mit der aktuellen therapeutischen Arbeit während der Sitzung verbunden werden.

Neue Perspektiven werden in der MBT durch eine spezifische Fragetechnik initiiert, die als MBT-Loop bezeichnet wird (vgl. Abb. 3-1). Durch den Abgleich verschiedener Erlebnisebenen innerhalb der Patient*innen werden neue Perspektiven im MBT-Loop angeregt. Ausgangspunkt ist ein spezifisches Narrativ aus dem aktuellen Erleben der Patientin bzw. des Patienten. Zunächst wird das Ereignis genau erfragt (was, wer, wie). Im Anschluss wird das mentale Erleben und

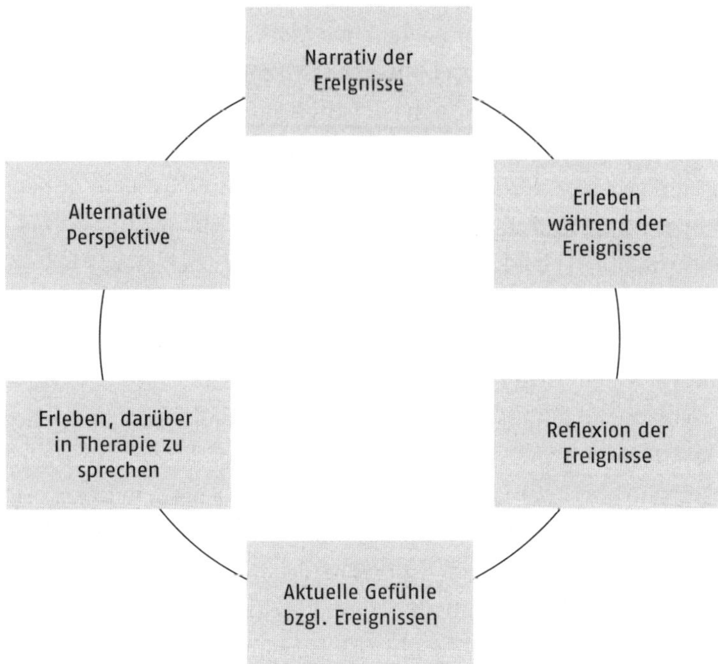

Abb. 3-1: MBT-Loop zur Perspektivenerweiterung am Beispiel eines von einer Patientin oder eines Patienten in die Therapiesitzung eingebrachten Lebensereignisses (Narrativs)

in einem dritten Schritt das Verständnis von Situation und Erleben im Kontext exploriert. Als nächste Ebene bietet sich für den Therapeuten an zu fragen, wie es sich anfühlt, jetzt in der Therapie darüber zu sprechen (Affektfokus), und sich zu fragen, ob sich der Blick auf das Geschehen/die Gefühle inzwischen verändert hat.

Zum besseren Verständnis soll im Folgenden ein Fallbeispiel das Vorgehen in der MBT illustrieren.

3.8 MBT an einem Fallbeispiel eines 18-jährigen Mannes mit einer Borderline-Persönlichkeitsstörung

Kilian, 18 Jahre, wird im Anschluss an eine stationäre Krisenintervention (Suizidversuch) und eine gescheiterte Verhaltenstherapie für eine ambulante MBT mit Einzelsitzungen und familientherapeutischen Sitzungen vorgestellt. Er berichtet, dass er sehr unter seiner aktuellen Partnerschaft leide, da seine Freundin sich immer wieder mit anderen Jungen treffen würde und ihn hasse. Er könne dann den Gedanken nicht aus seinem Kopf bekommen, dass sie etwas mit jemand anderem haben könnte. Es komme dann vor, dass er sich selbst verletze, um den inneren Schmerz zu betäuben, oder dass er sich mit den Jungen in verabredeten Duellen prügele. Auch müsse er sich vor lauter Aufregung bis zu zehnmal am Tag übergeben und könne daher seit zwei Jahren nicht mehr die Schule besuchen, da ihm das Übergeben peinlich sei und er sich auch sowieso nicht konzentrieren könne. In der Klinik und auch in der Vortherapie wurde eine Borderline-Persönlichkeitsstörung (BPS) bei Kilian diagnostiziert. Sein Therapieziel bestehe darin, sich endgültig von der Partnerin trennen zu können und seinen Schulabschluss zu machen. Am Anfang der Therapie ist Kilian sehr empört und gibt seiner Freundin die Schuld am Scheitern der Beziehung. Dabei verstrickt er sich in Widersprüche, die ihm selbst nicht auffallen. Tatsächlich hatte er bereits früh in der Beziehung unzählige Affären mit anderen Mädchen, um dem Gefühl von Abhängigkeit und Ausgeliefertsein etwas entgegenzusetzen. Und trotz seiner Schuldzuweisung und starker Klagen über ihre wenig liebevolle Art mit ihm, konnte er nicht von ihr ablassen und befand, dass es kein anderes Mädchen wie sie gäbe, und nur mit ihr wisse er, wer er sei. In der Diagnostik zeigte sich eine überdurchschnittliche Intelligenz, jedoch auch starke psychopathische Züge und eine komorbide Antisoziale Persönlichkeitsstörung. Diese war jedoch ganz auf den Bereich der Gewalt gegen mögliche männliche Konkurrenten beschränkt, sodass die Therapeutin den

Schwerpunkt der Behandlung auf die Symptome der BPS legte und den folgenden Fokus setzte: Massive Ängste vor dem Verlassenwerden lösen Pseudomentalisieren aus, sodass er trotz besseren Wissens an der Beziehung festhält und immer verzweifelter versucht, die Freundin oder potenzielle Konkurrenten zu kontrollieren. Dies war begleitet von einer Entrüstung über die Verweigerung, sich seiner Kontrolle zu unterwerfen, und führte zu gewalttätigem Verhalten gegen sich oder andere in dem Versuch, wieder Kontrolle über die Situation und seine Gefühle zu gewinnen. Außerhalb dieses Kernkonfliktes zeigte sich eine Identitätsdiffusion, ein Gefühl innerer Leere und der Angst, ein »Monster« zu sein.

Die ersten Kontakte

Bereits in den ersten Kontakten fällt der Therapeutin auf, dass Kilian über sich und andere fast affektfrei spricht und sich enorm höflich verhält. Dabei passen die höfliche Art und das ständige freundliche Lächeln oft nicht zu den Inhalten des Gesprächs. Er konnte sich selbst nur widersprüchlich beschreiben als ein sehr freundlicher und höflicher Mensch, der an anderen Tagen andere stark kontrollierte und ohne Reue körperlich misshandeln konnte. Er schilderte sich als hingebungsvoller treuer Partner, der dann aber die Partnerin immer wieder mit anderen Mädchen betrog. Dabei gelang es ihm nicht, die verschiedenen Aspekte seiner Person zusammenführen. Er hatte wenig Ideen in Bezug auf seine Talente, Wünsche außerhalb der Beziehung und seine Zukunft (außer: etwas Großes zu vollbringen). Auch in seinen Wertvorstellungen schwankte er zwischen hochmoralisch und dissozialen Einstellungen (z. B. das Recht der Faust als gutes Mittel der Konfliktbewältigung). Er hing einer idealisierten Vorstellung einer Beziehung nach und war wie besessen davon, dass sich sein Wunsch nach bedingungsloser Liebe erfüllte, während die Realität der Beziehung nichts von diesem Ideal enthielt. In den Konflikten mit seiner Freundin in Bezug auf deren Kontakte mit männlichen Freunden verlor er regelmäßig die Kontrolle über sich und musste von seinen Freunden festgehalten werden, um seine Gewalttätigkeit zu begrenzen. In der Aufarbeitung der Konflikte zeigte sich dabei ein deutliches Empathiedefizit: Er sah sich selbst stets im Recht und fand, dass die anderen es nicht besser verdient hätten. Die Therapeutin entwickelte die Hypothese, dass besonders die Aufspaltung von Inhalt und Affekt (in der MBT als Pseudomentalisieren bezeichnet) dem jungen Mann dabei im Wege steht, sein Verhalten so zu reflektieren, dass er sich ändern könnte. Sein gedanklicher Prozess steckte fest wie sein Festhalten an der Wunschvorstellung einer Beziehung.

Verlauf der Therapie

Im Verlauf der Therapie zeigte sich bei Kilian, dass seine Eltern vermutlich früh darin eingeschränkt waren, sich in die kindlichen Bedürfnisse und Gefühle ihres Sohnes hineinzuversetzen. Die Therapeutin entwickelte eine Vorstellung, dass die Eltern in ihrer elterlichen Mentalisierungsfähigkeit eingeschränkt waren. Die Mutter war selbst schwer traumatisiert aufgrund einer frühkindlichen Entführung und schilderte sich als eine sehr junge Mutter, die mit dem lebhaften Kind oft überfordert gewesen sei. In den familientherapeutischen Sitzungen berichtete sie, wie sie den zweijährigen Kilian stundenlang in sein Zimmer einsperrte, wenn sie nicht mehr weiterwusste. Nachdem die Mutter dies in die Familiensitzungen eingebracht hatte, begann auch Kilian in den Einzelsitzungen über die erlebten Erziehungspraktiken zu sprechen, welche von der Therapeutin als physischer Missbrauch eingestuft wurden. Die mangelnde Fähigkeit des Vaters, sich in die Bedürfnisse eines Kleinkindes mentalisierend hineinzuversetzen, zeigte sich z. B. daran, dass Kilian bereits mit drei Jahren regelmäßig Horrorfilme mit dem Vater zusammen schaute und glaubhaft versicherte, dass er seitdem keine Angst mehr spüren könne. Im entwicklungspsychopathologischen Verständnis der Mentalisierungstheorie kann hier angenommen werden, dass bei Kilian früh eine Hemmung seiner bindungsbezogenen Mentalisierung einsetzte, da er von seinen Eltern nicht ausreichend als denkendes und fühlendes Kind affektiv gespiegelt wurde, z. B. durch das Alleingelassen-, Beschämt- und Geschlagenwerden.

Das Mentalisierungsprofil wurde als eine Überaktivierung von automatischem, kognitivem, externalem und auf andere bezogenem Mentalisieren eingeschätzt. Das automatische Mentalisieren (bzw. der Zusammenbruch des Mentalisierens) äußerte sich bei Kilian bspw., wenn er beim Anblick seiner Freundin in Gesellschaft von anderen jungen Männern sofort in den »Kampfmodus« geriet, in welchem er keine gedankliche Kontrolle mehr über sein Verhalten hatte und sich sicher war, dass sie ihn betrügt und die anderen sich über ihn lustig machen. Später legte er sich die Begründungen für sein Verhalten pseudomentalisierend und affektfrei zurecht, sodass die Therapeutin in ihren Interventionen einen Fokus auf das Affektive und das Selbsterleben setzte. Es zeigte sich, dass Kilian große Schwierigkeiten in der Akzeptanz verschiedener Gefühle hatte, wie bspw. Hilflosigkeit, Traurigkeit und Angst. Viele seiner fremd- oder selbstverletzenden Verhaltensweisen und eine stark ausgeprägte rein kognitive Betrachtung seiner Gefühle dienten der Vermeidung oder Regulation dieser für ihn besonders schwierigen Affekte, die er als eklig empfand. Er musste dauernd mit seiner Freundin konkret (z. B. im Chat) in Kontakt bleiben, um nicht von innerer Leere und seiner Angst geflutet zu werden, und rechtfertigte dies mit kulturellen Normen (»Es gehört sich so.«). Auch hatte er sehr stereotype Bilder über männliche und weibliche Rollen und Formen der Konfliktbewältigung. Hier ging es in der Therapie also um eine Flexibilisierung und Erweiterung seines Blickes sowie eine Stärkung der Reflexion verschiedener Verhaltensalternativen.

Auch wenn der Schwerpunkt des nicht-effektiven Mentalisierens bei Kilian im Bereich des Pseudomentalisierens lag, zeigten sich auch andere Formen wie der teleologische Modus (»Wenn sich der Junge trotz meines Verbots mit meiner Exfreundin trifft, dann ist dies ein klarer Beweis dafür, dass er mich nicht respektiert und mir Schaden zufügen will. Wenn Worte nicht ausreichen, dann müssen Taten sprechen.«) und psychische Äquivalenz (»Wenn ich nicht mit ihr zusammen sein kann, will ich nie wieder mit einem anderen Mädchen zusammenkommen. Es gibt nur die eine, alle anderen sind langweilig und eklig. Ohne sie ist mein Leben nichts wert, ich werde immer nur sie lieben können. Ich weiß nicht, wie ich ohne sie weiterleben soll.«).

Im Krisenplan wurde zu Beginn der Therapie herausgearbeitet, welche Verhaltensweisen von ihm selbst und anderen sein Symptomverhalten bis zum Suizidversuch eskalieren können (z. B. Alkoholkonsum) und welche Verhaltensweisen stattdessen hilfreich sein können (mit Freunden oder der Mutter sprechen). Für (emotionale) Notfälle gab die Therapeutin ihre Diensthandynummer weiter, unter der sie außer nachts für ihn erreichbar war.

Im Prozess der Therapie wird Kilians Pseudomentalisieren immer wieder herausgefordert (z. B. durch Humor oder Authentizität der Therapeutin) bei gleichzeitiger empathischer Haltung seinen Gefühlen gegenüber. So fühlte sich die Therapeutin manchmal fast gequält, wenn der junge Mann über seine vermeintliche Überlegenheit anderen gegenüber sprach (andere würden ihn unterschätzen, und dann würde er sich Respekt über seine Gewalt verschaffen). Diese innere Reaktion wurde nicht ungefiltert mitgeteilt, sondern zunächst wollte die Therapeutin verstehen, was sie so quält. Erst dann konnte sie z. B. rückmelden, dass sie sich frage, ob er die Ungereimtheiten seiner Interpretationen selbst merke. Die Therapeutin erkannte an einer anderen Stelle am Anfang der Therapie, dass sie ihre Neugierde auf Mentales nicht mehr spüren konnte, und brachte dies in die Beziehung ein, als Kilian sie fragte, warum sie nicht nachfrage, weshalb der andere Junge die Schläge »verdient« hätte.

Das konkrete Vorgehen soll an dem folgenden Textausschnitt illustriert werden.

Der Patient schildert eine Schlägerei, die für den anderen im Krankenhaus endete.

T: Wie denken Sie heute darüber? *(mentalisierungsanregende Frage)*

P: Der andere hat es 100-prozentig verdient! *(Pseudomentalisieren)*

(Schweigen)

P: Sie fragen mich gar nicht, was er gemacht hat. *(Neugier am Mentalen der Therapeutin)*

T: Ist mir eigentlich egal. *(Challenge/Herausforderung)*

P: Aber er hat mich angelogen!

T: Ich muss ehrlicherweise sagen, dass ich hier nicht mitgehen kann. Ich könnte hier nie sagen, dass er es verdient hat. *(authentische Selbstoffenbarung)*

P: Für mich schon.

T: Ja, aber deshalb habe ich vermutlich nicht nachgefragt. Ich interessiere mich schon, aber in diesem Augenblick eben war es mir plötzlich egal, weil ich die Reaktion so drastisch fand. *(authentische Selbstoffenbarung, Reflexion der eigenen Ambivalenz)*

P: Aber mit Worten hat er es nicht verstanden! Und er hat mich selbst an dem Tag noch angelogen und sich mit meiner Exfreundin getroffen. *(teleologisch)*

T: Ich verstehe dein Bedürfnis, aber ich finde es auch so schwierig, dass du so starke Kontrolle über jemand anderen ausüben musst. *(Validierung des Drangs, Markierung einer anderen Perspektive)*

P: Ja das könnte stimmen. Meine Exfreundin hatte da auch Angst vor mir, obwohl ich sie nie geschlagen habe. *(Mentalisieren)*

T: Und ich bin ganz hin- und hergerissen, da ich deine plötzliche körperliche Stärke in den Momenten auch beeindruckend finde. Wie Rocky Bilboa aus dem Film, aus der Unterlegenheit in den Sieg. *(authentische Selbstoffenbarung, Reflexion der eigenen Ambivalenz)*

P: Ich gehe vorher in Gedanken alles durch, bereite mich auf alles vor, daher bin ich so siegessicher. *(Pseudomentalisieren einer Größenphantasie)*

T: Ich dachte, dass du Angst hattest, als du zum Duell gefahren bist, oder habe ich das falsch verstanden? *(Haltung des Nicht-Wissens)*

P: Ich war nur aufgeregt, weil so viele dabei waren und er mich mit einem Schlag an die Schläfe hätte ausknocken können. *(Mentalisieren)*

T: Und dann ist bei dem Duell etwas passiert, es ist aus dem Ruder gelaufen. *(Exploration)*

P: Ja, ich sollte die Verantwortung haben, dass am Ende niemand ins Krankenhaus muss. *(Mentalisieren, Agency, Verantwortungsgefühl)*

In diesem Ausschnitt wird das typische Vorgehen in der MBT deutlich, den Prozess von Moment zu Moment zu begleiten, gleichzeitig mit den eigenen Gefühlen im Kontakt zu bleiben und diesen inneren Prozess dem anderen zur Verfügung zu stellen. Auch wird klar, dass die Therapeutin sich permanent auf die Fluktuationen der Mentalisierung einstellt und flexibel darauf reagiert und dass Mentalisieren in den Problembereichen nicht durch eine Intervention stabilisiert wird, sondern ein langer Prozess ist, der Geduld seitens der Therapeutin benötigt. Dies führt bei Kilian dazu, dass er anfängt, sich eigene Fragen zu stellen, statt pseudomentalisierende Antworten zu geben. Nachdem er zunehmend selbst-explorativer in der Therapie wurde und weniger pseudomentalisierend über sein Verhalten reflektieren konnte, stoppten seine Selbstverletzungen und auch die Verabredungen zu gewalttätigen Duellen. Er konzentrierte sich auf den Schulbesuch und wurde zum Halbjahr Klassenbester. Langsam konnte er sich auch mit der Idee anfreunden, innerlich von seiner Exfreundin abzulassen. Während einer Feier kam es jedoch zu einem Rückfall, den er in der folgenden Stunde einbrachte. Unter Nutzung der Technik des MBT-Loops wurde zunächst nach den Fakten des Ereignisses gefragt. Kilian hatte seine Exfreundin mit ihrem besten Freund gesehen. Beide sahen aus seiner Sicht sehr vergnügt aus. Im nächsten Schritt wird das mentale Erleben während der Situation exploriert: Kilian beschreibt sich während der Begegnung wie im Schock und hatte nur einen Gedanken: »Sie ist glücklich ohne mich!« Im Weiteren werden tiefergehende Reflexionen angestoßen. Kilian berichtet, dass die enge Freundschaft zu diesem Freund der erste Bruch in der vormals so glücklichen Beziehung war und er durch die Konfrontation mit den beiden schmerzlich an seinen Verlust erinnert wurde. Dann passierte aber innerlich eine Kehrtwende, und er begann, den anderen Jungen als verantwortlich anzusehen, und entwickelte Hassgefühle und das Bedürfnis, diesen zu schlagen. Dies könnte als Externalisierung seiner für ihn unerträglichen Gefühle verstanden werden, was im Konzept des Fremden Selbst beschrieben worden ist. Der weitere Schritt im MBT-Loop stößt eine Reflexion darüber an, ob sich die Gefühle seit dem Vorfall verändert haben und wie es sich anfühlt, jetzt in der Therapie darüber zu sprechen. Tatsächlich empfand Kilian erstmals Reue und ärgerte sich über sich selbst. Durch den Abgleich verschiedener Perspektiven in ihm selbst entstand eine neue Perspektive. Er verstand, dass die Traurigkeit für ihn schwer auszuhalten ist und er dann in ein Schwarz-Weiß-Denken kippt, bei dem die anderen für seine Gefühle bestraft werden. Zum Glück hatte der Vorfall keine weiteren Konsequenzen, da der andere Junge sich von ihm entfernte, bevor es zu einer körperlichen Auseinandersetzung kommen konnte.

Nach einem Jahr konnte die Therapie beendet werden. Kilian besuchte weiter die Schule und war in der Lage, sich innerlich darauf einzulassen, bis zum Abitur in der Schule zu bleiben. Er hatte eine ehrenamtliche Tätigkeit als Nachhilfelehrer angenommen, konnte gegen Ende der Therapie die Trennung von seiner Freundin beweinen und sich wieder eine neue Beziehung vorstellen.

KAPITEL 4

Psychoanalyse und Mentalisierung

> »Mentalisierung bezieht sich auf unsere Fähigkeit, mentale Zustände wie z. B. Emotionen, Gedanken oder Motive in uns selbst und bei anderen zu verstehen […]. Wenn wir erfolgreich mentalisieren, sind wir in der Lage, besser zu verstehen, was in unserer eigenen Psyche und in der Psyche der anderen Menschen vor sich geht, und wir erkennen, wie Handlungen durch Emotionen, Gedanken und Motive beeinflusst werden. Dieses Verständnis führt zu gelingenderen Interaktionen und Beziehungen. Bei einigen psychischen Störungen können Individuen in ihrer Fähigkeit zu mentalisieren beeinträchtigt sein. Dies kann zu vermehrten Missverständnissen bezüglich Emotionen, Gedanken oder Handlungen und zum Zusammenbruch von Beziehungen führen.«
>
> *(Anna Freud Centre, London)*[2]

Das Mentalisierungskonzept ist, wie wir im Folgenden zeigen wollen, erstens eine moderne Weiterentwicklung psychoanalytischer Theorie, die Ergebnisse aus relevanten Nachbarwissenschaften aufgreift. Zweitens ist Mentalisierung ein Brückenkonzept, das verschiedene Therapieansätze verbinden kann. Drittens ist mit der Mentalisierungsbasierten Therapie (MBT) ein in sich kohärentes Therapiemodell entwickelt worden, dass forschungsnah, manualisiert und empirisch gut abgesichert ist, aber über die therapeutische Beziehung und epistemisches Vertrauen bisher nur wenige Aussagen macht (da beides bis jetzt schwer operationalisierbar ist).

Für die Praxis der ambulanten psychodynamischen oder psychoanalytischen Langzeittherapie ist die Reflexion der therapeutischen Beziehung, einschließlich des epistemischen Vertrauens und der Übertragungs-Gegenübertragungsmatrix ein Kernanliegen. Auch deshalb braucht der Mentalisierungsansatz einen engen

2 https://www.annafreud.org/training/mentalization-based-treatment-adults/about-mbt/ (Übers. HK, Abruf 08.10.21).

Bezug zur psychoanalytischen Theorie und vice versa. Neben der Förderung von reflexiven Prozessen (Mentalisieren im Prozess) ist die Einbeziehung von Wiederholungen der Beziehungsmuster eine zweite Ebene der Betrachtung (Inhalte, z. B. Konflikte). Dies gilt für das Einzel- und das Gruppensetting (Fonagy et al., 2017c).

Schließlich lässt sich, viertens, die von uns vorgeschlagene Perspektive gut mit einem von Fonagy und Allison entwickelten Paradigmenwechsel vereinbaren (Fonagy & Allison, 2014; vgl. Kirsch et al., 2016). Fonagy und Allison schlagen vor, Psychotherapie als dreifaches Kommunikationssystem zu verstehen (Fonagy & Allison, 2014). Auf der Basis allgemeiner Wirkfaktoren (z. B. Kohärenz der Therapietheorie, Gestaltung der therapeutischen Beziehung) regen mentalisierungsfördernde Interventionen Reflexionsprozesse an und ermöglichen Denken als Probehandeln oder als Puffer zwischen (drängendem) Affekt und (erfolgreicher) sozialer Interaktion. Dadurch entsteht eine größere Öffnungsbereitschaft für soziale Interaktionen (soziales Lernen) innerhalb der Therapie wie auch zwischen den Therapiesitzungen.

Gegenwartspsychoanalyse

Das besondere Merkmal der psychoanalytischen Theorie ist die Aufmerksamkeit, die sie unbewussten psychischen Prozessen und Motivationskräften widmet, um komplexe und häufig paradoxe menschliche Verhaltensweisen zu erklären. Altmeyer und Thomä gehen davon aus: *»[…] dass das Mentalisierungskonzept, das interessanteste, umfassendste und einflussreichste Theorieprojekt der Gegenwartspsychoanalyse [ist], entwicklungspsychologisch wie in der therapeutischen Anwendung mit einem relationalen Modell der Psyche arbeitet, das auf dem besten Weg ist, zum ›common ground‹ des psychoanalytischen Pluralismus zu werden«* (Altmeyer & Thomä, 2016, S. II). So wird das Mentalisierungskonzept als Teil der psychoanalytischen Denktradition verstanden und im Pluralismus der Modelle der Gegenwartspsychoanalyse eingeordnet (Fonagy & Target, 2006, S. 410). Fonagy und Target positionieren hier den Mentalisierungsansatz eindeutig auf dem Fundament der Psychoanalyse, insbesondere mit Bezug auf:

- die biologische Natur des Menschen, die als Antriebskraft hinter der psychischen Anpassung steht;
- komplexe unbewusste psychische Prozesse, die für den *Inhalt* des bewussten Denkens und für unser Verhalten verantwortlich sind. Unbewusste Phantasien motivieren und determinieren unser Verhalten, die Affektregulierung und die Fähigkeit, sich in einer komplexen sozialen Welt zurechtzufinden;

- konstitutionelle und frühe Umwelt- und Interaktionserfahrungen, die am Aufbau von Selbstregulierungsprozessen beteiligt sind;
- den Aufbau repräsentationaler, innerpsychischer Strukturen auf der Basis von Trieb-Affekt-Motiven und interpersonalen Erfahrungen. Diese Repräsentanzen erzeugen Erwartungen in Hinsicht auf andere Menschen, sie determinieren die Selbst- und Objektrepräsentanzen und lassen die Innere Welt entstehen;
- unbewusste Wünsche, die durch eine entwicklungsabhängige Hierarchie von Abwehrmechanismen modifiziert werden;
- Symptome, die unterschiedliche Bedeutungen haben können und die inneren Repräsentationen einschließlich der Beziehungserfahrungen widerspiegeln;
- die therapeutische Beziehung, die im Zentrum der Therapie steht. Sie gewährt einen Einblick in die unbewussten Prozesse (modifiziert nach Fonagy & Target, 2006, S. 19–21).

Bei der Entwicklung des Mentalisierungsmodells greifen Fonagy und Kollegen auf wichtige psychoanalytische Konzepte und Autoren zurück und entwickeln sie weiter. Erwähnt seien hier z. B. Spitz, welcher schon früh der Mutter-Kind-Interaktion eine herausragende Bedeutung zuschrieb (Spitz, 1946 [1969]), gefolgt von Bowlby und der ersten und zweiten Generation der Bindungstheorie und -forschung (Bowlby, 1969; Bowlby, 1972; Bowlby, 1980; vgl. Mertens, 2012). Eine besondere Bedeutung für die kindliche Entwicklung spielt der Affekt. Der emotionale Ausdruck der Bezugsperson erfüllt eine tröstende oder haltende containende Funktion, die die Herstellung des emotionalen Gleichgewichts unterstützt. Winnicott kommt das Verdienst zu, die Bedeutung des mütterlichen Spiegelns für die Entwicklung eines Selbstgefühls und der Selbstregulation formuliert zu haben (Winnicott, 1962). Das psychische Selbst taucht auf, wenn sich das Kind als denkendes und fühlendes Wesen in der Psyche einer anderen Person wahrnehmen kann.

Für Loewald ist die gesamte psychische Aktivität relational (interaktional und intersubjektiv) (Loewald, 1973 [1986]). Als basaler psychischer Prozess gilt die Verinnerlichung, also das soziale Lernen, welches die Entwicklung vorantreibt. Sandler führt die Repräsentanzen und inneren Arbeitsmodelle in die psychoanalytische Theorie ein – zeitlich bevor Bowlby sie weiter ausarbeitete (Sandler, 1960 [1964]). Beide gehen davon aus, dass Beziehungsrepräsentationen im Wesentlichen aus Erwartungen bestehen. Ebenso sehen Joffe und Sandler in der repräsentationalen Welt einen Bezugsrahmen, in dessen Mittelpunkt die Repräsentation von Gefühlszuständen und Werten steht (Joffe & Sandler, 1967).

Für Wilfred Bion ermöglicht die Containment-Funktion des Denkens, Versagungen auszuhalten (Bion, 1962 [1990]). Über die Alpha-Funktion wird die Symbolisierungsfähigkeit erworben, und es erfolgt eine Transformation innerer, konkretistisch wahrgenommener (Beta-)Vorgänge in erträgliche Erfahrungen (Lecours & Bouchard, 1997, S. 858). Mentzos vergleicht Bions Konzept mit der markierten Affektspiegelung im Mentalisierungsansatz und kommt zu dem Schluss, beide meinten etwas Ähnliches, jedoch sei der Mentalisierungsansatz in seiner Terminologie und Begründung durch Forschung überzeugender und präziser (Mentzos, 2017, S. 61). Auch Fonagy und Target betonen die enge Verbindung des Mentalisierungsansatzes zu Bions Containment (Fonagy & Target, 2006). Die Konzeptualisierung von Feinfühligkeit habe vieles gemeinsam mit Bions Verständnis der Containing-Funktion (Bions, 1962 [1990]). Fehle die markierte Affektspiegelung, finde kein Containment statt, sondern es erfolge eine kumulative Traumatisierung. Die Spiegelung werde dabei mit einem Affektausdruck kombiniert, der mit den Gefühlen des Säuglings unvereinbar sei. Symbolisierung hilft, die Befriedigung drängender Bedürfnisse aufzuschieben und starke Emotionen zu modulieren, und dient damit der Anpassung. Wie sich Symbolisierung, Containment (Bion) und Mentalisierung (Arbeitsgruppe um Fonagy) zueinander verhalten, wird von Lecours und Bouchards ausführlich und differenziert beschrieben (Lecours & Bouchard, 1997).

Mentalisierung als psychische Transformation

Im Rahmen der psychoanalytischen Theoriebildung waren französische Psychoanalytiker die Ersten, die mit einem Mentalisierungsbegriff arbeiteten. Um psychosomatische Störungen und die phantasiearme, konkretistische Art des Denkens zu verstehen (vgl. Alexithymie), führten französische Psychoanalytiker den Begriff »Mentalisation« bereits in den 1960er Jahren in die Psychoanalyse ein (Fain & David, 1963; Fain & Marty, 1964; Luquet, 1981; Marty, 1990).

Sie beschreiben dabei differenziert Transformationsprozesse körperlicher Trieb-Affekt-Erregungen in symbolisierte mentale Inhalte. Lecours und Bouchard legen, ausgehend von Freud, diese Transformation körperlicher (somatischer und motorischer) Vorgänge in psychisches Erleben dar (Lecours & Bouchard, 1997; Freud, 1911). Auch Allen und Kollegen sehen den Mentalisierungsansatz bereits bei Freud angelegt, auch wenn er den Begriff Mentalisierung nicht explizit verwendet habe (Allen et al., 2011, S. 29).

Die beiden Psychoanalytiker Lecours und Bouchard aus Montreal (Kanada) verbinden damit die englischsprachige (z. B. Bion, Winnicott) mit der französischen

Denktradition in der Psychoanalyse und ordnen den Mentalisierungsbegriff in die Metapsychologie Freuds ein (Lecours & Bouchard, 1997).

»Mental*isieren* bedeutet etwas Nicht-Mentales in etwas Mentales umzuwandeln. Somit entspricht die OED-Definition [Oxford English Dictionary, Anm. HK] von Mentalisieren als *Zuschreibung einer mentalen Qualität oder als mentales Kultivieren* einem grundlegend freudianischen Konzept« (Allen et al., 2011, S. 30, Hervorhebungen im Original).

Der Prozess der Mentalisierung bezieht sich hier auf eine vorbewusste Ich-Funktion, Körpererregungen in innerpsychische Repräsentationen zu transformieren. Eine psychische Transformation ist notwendig, um die frühen rohen, konkreten, un-mentalisierten Erfahrungen zu verarbeiten, bevor Verdrängung/Abwehr stattfindet. Dies beinhalte die Bindung von Energie und Verbindung von Vorstellungen im Übergang vom Primärprozess zum Sekundärprozess. Zuvor frei fließende (Trieb-)Energie bindet sich durch eine Niveauerhöhung des Besetzungsvorganges in eine psychische Energie und ermöglicht die psychische Verarbeitung oder Repräsentation (Fonagy et al., 2004, S. 36). Das impliziert, dass das symbolische und verdrängte Unbewusste nicht als präformiert, sondern als notwendigerweise zuvor mentalisiert gesehen werden kann.

Aus Sicht der Autoren meint Mentalisieren also einen kontinuierlichen, niemals endenden Transformationsprozess psychischer Inhalte durch die Organisation von Repräsentationen. Dies erlaubt den Aufbau psychischer Strukturen zunehmender Komplexität hin zu Symbolisierung und Abstraktion.

Mentalisierung, Repräsentation und Symbolisierung

> »We think mentalisation is a concept that is both generic and more precise in its description of this transformation process.«
>
> *(Lecours & Bouchard, 1997, S. 857)*

Folgt man den beiden Autoren, so ist Mentalisierung ein übergeordnetes Konzept, das die Prozesse der Repräsentation, der Alpha-Funktion und der Symbolisierung umfasst. Mentalisierung geschieht durch Assoziationen körperlicher und sensorischer Empfindungen mit psychischen Vorstellungen und der Bildung von Repräsentanzen sowie einer zunehmenden Strukturierung dieser Repräsentanzen. Die Prozesse der Repräsentation, Symbolisierung und Mentalisierung werden oft synonym verwandt, Lecours und Bouchard unterscheiden jedoch spezifische Funktionen (Lecours & Bouchard, 1997):

Repräsentation meine den Prozess der Ausarbeitung und des Gebrauchs stabiler Vorstellungen von einem Gegenstand anstatt des Gegenstandes selbst. Das Erschaffen von Repräsentationen verbinde basale Erfahrungen mit Bildern und Worten.

Die *Symbolisierungsfunktion* baue darauf auf, verknüpfe die mentalen Repräsentationen und führe zu einer psychischen imaginativen Nutzung der Repräsentationen (z. B. durch Annahme von Motiven und Intentionen für Handlungen) anstelle und im Gegensatz zum konkreten Umgang mit unmittelbaren Erfahrungen. Symbolisierung verbinde Repräsentanzen und gelte als der zweite Baustein von Mentalisierung (Lecours & Bouchard, 1997, S. 858).

Dabei unterstreichen die Autoren die grundlegende Bedeutung, die das Mentalisieren für die Tolerierung und Regulation von Affekten besitzt, und bezeichnen es als »Immunsystem der Psyche« (Lecours & Bouchard, 1997, S. 857). Mentalisierung absorbiert Stress aus inneren und äußeren Stressoren durch eine nie endende psychische Verarbeitung der körperlichen Erregung und Umwandlung in psychische Inhalte und Repräsentanzen.

> »Mentalisation is a slow and progressive process, perhaps the venture of a lifetime.«
>
> *(Lecours & Bouchard, 1997, 865)*

Nach dem Modell von Luquet geschieht die Transformation auf verschiedenen Ebenen:

1. Im primärprozesshaften Denken werden basale sensorische Erfahrungen mit affektaufgeladenen Bildern assoziativ verbunden (z. B. im Äquivalenzmodus, Innen gleich Außen, Ding gleich Repräsentation).
2. In vorbewussten Denkprozessen: Mit zunehmender Symbolisierung und Verknüpfung von Symbolen zu Repräsentationsstrukturen geschieht ein Übergang von primärprozesshaftem Denken (schafft Kreativität in den Assoziationen) zu sekundärprozesshaftem Denken (Metakognitionen, Assoziationen werden zu Wörtern und Sprache verbunden).
3. Mentalisierung meint hier: bewusstes, reflektierendes Denken (im Sinne des kontrollierten, expliziten Mentalisierens). Innere Erfahrungen werden transformiert entlang der Gesetze von Diskurs und Syntax (sekundärprozesshaft, logisch), angepasst an soziale Kommunikation und für andere verständlich (Luquet, 1987, zitiert nach Lecours & Bouchard, 1997, S. 858).

Mentalisierung bezieht sich ebenfalls auf verschiedene Ausdrucks- und Organisationsebenen des Repräsentationssystems (Lecours & Bouchard, 1997, S. 860).

Die Ausdrucksebenen:

- Somatischer Modus: Affekte werden viszeral über physiologische Sensationen ausgedrückt, z. B. funktionale Störungen, Schmerzen oder somatische Läsionen.
- Motorischer Modus: Ausdruck durch Verhalten (acting out), willkürliche Aktivität der Muskulatur als Hauptkanal.
- Ausdruck durch Bildersprache: Gegenstandsrepräsentationen und Primärprozess dominieren, psychische Inhalte werden in Bildern, Träumen, Phantasien, Metaphern ausgedrückt.
- Verbaler Modus: Ausdruck durch Worte, Repräsentationen (Sekundärprozess).

In Tabelle 4-1 werden die Organisationsebenen des Repräsentationssystems (Lecours & Bouchard, 1997, S. 857; modifiziert nach Allen et al., 2011, S. 31) dargestellt.

Mit zunehmender Mentalisierung wird der Affekt besser toleriert, weniger intensiv erlebt und ermöglicht reflexive Aktivität. Darin stimmen die aktuellen anglo-amerikanischen Publikationen mit den franco-kanadischen Psychoanalytikern überein. Die komplexe Zuordnung zu Transformationsebenen, verschiedenen Ausdrucks- und Organisationsebenen hat sich in der Literatur jedoch nicht durchgesetzt. Einzelne Aspekte finden sich aber in der Reflecting Functioning Scale (RF-Skala; Fonagy et al., 1998) zur Beschreibung von Mentalisierungsniveaus wieder, haben Überschneidungen mit der Beschreibung der Strukturebene (vgl. OPD-2) oder dienen zur Erklärung psychosomatischer Störungen (»Somatischer Modus«; Schultz-Venrath, 2021). Was in der aktuellen Begriffsverwendung mit Mentalisieren bezeichnet wird, ist nur eine Teilmenge des gesamten Prozesses, den die Franzosen mit Mentalisation bezeichnet haben.

Fazit

Mentalisierung umfasst eine Gruppe basaler psychischer Prozesse, einschließlich der Repräsentation und Symbolisierung, welche zu einer Umwandlung von Trieb-Affekt-Erfahrungen in psychische Phänomene und Strukturen führen. Effektives und nicht-effektives Mentalisieren hängt auch mit dem Aufbau des Repräsentationssystems zusammen. Eine Rückanbindung des Mentalisierungsbegriffs an die psychoanalytische Theoriebildung erscheint daher sinnvoll.

Tab. 4-1: Organisationsebenen des Repräsentationssystems, modifiziert nach Allen et al., 2011, S. 31

Repräsentationsebene	Beispiele
Disruptive Impulsaktivität,* Trieb-Affekt-Erfahrungen werden weder toleriert noch contained, Beta-Elemente ohne Bearbeitung durch Alpha-Funktion (»Kurzschluss« der psychischen Verarbeitung).	Nicht auszuhaltender Aktionsdrang, gewalttätiges Verhalten, acting out, Selbstverletzung, plötzliche Kopfschmerzen (Somatisierung).
Modulierte Impulsaktivität, Affektäußerungen, die ein wenig besser verarbeitet und adaptiver sind.	Unerklärliche Tränenausbrüche oder die Phantasie, jemanden zu schlagen.
Externalisierung: mentale Repräsentation eines Wunsches oder Affektzustandes, der gleichzeitig durch Projektion oder Zuschreibung partiell nach außen verlagert wird (z. B. Externalisierung eines Fremden Selbst).	Die Begründung von Wut mit der Provokation durch einen anderen; die pauschale Behauptung, dass in einer bestimmten Situation jeder genauso empfinden würde.
Aneignung oder psychische Inbesitznahme: umfassende Anerkennung der eigenen Wünsche und Affekte als subjektive und tolerierbare Erfahrungen.	Identifizierung und Benennung spezifischer emotionaler Zustände, z. B. Zurückführung von physiologischem Arousal auf Angst.
Bedeutungsassoziationen: komplexe, verbale Repräsentationen, die dem mentalen Erleben Tiefe verleihen (z. B. mentalisierte Affektivität).	Einsicht, Reflexion, die mit authentischer Emotion einhergeht und dem Patienten eine neue Perspektive erschließt.

* Inhalte des Trieb-Affekt-Impulses können entweder abgewehrt (also vorher symbolisiert, dann abgewehrt) oder noch gar nicht symbolisiert sein, im Sinne von un-mentalisierten und un-repräsentierten, rohen sensorischen Erfahrungen.

Affektregulierung, Repräsentation und intrapsychische Konflikte

Freuds Annahmen über Affekte und deren Regulation veränderten sich über die Zeit. In einer ersten Phase (bis ca. 1897) sind es in traumatischen Situationen entstandene und in ihrer Abfuhr blockierte Affektbeträge, die für die Symptome verantwortlich sind. »Die Blockierung der Abfuhr führt zur Konversion der im Affekt enthaltenen Energie in hysterische Symptome« (Dornes, 1992, S. 133). Affekte werden dann, zweitens (1897–1923), neben den Vorstellungen und Phantasien als die psychische Manifestation der Triebe gesehen. Affekte haben hier ihren Ursprung im Es. Wird die Triebabfuhr gehemmt, z. B. durch Erziehung, Gesellschaft oder Kultur, bilden sich Affekte. Schließlich (Freud, 1926) gewinnen Affekte Signal- und Anpassungsfunktion und unterliegen zu einem gewissen Grad der Steuerung durch das Ich. Spätere Entwicklungen in der psychoanalytischen Theoriebildung haben der Affektregulierung (als vorbewusste Ich-Funktion) eine zunehmende Bedeutung zugewiesen. Das Mentalisierungsmodell ist dabei gut vereinbar mit dem Modell einer entwicklungspsychologisch erworbenen Fähigkeit zur Affektregulation als Ich-Funktion. Die körpernahen Trieb-Affekt-Erfahrungen werden entwicklungsabhängig und durch Beziehungserfahrungen (z. B. abhängig von Bindungssicherheit, markierter Affektspiegelung oder Containment) psychisch repräsentiert und ermöglichen eine zunehmende Selbststeuerung (Fonagy et al., 2004).

Eine zentrale Gemeinsamkeit psychoanalytischer Modelle mit dem Mentalisierungsansatz ist die Betonung mentaler Beziehungsrepräsentanzen im Selbst und damit der Einfluss, den die Umwelt auf das Individuum ausübt. Diese repräsentationalen Strukturen bewahren die Entwicklungserfahrungen auf und vermitteln sie. Kinder wandeln frühe Interaktionen mit primären Bezugspersonen in kognitiv-affektive Schemata des Selbst und der anderen um. Gleichzeitig sind die Repräsentationen geprägt durch Triebaffekt geleitete Motive, z. B. Wünsche oder Erwartungen (Fonagy & Target, 2006). Die Affektverarbeitung erfolgt überwiegend automatisch, außerhalb des Bewusstseins. Die unbewusste Verarbeitung unterscheidet sich dabei qualitativ von ihrer bewussten Verarbeitung. Die Annahme einer Motivation durch unbewusste Affekte geht von verschiedenen, voneinander unabhängigen Verarbeitungseinheiten aus (neuronale Netzwerke), die manchmal kooperativ manchmal rivalisierend (konflikthaft) nebeneinander operieren und bewusste wie unbewusste Entscheidungen beeinflussen. Die Tatsache, dass individuelle mentale Zustände von jeweils unabhängigen Schaltkreisen erzeugt werden, bedeutet, dass diese Zustände auch miteinander in Konflikt geraten können (z. B. können positive und negative Affekte gleichzeitig aktiviert werden). Innere Konflikte sind also emergente Eigenschaften des menschlichen Gehirns. Die Anforderungen, die das Ich bewältigen muss, sind dabei sowohl äußerlicher (kontextabhängiger) als auch innerer (emotionaler und motivationaler) Natur (Fonagy & Target, 2006, S. 413).

Innere Arbeitsmodelle und Repräsentanzen entsprechen daher nicht einer konsensuellen Realität, sondern sie sind individuell, durch Konstitution, Abwehrmechanismen und Triebstrebungen verzerrt. Die Entwicklung kognitiv-emotionaler Strukturen, die Inkompatibilitäten in der Verarbeitung emotionaler Informationen bewältigen, ist also ein zentrales Entwicklungsziel in Psychotherapien.

4.1 Mentalisierung und ihr Einfluss auf die psychoanalytische Theorie und Praxis

Die Anfänge: Das Nachdenken über Motive gewinnt an Bedeutung

In der Literatur werden mehrere Ausgangspunkte für die Entwicklung des Mentalisierungsansatzes vorgeschlagen, dabei ist der Gründungsmythos noch an vielen Stellen offen. Erstmals erwähnt wird Mentalisieren im Oxford English Dictionary (OED) im Jahr 1906 als: 1. im Geiste konstruieren oder imaginieren, sich vorstellen, eine psychische Qualität zuschreiben; 2. mental entwickeln oder kultivieren, einen anderen zum Denken anregen (Allen et al., 2011, S. 23).

Für Fonagy und Target regte eine empirische Untersuchung zur Sicherheit der frühkindlichen Bindung Anfang der 1990er Jahre die intensivere Auseinandersetzung mit dem Thema Mentalisieren an (Fonagy & Target, 2006). Bindungssicherheit konnte in einem größeren Maß vorausgesagt werden durch die Fähigkeit der Mutter, ihre kindlichen Beziehungen zu den eigenen Eltern zu reflektieren (Fonagy et al., 1991). »*Wir haben den Prozess zu identifizieren versucht, durch den das Verstehen des Selbst als mentaler Urheber aus interpersonellen Erfahrungen und insbesondere aus den primären Objektbeziehungen hervorgeht [...]*« (Fonagy & Target, 2006, S. 364).

Allen hingegen beschreibt die Entwicklung des Mentalisierungsmodells in drei Wellen: zunächst die Beschreibung der Mentalisierungsbeeinträchtigungen als Kernproblem des Autismus, darauffolgend die sozialen und traumabedingten Mentalisierungsstörungen bei Borderline-Patienten und schließlich die Ausweitung auf andere Störungen und verschiedene Behandlungsverfahren (Allen et al., 2011, S. 15).

Die Entwicklung und zunehmende Verbreitung des Mentalisierungsansatzes lassen sich ebenso entlang von drei Paradigmenwechseln darstellen.

Erster Paradigmenwechsel: Veränderter Blick auf die Kindheit – Bindungstheorie und Kleinkindforschung

Die ersten Publikationen zum Thema Mentalisierung (1989–1997) stehen in engem Zusammenhang mit der Bindungstheorie und einer Rekonstruktion der kindlichen Entwicklung durch die moderne Kleinkindforschung (vgl. Stern, 1985 [1992]). Als Stichwort kann der Titel *Der kompetente Säugling* von Martin Dornes gelten (Dornes, 1992). Dornes referiert Ergebnisse der modernen Säuglings- und Kleinkindbeobachtung und stellt sie in den Zusammenhang mit der psychoanalytischen Theoriebildung (Dornes, 1992; Dornes, 1997; Dornes, 2000). Bis dahin galt der Säugling überwiegend als passiv und seinen Triebbedürfnissen ausgeliefert. Aus Sicht der empirischen Säuglings- und Kleinkindforschung ist der Säugling jedoch initiativ, drückt verschiedene Emotionen aus, ist sozial kompetent und nimmt seine Umwelt aktiv wahr. Er sucht nach Umweltreizen und kann verschiedene Sinnesreize miteinander in Beziehung setzen.

Die zentrale Bedeutung der Entwicklungspsychologie für die Mentalisierungstheorie

Spätestens seit der Gründung der »Jackson Day Nursery« 1937 in Wien durch Anna Freud und Dorothy T. Burlingham wurden die Beobachtungen von Kleinkindern systematisch dokumentiert (Wininger et al., 2013). Dies wurde z. B. durch René Spitz, Margaret Mahler und viele andere zu einer psychoanalytischen Forschungstradition weiterentwickelt. Filmische Dokumentationen, ethnografische Beobachtungen, Fallverlaufsanalysen oder Interviews bildeten einen methodischen Kanon, um eine Theorie frühkindlicher Entwicklung durch Primärdaten aufzustellen. Kaum eine andere Disziplin hat über einen so langen Zeitraum eine vergleichbare Dichte an Publikationen zur frühen Entwicklung von Kindern hervorgebracht wie die Psychoanalyse (Wininger et al., 2013, S. 9). Die Arbeiten von Fonagy und Kollegen fügen sich in die alte Tradition der entwicklungspsychologischen Theorie und Forschung innerhalb der Psychoanalyse ein.

Bindung ist kein Selbstzweck, sondern ermöglicht die Entwicklung eines Repräsentationssystems (Taubner, 2015; Fonagy et al., 2004, S. 10). Fonagy und Kollegen haben Mentalisieren als Scharnier für ihre Synthese von Psychoanalyse und Bindungstheorie benutzt und die Behandlung in der Entwicklungspsychologie verankert (Allen et al., 2011, S. 33). Die Evolutionsfunktion früher Objektbeziehungen besteht darin, für das Kleinkind eine Umwelt zu gewährleisten, in der sich das Verstehen eigener mentaler Zustände sowie der inneren Verfassung anderer Menschen gefahrlos entwickeln kann (Fonagy & Target, 2006, S. 366). Bowlby betont die große Bedeutung der Sicherheit (Sensibilität und Berechenbarkeit) in den frühen Beziehungen (Bowlby, 1969; Bowlby, 1972; Bowlby, 1980). Die Internalisierung interpersonaler Beziehungen (innere Arbeitsmodelle) ist gut mit der Objektbeziehungstheorie vereinbar. Bowlby zufolge konstruiert das Kind Erwartungen in Bezug auf das Verhalten der Bezugsperson sowie hinsichtlich des eigenen Verhaltens (Fonagy & Target, 2006, S. 53). Die Bindungstheorie hat sich jedoch weiterentwickelt. Mertens etwa versteht den Mentalisierungsansatz als zeitgenössische Bindungstheorie (Mertens, 2012). Der Mentalisierungsansatz greift ebenso Ergebnisse aus Nachbarwissenschaften auf (z. B. soziales Lernen und epistemisches Vertrauen; Kirsch et al., 2016) und bildete ein intersubjektives

Modell der Entwicklung des Selbst und seiner Repräsentanzen aus. Inhaltliche Schwerpunkte der frühen Publikationen der Arbeitsgruppe um Peter Fonagy sind die Themen Bindung und Repräsentation (Fonagy et al., 1991; Fonagy, 1991; Fonagy et al., 1992; Fonagy et al., 1993; Fonagy, 1995; Fonagy & Target, 1996a; Fonagy & Target, 1996b; Fonagy et al., 1998). Erste klinische Beiträge beschäftigten sich mit den Einschränkungen der Mentalisierung bei Borderline-Störungen (Fonagy, 1989; Fonagy, 1991).

Gegen Ende der 1990er und zu Beginn der 2000er Jahre finden sich die ersten deutschsprachigen Veröffentlichungen in psychoanalytischen Fachzeitschriften oder als Übersetzungen englischer Publikationen (Fonagy, 1998; Fonagy & Target, 2002; Fonagy, 2003a; Fonagy & Target, 2003; Fonagy et al., 2004; Dornes, 2004; Köhler, 2004; Fonagy & Target, 2006). Damit wurden die entwicklungspsychologischen Grundlagen einer Mentalisierungstheorie gelegt. In den Jahren danach beginnt eine breite Rezeption des Modells in Publikationen,[3] auf Tagungen,[4] in Fortbildungen oder durch die Gründung von Netzwerken.[5]

Zweiter Paradigmenwechsel: Mentalisierung und Psychotherapieforschung

Ausgehend von den mehrfach replizierten Forschungsergebnissen (z. B. Wampold et al., 2018), dass die Therapieschulen und ihre jeweilige Technik nur einen kleineren Teil der Varianz der Psychotherapieergebnisse voraussagen können, geraten die therapeutische Beziehung und andere Aspekte der Behandlung in den Vordergrund. Fonagy und Allison liefern mit ihrem Modell der *Psychotherapie als dreifaches Kommunikationssystem* einen Beitrag in dieser Diskussion (Fonagy & Allison, 2014).

Hier wird die Psychoanalyse einem empirischen Stresstest unterzogen und muss sich kritischen Fragen nach ihren Wirkfaktoren stellen. Sie schneidet dabei gar nicht so schlecht ab (z. B. in der Betonung der Bedeutung der therapeutischen Beziehung), muss sich aber unter dem Einfluss der Nachbarwissenschaften verändern (s. Kap. 1).

Diese neue Perspektive sieht die Verbesserung der Mentalisierungsfähigkeit als zentralen Schlüssel für den therapeutischen Prozess an: »*Wir behaupten kühn, dass das Mentalisieren – die aufmerksame Beachtung und Reflexion des eigenen psy-*

3 Amazon listete im Oktober 2021 bereits 82 (deutschsprachige) Bücher zum Thema auf, einschlägige Literaturdatenbanken kommen auf mehr als 2481 Artikel in Fachjournals.

4 Z. B. als Thema in den Lindauer Psychotherapiewochen 2015: »Das verkörperte Selbst und die Mentalisierung«.

5 Z. B. www.mentalisierung.net, www.mented.de, www.mentalisieren.net.

chischen Zustands und der psychischen Verfassung anderer Menschen – der grundlegende gemeinsame Faktor psychotherapeutischer Behandlungen ist […].« (Allen et al., 2011, S. 21). In dieser Perspektive vermittelt die jeweilige Therapietheorie mit ihren kohärenten Erklärungsmodellen Vertrauen, Hoffnung und Sicherheit. Die gezielte Förderung von Mentalisieren, also die systematische Förderung von Reflexion, Bedeutungszuschreibung und Affektfokussierung führt zur Wiederherstellung von sozialem Lernen und Veränderungen außerhalb der Therapiesitzungen (s. a. Kap. 2.7).

Dritter Paradigmenwechsel: Mentalisieren als anthropologische Grundkonstante

> »Das menschliche Denken ist eine individuelle Improvisation, die in eine soziokulturelle Matrix verwoben ist.«
> *(Tomasello, 2014, S. 13)*

Die klassische psychoanalytische Sichtweise hat das intrapsychische Erleben des Individuums sehr betont und sich relativ wenig für die reale Welt interessiert, innerhalb der das intrapsychische Erleben sich entwickelt. Man hat stillschweigend angenommen, dass die Entwicklungsstufen der Triebe wichtiger seien als die Bedeutung der realen Umwelt. Dabei weisen viele neuere Theorien darauf hin, dass dem tatsächlichen Verhalten der Bezugspersonen und dem soziokulturellen Kontext eine zentrale Bedeutung zugeschrieben werden kann. Bedenkt man die bedeutende Rolle, die kulturelle Faktoren für die Entwicklung des Selbst spielen, liege *»der Verdacht nahe, dass Psychoanalytiker ihre eigene Verwurzelung in der westlichen Kultur ignoriert haben«* (Fonagy & Target, 2006, S. 32). Auch das individuierte Selbst, das im Zentrum der meisten psychoanalytischen Formulierungen steht, ist in seiner Orientierung spezifisch abendländisch, im Gegensatz zum relationalen Selbst, das insbesondere von nicht-westlichen Kulturen repräsentiert wird (Otto & Keller, 2014; Keller, 2019). Charakteristisch für dieses relationale Selbst sind z. B. durchlässigere und beweglichere Selbst-Objekt-Grenzen oder eine Betonung der sozialen Kontrolle.

Dabei ist eine Auseinandersetzung mit dem soziokulturellen Umfeld innerhalb der Psychoanalyse keinesfalls neu.[6] Neu jedoch ist der Bezug psychoanalytischer Theoriebildung auf Befunde aus der Anthropologie (z. B. Tomasello) oder den

6 Der Begriff des »sozialen Ortes« wurde bereits in den 1920er Jahren von dem psychoanalytischen Pädagogen Siegfried Bernfeld eingeführt (Bernfeld, 1925 [1994]). Für ihn stand dieser Begriff für die historische und soziale Determiniertheit von menschlichem Handeln.

Kognitionswissenschaften, hier z. B. zur Theorie des Geistes (Theory of Mind). Die Theory of Mind beginnt mit der Fragestellung, ob Schimpansen als nächste Verwandte eine Theorie des Denkens besitzen und ob sie sich darin vom Menschen unterscheiden (Premack & Woodruff, 1978; Schlicht, 2018). *»Theory of Mind ist der Versuch, zu verstehen, was Andere denken, wissen, glauben, wollen, planen oder mögen. Theory of Mind bezeichnet also den Prozess, die mentalen Zustände Anderer zu erschließen und über diese nachzudenken«* (Böckler-Raettig, 2019, S. 11). Die Theory of Mind (ToM) beschäftigt sich mit der Frage, wie die Absichten der anderen durchschaut werden. Gleichzeitig erlaubt sie, sich die eigenen Zustände zu vergegenwärtigen, z. B. mental auf Zeitreise zu gehen – eine spezifisch menschliche Fähigkeit, sich nicht-aktuelle Bedürfnisse zu vergegenwärtigen und diese bei der Handlungsplanung wirksam werden zu lassen (Bischof-Köhler, 2011, S. 381).

Die Begriffe Theory of Mind (ToM) und Mentalisierung werden dabei häufig synonym verwendet (Böckler-Raettig, 2019; Förstl, 2012; Schlicht, 2018). Allen und Kollegen sowie Taubner sehen die Theory of Mind als konzeptionellen Bezugsrahmen des Mentalisierungsmodells, innerhalb dessen das Verhalten alltagspsychologisch auf mentale Zustände zurückgeführt wird (Allen et al., 2011; Taubner, 2015).

Die Mentalisierungstheorie stellt jedoch eine Erweiterung und Kritik der bisherigen ToM-Forschung dar, die als mechanistisch und biologisch verkürzt kritisiert wird. Die ToM mit ihrem Paradigma der falschen Überzeugung (Wimmer & Perner, 1983) werde als zu eng gefasst gesehen, weil es die relationalen und affektregulierenden Aspekte der Verhaltensinterpretation auf der Grundlage mentaler Zustände nicht erfasst. Die Mentalisierungstheorie greift dagegen einen sozialinteraktionistischen Ansatz auf und erweitert diesen um die Perspektive des Entwicklungskontextes (Taubner, 2015, S. 21).

Das Verständnis für Psychisches entsteht, wenn die Bezugspersonen das Kind als eigenständiges psychisches Wesen mit eigenen Intentionen, Gefühlen und Motiven wahrnehmen (mentalisieren). Damit gilt die Mentalisierungstheorie als ein integrierendes Brückenkonzept, das Theory of Mind, Bindungstheorie und die psychoanalytische Vorstellung von Symbolisierung verbindet (Choi-Kain & Gunderson, 2008).

Fonagy und Kollegen knüpfen auch an zentrale entwicklungspsychologische Erkenntnisse der Untersuchungen Tomasellos an (Fonagy et al., 2004). Dies tun auch Vertreter der Gegenwartspsychoanalyse (Altmeyer & Thomä, 2016; Buchholz, 2006) und der dritten Generation der Kritischen Theorie wie A. Honneth und J. Habermas (Brauner, 2018, S. 94).

> »Angesichts der von Honneth und Habermas hervorgehobenen ›These gemeinsamer Intentionalität‹, die nach Tomasello den Ausgangspunkt des Menschen beschreibt, wird die Nähe zur […] Mentalisierungstheorie mehr als offensichtlich: Der Frühmensch hat sich […] an dem Punkt der Evolution auf einzigartige Weise entwickelt, an dem er anfing, die Intentionen anderer verstehen zu wollen, anders ausgedrückt: an dem er zu mentalisieren begann.«
> *(Brauner, 2018, S. 95)*

Tomasello als Vertreter der evolutionären Anthropologie beschäftigte sich intensiv mit den Entwicklungen der Frühzeit der menschlichen Entwicklung (also dem Zeitraum von vor etwa 400 000 bis vor ca. 10 000 Jahren) (Tomasello, 2014). Seine Modelle der gemeinsamen Intentionalität und der daraus folgenden Entwicklung beruhen auf empirischen und vergleichenden Studien zur Kommunikation von Menschenaffen und von Kleinkindern und gehen der Frage nach: Was macht das menschliche Denken einzigartig?

> »Denken, um zu ko-operieren: das ist in gröbsten Zügen die Hypothese der geteilten Intentionalität.«
> *(Tomasello, 2014, S. 186)*

Das menschliche Denken ist grundsätzlich kooperativ. Menschenaffen als Vorfahren des Homo sapiens sind zwar soziale Wesen, leben aber ein »*individualistisches und konkurrenzbetontes Leben, […] ihr Denken richtet sich auf die Erreichung individueller Ziele*« (Tomasello, 2014, S. 18). Das soziale Denken von Schimpansen, unserem nächsten Verwandten, entspricht in etwa dem dreijähriger Kinder im Äquivalenzmodus (Tomasello, 2014, S. 45). Menschenaffen bevorzugen es z. B., alleine zu essen (Tomasello, 2014, S. 58) und kennen keine kooperative Kinderbetreuung. Ihre sozialen Beziehungen sind stärker durch Konkurrenz und Hierarchien strukturiert.

»*[D]ie Frühmenschen wurden an einem bestimmten Punkt […] zu kooperativen Lebensweisen gezwungen und daher richtete sich ihr Denken stärker darauf, Möglichkeiten der Kooperation mit anderen zu ersinnen, um gemeinsame Ziele zu erreichen. Das änderte alles*« (Tomasello, 2014, S. 18). Wenn Menschen mit anderen an gemeinschaftlichen Aktivitäten teilnehmen, entwickeln sie gemeinsame Ziele (z. B.: Wir wissen beide, dass wir den Hirsch jagen wollen) und gemeinsame Aufmerksamkeit, die dann individuelle Rollen und individuelle Perspektiven erzeugen, die koordiniert werden müssen (z. B. durch Zeigen, Pantomime oder erste Symbole). Die Menschwerdung beginnt also mit dem Zeigefinger (Habermas,

2009) als Zeichen einer gemeinsamen Intentionalität; es ist eben nicht der Krieg der Vater aller Dinge (Heraklit), sondern die Kooperation. Nicht der Mythos vom Vatermord der Urhorde (als Ursprung menschlicher Kultur) bei Freud bestimmte die Kulturentwicklung, sondern die grundlegend soziale Natur des Menschen (Brauner, 2018, S. 83).

Ein weiterer Schritt zur kollektiven Intentionalität vollzog sich, als menschliche Populationen größer zu werden und miteinander zu konkurrieren begannen. Diese Konkurrenz bedeutete, dass das Gruppenleben zu einer gemeinschaftlichen Aktivität wurde und eine Gruppenkultur entstand. Das Gruppenbewusstsein beruhte auf der Fähigkeit, einen gemeinsamen kulturellen Hintergrund durch kulturelle Konventionen, Normen (Rituale) und Institutionen aufzubauen. Diese Gruppenidentität war nicht nur räumlich ausgedehnt, sondern bezog sich auch zeitlich auf die Vorfahren und Nachkommen.

Kollektive Intentionalität beinhaltet nach Tomasello zwei Dimensionen:

1. Die synchrone soziale Organisation: Soziale Interaktionen werden koordiniert durch Kultur (Konventionen, Normen und Institutionen). Durch die wechselseitige Kooperation und Abhängigkeit in der Gruppe gewann die erste soziale Bewertung an Bedeutung (z. B. die Wahl eines Betrügers oder Trödlers bedeutete weniger Erfolg bei der Jagd oder Nahrungssuche). Die Frühmenschen machten sich daher bereits Sorgen über die Bewertung durch andere, nämlich wie potenzielle Partner (für die Jagd oder Nahrungssuche) die Zusammenarbeit bewerteten (öffentliches Ansehen, Reputation).
2. Eine diachrone Weitergabe von Wissen und den Ergebnissen kultureller Praktiken. Neue Arten kooperativer Kommunikation ermöglichen, dass Kinder in ihrer langen Entwicklungsphase neue Formen der kognitiven Repräsentation, des Schlussfolgerns und der Selbstbeobachtung aufbauen können. Soziales Lernen und Unterrichtung führen dann zu einer kulturellen Evolution, die viel schneller Anpassung und Entwicklung ermöglichte als eine biologisch-genetische Evolution. Dabei wird es wichtig, wem in einer größeren Gruppe ich vertrauen kann und bei wem ich eher vorsichtig bin, um nicht in die Irre geführt zu werden (epistemische Wachsamkeit) (Tomasello, 2014, S. 124).

Das Zusammenleben in größeren Populationen und die Konkurrenz rivalisierender Gruppen förderten die Entwicklung von sozialem Verstehen, Antizipation und imaginativen mentalen Strategien. Kooperation in Gruppen machte differenzierte Kommunikation notwendig, insbesondere Auffordern, Informieren und

Teilen (z. B. Nahrung, Gefühle, Einstellungen). Menschenaffen können zwar Intentionen von anderen Affen und Menschen erfassen und kommunizieren gestisch, um aufzufordern. Aber nur Menschen kommunizieren zum Zweck des Informierens und des Teilens, weil nur sie Intentionen aufeinander abstimmen. *»Der Erfolg des eigenen Bündnisses beruhte auf kompetenter sozialer Kognition, deren entscheidender Aspekt die symbolische Repräsentation mentaler Zustände ist – das, was wir als Mentalisieren bezeichnen. Das Rivalisieren mit intelligenten Artgenossen setzt voraus, dass man sie verstehen und überlisten kann«* (Allen & Fonagy, 2009, S. 93). So wurde, neben der Kooperation, die Konkurrenz zum Motor der Entwicklung sozialer Kognitionen und kultureller Entwicklung (Kirsch, 2019).

Tomasello entwirft ein Modell der phylogenetischen Entwicklung des Menschen und damit ein Bild des Kerns unseres Wesens. Er identifiziert verschiedene Kriterien, um den modernen Menschen von den Menschenaffen zu unterscheiden (Tomasello, 2014):

- seine pro-soziale Einstellung,
- kooperatives Denken und Zusammenarbeit (geteilte Intentionalität),
- soziale Kognitionen (Mentalisierung, Theory of Mind),
- Kommunikation (die Entwicklung von Sprachen),
- soziales Lernen (als Weitergabe von Wissen und Kultur über Generationen),
- soziale Normen und moralische Identität (als Ergebnis kollektiver Intentionalität).

Es gibt Gründe anzunehmen, dass diese Kriterien primär sind, in dem Sinne, dass sie dem Individuum vorausgehen und eine kulturelle Matrix bilden, an der entlang sich die Entwicklung des Selbst und seiner Beziehungen vollzieht (einschließlich Bindungsmuster und innerer Arbeitsmodelle).

Folgt man der hier nur skizzenhaft dargestellten Perspektive, so kann man die Mentalisierungsfähigkeit als wichtige anthropologische Größe und Teil des Wesens des Menschen sehen. Denn die Fähigkeit zur Kooperation, Selbststeuerung und Integration in sozialen Gruppen, die Symbolisierungs- und Imaginationsfähigkeit, die Mythenbildung (z. B. auch die Bildung von Fiktionen) und die Gestaltung von Konventionen und Gruppennormen sind Ergebnis der phylogenetischen Entwicklung und bauen auf der Fähigkeit zu sozialen Kognitionen auf. Damit ist die Mentalisierungstheorie nicht begrenzt auf eine – am Individuum orientierte – Subjekttheorie und kann z. B. zu soziologischen, anthropologischen und anderen sozialwissenschaftlichen Themenstellungen wichtige Beiträge leisten.

Fazit

Die entscheidende Schwäche des Mentalisierungsansatzes ist zugleich seine Stärke: Er rückt von einigen traditionellen psychoanalytischen Konzepten ab und greift Ergebnisse von Nachbarwissenschaften auf (Fonagy & Target, 2006, S. 380).
Sowohl der psychoanalytischen Theorie zufolge als auch im Mentalisierungsmodell bilden innere Repräsentanzen nicht nur die konsensuelle Realität ab, sondern sie werden durch Abwehrmechanismen und Triebstrebungen verzerrt.
Der Bezugspunkt Affekte und deren Regulation ermöglicht es der Arbeitsgruppe um Fonagy, eine Brücke zwischen traditionellen psychoanalytischen (intrapsychischen) Modellen und dem neueren interpersonalen Bezugsrahmen zu schlagen. Dennoch ist es legitim zu fragen, ob dies ein genuin psychoanalytisches Modell oder ein integratives ist, das die Psychoanalyse zu den Nachbardisziplinen in Beziehung setzt.

4.2 Theoretische Implikationen

Am Beispiel zentraler Begriffe der Psychoanalyse (Sexualität, Unbewusstes, Abwehr und Übertragung) wird einerseits gezeigt, wie die Mentalisierungstheorie als moderne Weiterentwicklung innerhalb der Psychoanalyse neue Perspektiven auf diese Kernbegriffe entwickelt, und andererseits, dass die Mentalisierungstheorie im Prozess weit fortgeschritten ist und ein in sich kohärentes und umfassendes Theoriemodell zur Verfügung stellt, das die zentralen psychoanalytischen Konzepte in Verbindung mit relevanten Nachbarwissenschaften setzt.

4.2.1 Sexualität und Trieb aus der Perspektive der Mentalisierungstheorie

Die Vernachlässigung der Sexualität in der Psychoanalyse

> »Die großen Theorien der Psychoanalyse setzen heute den Schwerpunkt auf andere Felder klinischer Arbeit […]«
>
> *(Fonagy, 2008, S. 14; Übers. HK)*

Das Thema Sexualität hat nicht nur in der Gesellschaft eine Entwicklung durchgemacht, es hat auch eine Entwicklung in der Psychoanalyse erfahren. Diese ist allerdings nahezu entgegengesetzt. Bis in die 50er Jahre gab es nur zwei Institutionen, denen eine Kompetenz für Aussagen über Sexualität zugebilligt wurde, den Kirchen und der Psychoanalyse. Das ist heute anders.

Dem Bedeutungsverlust, den die Psychoanalyse hinsichtlich dieses Themas erfahren hat, liegen zwei Entwicklungen zugrunde. Erstens waren die gesellschaftlichen Aspekte von Sexualität und die tatsächlichen sexuellen Aktivitäten in der Psychoanalyse zu wenig ins Blickfeld geraten. Die Kinsey Reports z.B. untersuchten in der amerikanischen Gesellschaft das sexuelle Verhalten von Männern und Frauen (Kinsey et al., 1948; Kinsey et al., 1953; vgl. Herzog, 2019, S.32). Mit Masters und Johnsons Arbeiten erreichte diese Entwicklung einen Höhepunkt, und die Kompetenz der Psychoanalyse für dieses Thema wurde in Frage gestellt (Masters & Johnson, 1966 [1967]). Statt die Entwicklung als Herausforderung zu begreifen, sexuelle Handlungen, soziale und gesellschaftliche Aspekte mit aufzugreifen, holte die anglo-amerikanische Psychoanalyse (im Gegensatz zur französischen Psychoanalyse) zu einem Gegenschlag aus. Man kritisierte, dass Kinsey et al. die Menschen wie Tiere behandelten und das Thema der »Liebe« ausklammerten (Kinsey et al., 1948; Kinsey et al., 1953). Man entdeckte die Liebesdoktrin (1948–1968). Der Mainstream der Psychoanalyse folgte fortan der Auffassung, dass man das Thema Sexualität nur dann wirklich verstehen könne, wenn es an das Thema Liebe gekoppelt sei (Herzog, 2019, S.32).

Zweitens gerieten in der psychoanalytischen Theoriebildung durch die Selbstpsychologie, die Objektbeziehungspsychologie und den intersubjektiven Ansatz die Aspekte des Trieblebens und des Begehrens zugunsten der Konzepte von primärer Liebe und Bindungsbedürfnissen in den Hintergrund (Herzog, 2019).

Auch in den psychoanalytischen Behandlungen geriet die triebhafte (Psycho-)Sexualität immer mehr in den Hintergrund, während Übertragung und Gegenübertragung stärker zum Thema wurden. Dies ist unter anderem ein Ergebnis der Abwendung von der Triebtheorie und Hinwendung zu den Objektbeziehungstheorien, der Selbstpsychologie und intersubjektiven Ansätzen. Fonagy zeigt dies anhand einer sprachanalytischen Studie: Die Publikationen zum Thema »Übertragung und Gegenübertragung« nehmen in der psychoanalytischen Literatur zwischen 1925 und 2000 kontinuierlich zu, während die Publikationen zur Sexualität im selben Zeitraum kontinuierlich abnehmen (Fonagy, 2008, S.32, Abb.4).

Eine neue entwicklungspsychologische Perspektive auf die Bedeutung von Sexualität

Fonagy und Target gehen dem Thema des sexuellen Begehrens aus Sicht des Mentalisierungskonzepts in verschiedenen Beiträgen nach (Fonagy, 2008; Fonagy & Allison, 2019; Target, 2013; Target, 2019). Grundlage für die Integration von Trieberleben, sexuellem Begehren, Affekt und Bindungserfahrungen ist dabei die Theorie der Affektspiegelung, wie sie im Mentalisierungsansatz beschrieben wird. Die Autoren greifen auf die allgemeine Verführungstheorie des französischen Psychoanalytikers Laplanche zurück, der die unbewusste Kommunikation erotischer Erfahrungen in der frühen Mutter-Kind-Beziehung untersucht hatte (Laplanche, 1995; Laplanche & Pontis, 1968). Die Mutter sexualisiert die Erregung des Kindes, unbewusst verführt sie es, lässt es aber alleine mit einer unerreichbaren und unverstehbaren Bedeutung. Laplanche nimmt eine Sexualisierung früher Erregung an; wenn das Objekt verloren geht, kann es niemals wiedergefunden werden, aber die Suche danach prägt die menschliche Sexualität (die Brust als verlorenes Objekt, dann aufgeladen als phantasmatische Brust) (Laplanche, 1988). Fonagy und Target gehen, wie Laplanche, dem Gedanken nach, wie und warum sich notwendigerweise Geheimnisvolles und Beunruhigendes in der Sexualität entwickelt und zu ihr gehört. Sie führen dies darauf zurück, dass sexuelles Begehren und Affekte zwischen Bindungsperson und Kind keine adäquate Spiegelung und kein Containment erfahren.

Das psychische Leben ist aufgebaut auf Repräsentationen körperlicher Erfahrungen des Kindes. Dessen sensomotorische Erfahrungen bilden die Basis für Empfindungen. Psychosexualität wurzelt ebenso in sensomotorischen Wahrnehmungen, und sexuelle Erregung ist allgegenwärtig seit der frühen Kindheit.

Sexualität, Affektspiegelung und die Entwicklung des Selbst

Die wichtigste Aufgabe markierter Spiegelung ist es, unintegrierte Aspekte von Selbstzuständen in kohärente Repräsentationen einzubinden. Die Bildung einer symbolischen Repräsentation von Affektzuständen erzeugt die Grundlage für Affektregulation und Impulskontrolle (Target, 2013, S. 129). Mütter und Väter finden es jedoch meist schwierig, die sexuelle Erregung des Kindes akkurat zu spiegeln. Die häufigsten Reaktionen seien Ablehnung oder Wegschauen. Fonagy beschreibt hierzu zwei Untersuchungen (Fonagy, 2008): In einer Studie wurden Mütter darüber befragt, wie sie auf die affektiven Signale, einschließlich sexueller Erregung, bei ihren drei bis sechs Monate alten Babys reagieren. Alle Mütter gaben an, dass sie auf Freude, Angst etc. regelmäßig reagieren und diese spiegeln, aber sexuelle Erregung in den meisten Fällen gänzlich ignorieren (z. B. wegschauen), obwohl in der Befragung die allermeisten Mütter sexuelle Erregung ihrer Babys wahrgenommen hatten. In Säuglings- und Kleinkindbeobachtungen wird der sexuellen Erregung selten Beachtung geschenkt, eine positive Reaktion darauf war dabei noch seltener.

Die Forderung, auch sexuelle Erregung und Affekte des Kindes zu spiegeln, führt die Bindungsperson in ein Dilemma. Wenn das Kind eine Affektspiegelung überhaupt erfährt, so geschieht dies auf eine Weise, die Laplanche als »enigmatisch« (rätselhaft) beschrieben hat (Laplanche, 1995). Es ist eine meist unbewusste verführerische Spiegelung des kindlichen Begehrens (zusammen mit dem Begehren der Bindungsperson gegenüber dem Kind) und einer gleichzeitigen Frustration der Bedürfnisse und des Begehrens.

Die Verarbeitung von affektivem Erleben, das ungenügend oder unmarkiert gespiegelt wird, führt dazu, dass das affektiv Erlebte nicht erkannt oder verfälscht wahrgenommen wird. Als Folge bleibt die sexuelle Erregung ungespiegelt und erreicht niemals eine stimmige, metabolisierte Repräsentation. Dies bewirkt im Selbst eine mangelnde Kohärenz und Integration. Das dadurch ausgelöste diffuse Selbstempfinden bleibt potenziell überwältigend. Wenn die Spiegelung misslingt, weil die Betreuungsperson unmarkiert oder inakkurat spiegelt, internalisiert das Kind ein »Mismatch«, welches als fremd, unintegriert im Selbst wahrgenommen wird und projiziert werden muss (Fremdes Selbst).

Sexuelle Erregung wird häufig als fremd, als nicht zum Selbst gehörend erlebt. Sie wird nicht als etwas ursprünglich Eigenes erlebt, weil sie nicht ausreichend markiert gespiegelt wird. »Die rätselhafte Dimension der Sexualität lädt dazu ein, sie auszuarbeiten, was normalerweise durch einen anderen geschieht« (Target, 2019, S. 69). Im sexuellen Erleben werden die als fremd empfundenen Anteile nach außen projiziert (z. B. die Erregung des anderen führt zur eigenen Erregung). Sexuelle Erregung ist daher eng in ein phantasiertes oder reales intersubjektives Erleben eingebunden (Fonagy, 2008, S. 32).

Fazit

Erwachsene Sexualität ist inkongruent mit dem Selbst.

Das Fremde Selbst wird projiziert und re-introjiziert (die Erregung wird im Gegenüber erfahren, genossen, mit ihm/ihr erfahren und re-internalisiert).

»Das Vergnügen der Erotik […] kommt davon, sich selbst in einen Zustand der Psyche zu versetzen, der sich als der Zustand des Anderen anfühlt und der die Begrenzungen des eigenen Selbst aufhebt […] Sexuelles Vergnügen, indem man momentan Kontrolle über Gedanken und Gefühle des Anderen ausübt, kann als besonderes Beispiel der projektiven Identifizierung gelten« (Target, 2013, S. 134)

Das Nachlassen des sexuellen Interesses in langjährigen Beziehungen ist dann *»eigentlich die Erreichung eines stärker integrierten Zustandes von sich Selbst«* (Target, 2013, S. 135) durch die Entstehung einer tragfähigen Bindungsbeziehung.

Eine befriedigende Sexualität des Erwachsenen ist wohl an Voraussetzungen gebunden: In der Beziehung muss es unbewusste und bewusste Möglichkeiten geben, sich für die Projektionen des anderen zu öffnen. Die Bindungserfahrungen müssen hierzu eine ausreichende Sicherheit liefern. Ein zuverlässiges Gefühl von sicheren Grenzen des körperlichen Selbst sowie ein als sicher erlebtes Körperselbst sind die Voraussetzungen dafür, die Grenzen ohne eine zu starke Bedrohung kurzfristig aufgeben zu können. Ein gegenseitiges Begehren, eine gegenseitige Erregung ist der Schlüssel für ein volles Erleben im Psychosexuellen. Eine Wiederaufnahme der projizierten Anteile nach dem Abklingen der sexuellen Erregung und sexuellen Erfahrungen muss möglich sein. Der Bogen vom sexuellen Begehren, in dem anderen aufzugehen und danach wieder zu sich zu kommen, sollte idealerweise geschlossen werden. Gelingt dies einer Person nicht, so bleibt die Person in bedrohlicher Weise »beim anderen hängen« (Fonagy, 2008, S. 26).

Mit diesen Betrachtungen entfernen sich Fonagy und Target von triebpsychologischen Annahmen und weisen auf die intersubjektive Entstehungsgeschichte eines triebhaft drängenden Begehrens hin (Fonagy, 2008; Target, 2013). Frühe Affektspiegelungsprozesse, projektive Identifizierung (Externalisierung eines Fremden Selbst) und ungenügende Mentalisierung zeigen einmal mehr die Bedeutung von Mentalisierung in der Umwandlung von intensiven Trieb-Affekt-Erfahrungen in tolerierbare Affektzustände bzw. deren passagere Umkehrung.

4.2.2 Das Unbewusste und das Bewusstsein

> »Die Annahme, dass das Seelenleben im Wesentlichen unbewusst ist, ist die fundamentale Grundannahme der Psychoanalyse«
>
> *(Solms, 2000, S. 771)*

Die Psychoanalyse beschäftigt sich mit den Differenzen zwischen innerer Wahrnehmung (subjektiver Bedeutungszuschreibung) und äußerer Realität. Diese Differenzen entstehen durch Verzerrungen (Abwehrmechanismen) und durch frühe Erfahrungen (z. B. innere Arbeitsmodelle und Bindungsmuster) (vgl. Buchholz, 2014). Die Hinwendung zu den Objektbeziehungstheorien, der Säuglingsforschung und den intersubjektiven Ansätzen waren notwendige theoretische Voraussetzungen für die Beschäftigung mit Beziehungen als strukturbildende Elemente (die Psyche als Niederschlag verinnerlichter Beziehungserfahrungen) und der Fokussierung auf das Hier und Jetzt der aktuellen Interaktion.

Mit dem Perspektivenwechsel von einer biologisch angelegten Trieb- und Strukturtheorie zu einer Theorie der Objektbeziehungen, der Sozialisation und Inkulturation rücken die verinnerlichten Beziehungserfahrungen, die soziale Umwelt und Mikroprozesse der Kommunikation in den Vordergrund. In diesem Zusammenhang haben Gödde und Buchholz sowie Fonagy und Allison aktuelle Diskurse über Bewusstsein und Unbewusstes geprägt, welche die psychoanalytischen Konzepte mit den Nachbarwissenschaften in Verbindung bringen (z.B. Neurowissenschaften, Theory of Mind, Bindungs- und Kleinkindforschung) und neue Perspektiven auf die Komplexität bewusster und unbewusster Vorgänge entwickeln (Gödde & Buchholz, 2011; Gödde, 2018; Fonagy & Allison, 2016).

Das Unbewusste als Resonanzraum

Gödde und Buchholz unterscheiden eine vertikale und eine horizontale Dimension des Unbewussten (Gödde & Buchholz, 2011; Gödde, 2018). Das Unbewusste, da nicht direkt beobachtbar, lässt sich am ehesten durch Metaphern beschreiben. Freuds Metaphern umfassten ein vertikales Modell des Unbewussten: unten (primitiv, triebhaft) versus oben (kultiviert, kontrolliert, reif) mit dem Kernaspekt der Verdrängung und Repression. Das vertikale Modell differenziert zwischen Oberfläche und Tiefe (Tiefenpsychologie), während die Verdrängungsschranke das Untere vom Oberen trennt. In therapeutischen Situationen kommen jedoch vielfach unbewusste Resonanzen zum Tragen, die im vertikalen Modell nicht ausgedrückt werden können, aber für die Beziehungsgestaltung von großer Bedeutung sind.

Ein Mangel an responsiven Erfahrungen in der Kindheit und Jugend mündet in pathogene unbewusste Prozesse, die mit Entfremdung in Verbindung gebracht werden. Der Fokus der Aufmerksamkeit hat sich dabei auf den Einfluss der Beziehungserfahrungen verschoben, die von Geburt an die Entwicklung bestimmen, internalisiert werden und ihren Niederschlag in inneren Objekten und prägenden Beziehungsmustern finden (Gödde, 2018, S. 23). Sie werden am besten mit einer horizontalen Dimension des Unbewussten, einem sozial interaktiven Modell beschrieben. Das horizontale Modell betont die sozialen Resonanzphänomene, »schätzt die Oberfläche und sucht Sinn im verbalen und gestischen Austausch, nicht dahinter« (Gödde & Buchholz, 2011, S. 11). In diesem System sozialer Resonanzen steht das sichtbare Verhalten den unsichtbaren Motiven und Intentionen gegenüber. Die psychoanalytische Betrachtung des Unbewussten wird hier zu einem Kommunikationsmodell erweitert und um die gemeinsame Suche nach Intentionen, also Gefühlen, Motiven, Erinnerungen ergänzt.

Unbewusste interpersonale Prozesse

Bereits bei Freud finden sich Ansätze zum sozial-interaktiven Modell, auch wenn sie nicht weiter ausgearbeitet wurden. Seine Aufforderung zur freien Assoziation und gleichschwebenden Aufmerksamkeit soll die Möglichkeit fördern, Unbewusstes, also subtile Details, Irritationen, Themenwechsel im Dialog wahrzunehmen, und ähnelt der frühen, feinfühligen Interaktion zwischen Mutter und Säugling. Das erfordert eine große Offenheit, noch nicht zu erkennen oder zu wissen, was Hauptsache und was Nebensache ist, denn frühe Kategorisierungen verstellen oft den Blick auf unbewusste Resonanzphänomene (daher gleichschwebende Aufmerksamkeit).

Bereits Säuglinge sind initiativ in der Beziehungsgestaltung und suchen soziale Resonanz. Soziale Resonanz ist lebensnotwendig zum Aufbau des Bewusstseins und lebenslang essenziell für die Kohärenz des Selbst. Auf den Emotionen wichtiger Bezugspersonen baut sich die Wahrnehmung von anderen als absichtsvoll Handelnde auf, verbunden mit dem Wunsch, selbst als Initiator Reaktionen auslösen zu können. Das schafft Kohärenz und erweitert die Komplexität der Selbstorganisationszustände (Gödde & Buchholz, 2011, S. 109). »*Mit solcher Umstellung ihrer Leitdifferenzen könnte die Psychoanalyse die Illusion aufgeben, dass sie den seelischen Binnenraum für sich, das heißt ohne Weltbezüge, untersuchen könnte*« (Gödde, 2018, S. 39).

Fazit

Gödde unterscheidet folgende Zugangswege zum Unbewussten (Gödde, 2018, S. 40):

- das Zusammenspiel von freien Einfällen und gleichschwebender Aufmerksamkeit,
- die Übertragung und Gegenübertragung,
- das Szenische Verstehen,
- die Fähigkeit, das intersubjektive Geschehen in der Beziehung wahrzunehmen, mitzuerleben und zu gestalten, Motive und Intentionen zu erkunden und damit die Entwicklung des psychischen Innenraums, der Symbolisierung und Mentalisierung zu fördern.

Bewusstsein als eine Integrationsleistung des Gehirns

Während Freud das Bewusstsein lediglich als eine Wahrnehmung unbewusster psychischer Aktivität verstand, beschrieb Bion, wie das Bewusstsein durch die »Verdauungsarbeit« der Alpha-Funktion erworben wird (Bion, 1962 [1990]). Unverdaute, diffuse Empfindungen (»Beta-Elemente«) werden durch kommunikative Prozesse bewusst und verfügbar gemacht (Symbolisierung). Lorenzer geht in seiner Theorie der Interaktionsformen davon aus, dass aus den triebhaft-körperbezogenen Prozessen der Bedürfnisbefriedigung in den sozialen Beziehungen der frühen Kindheit Interaktionsmuster entstehen (Lorenzer, 1973). Diese werden in Sprache symbolisiert, in ein Netz allgemeiner Regeln eingebunden (und damit vergesellschaftet) und der Reflexion zugänglich. Kommt es nicht zur Verbindung zwischen körperlich-triebhaftem Verhaltensentwurf und Sprache oder wird diese Verbindung später im Konflikt zerstört, entstehen neurotische Deformationen, deren Sinn der Analytiker im Szenischen Verstehen erfassen und bearbeiten kann.

Fonagy und Allison gehen einen Schritt weiter und schlagen vor, die Fähigkeit, bewusst wahrzunehmen, als Integrationsleistung des Gehirns und als einen verletzlichen Entwicklungsprozess anzunehmen (Fonagy & Allison, 2016). Drei Aspekte seien notwendig, damit etwas bewusst wahrgenommen werden kann.

Um einen konkreten oder abstrakten Gegenstand als Objekt bewusst wahrzunehmen, müssen erstens Eindrücke oder Wahrnehmungen aus dem Fluss der Ereignisse als eine *Entität* zusammengefügt werden (innerer Horizont). Zweitens muss das Subjekt eine Ganzheitlichkeit aufweisen, die als *»Kohärenz«* bezeichnet wird. Bewusste Wahrnehmungen von Objekten (einschließlich der Selbstwahrnehmung) beinhalten Synthesen zu einem zusammenhängenden Ganzen. Symbolisierung besitzt diese Fähigkeit, eine Kohärenz der Erfahrung zu schaffen. Drittens ist das Bewusstsein von etwas eine Eigenschaft, die *»Intentionalität«* erfasst. Intentionalität beschreibt die menschliche Fähigkeit, sich auf etwas zu beziehen, umgangssprachlich vereinfachend als Absicht ausgedrückt. Daher kann das Bewusstsein als eine absichtsvolle Synthese von Wahrnehmungen zu einem kohärenten Ganzen gesehen werden, mit dem Ziel, diese Erfahrung anderen mitzuteilen. Das bedeutet, die Absicht zu kommunizieren ist darin implizit. Es ist das soziale Lernen, die Kommunikation von Erfahrungen, die uns von anderen Arten unterscheidet und die soziale Zusammenarbeit sowie den Wettbewerb zu einem zentralen Bestandteil unserer Natur macht. Damit wir in sozialen Gruppen funktionieren, lieben und arbeiten können, muss unsere subjektive Erfahrung die Eigenschaften von Kohärenz, Intentionalität und einen inneren Horizont erwerben, um ihre Kommunikation zu ermöglichen.

Bewusstsein beinhaltet also eine Verarbeitung von Erfahrung. Bevor diese Verarbeitung (Symbolisierung, z. B. durch Sprache) stattgefunden hat, sind die Erfahrungen zu diffus, um kommuniziert zu werden. Die Psyche braucht einen Mechanismus, mit dem Erfahrungen hervorgehoben werden können, der nützlich und mit anderen teilbar ist, eine Art Suchscheinwerfer, um sozial relevante Informationen herauszusuchen. Bewusstsein wird hier gesehen als eine Art von Erfahrungsfilter (Fonagy & Allison, 2016, S. 14). Der »innere Horizont« dient dazu, das Kommunizierbare vom latenten Feld aller Möglichkeiten zu trennen. Das Bewusstsein verleiht der Wahrnehmung eines Objekts eine symbolisierte Botschaft. Intentionalität, auf etwas gerichtet zu sein, ist die zentrale Struktur bewusster Erfahrung und im Wesentlichen ein Prozess der Hervorhebung sozialer Relevanz.

Dieses Bewusstsein wird sozial vermittelt. Das Kind muss sich nach außen wenden, um zu lernen, wie es die Aspekte seiner inneren Erfahrung erkennt, die die Grundlage für seine Fähigkeit zur Zusammenarbeit mit anderen bilden. Indem es die Reaktionen anderer Menschen beobachtet, lernt es, auf welche Elemente seiner Erfahrungen andere Menschen ebenfalls reagieren. Die Elemente der inneren Erfahrung des Babys, die durch die Spiegelreaktionen anderer Menschen herausgegriffen werden, werden zu Bausteinen der mentalen Funktion, die es ihm ermöglichen, in einer Welt zu leben, die von ihm soziale Zusammenarbeit verlangt.

Durch die Entwicklung sekundärer Repräsentanzen emotionaler Zustände können zwei Grundbedürfnisse befriedigt werden – einerseits ein inneres Gleichgewicht zwischen mentalen Kräften; andererseits müssen wir in die soziale Welt integriert sein, in der wir die Getrenntheit anderer Psychen respektieren, aber gleichzeitig enge emotionale Beziehungen und Arbeitsbeziehungen aufbauen (Fonagy et al., 2004, S. 27). Das Kind braucht die Nähe zu einem anderen Menschen, der durch markierte Spiegelungsaktionen ein äußeres Bild erzeugen kann, das mit dem inneren Zustand des Kindes übereinstimmt (vgl. Bion, 1962 [1990]; Fonagy et al., 2004). Die Konsequenz aus der Annahme, dass Subjektivität durch Spiegelung konstituiert wird, ist, dass innere Zustände nur dann eine angemessene Repräsentation im Bewusstsein erreichen, wenn sie durch markierte und übereinstimmende Antworten von den Bezugspersonen bestätigt werden. Es sind die *nicht* gespiegelten, nicht reflektierten inneren Zustände des Kindes, die das ausmachen, was Freud als dynamisch Unbewusstes, als den brodelnden Kessel des Es konzipiert hat (Fonagy & Allison, 2016, S. 16).

Fonagy und Allison unterscheiden drei Formen des Unbewussten (Fonagy & Allison, 2016):

1. *Nicht-bewusste Gehirnfunktionen*: Es ist ein Merkmal der Gehirnfunktion, dass bestimmte Gehirnaktivitäten nicht mit dem Bewusstsein verbunden sind. Die unbewusste Gehirnfunktion ist allgemein anerkannt in der modernen Neurowissenschaft, um implizite, prozedurale Mechanismen zu beschreiben.

2. *Primäres Unbewusstes*: Die nicht-bewussten Zustände von Fragmentierung und Bewusstseinsstörungen, z. B. nach Traumatisierungen oder bei schweren Depressionen, die keine Intentionalität besitzen, werden hier als *primäres Unbewusstes* bezeichnet. In der normalen Entwicklung bleiben diese Inhalte für bewusstes Erleben unzugänglich.
3. *Psychoanalytisches Unbewusstes*: Aufdringliche, störende mentale Inhalte, die intentional sind, aber durch Abwehrmechanismen verzerrte Wahrnehmungen ausmachen, werden als *psychoanalytisches Unbewusstes* vom primären Unbewussten abgegrenzt (Fonagy & Allison, 2016, S. 11).

> »Als Psychoanalytiker glaube ich, dass Menschen hässliche und schreckliche Dinge im Kopf haben. Glücklicherweise bleiben sie die meiste Zeit dort, wo sie sein sollten: in unserem Unbewussten. Aber wenn jemand traumatisiert ist oder Dinge erlebt, die sich den Darstellungen in der Realität widersetzen, dann hat er eine innere Erfahrung, die bewusst wird, obwohl dies nicht der Fall sein sollte. Das ist das, worüber Liz Allison und ich gesprochen haben, und es ist eine Idee in Entwicklung.«
>
> *(Interview mit Peter Fonagy, in: Duschinsky et al., 2019a, S. 225; Übers. JB)*

Zur Unterscheidung und Differenzierung von primärem Unbewussten und psychoanalytischem Unbewussten trägt die genauere Betrachtung markierter Spiegelungsprozesse bei.

Das psychische Leben ist aufgebaut auf Repräsentationen körperlicher Erfahrungen des Kindes, dessen sensomotorische Erfahrungen bilden die Basis. Die wichtigste Aufgabe markierter Spiegelung ist es, unintegrierte Aspekte von Selbstzuständen in kohärente Repräsentationen einzubinden. Die Bildung einer symbolischen Repräsentation von Affektzuständen erzeugt die Grundlage für Affektregulation und Impulskontrolle (Target, 2013, S. 129). Ein diffuses, ungespiegeltes Selbstempfinden bleibt potenziell überwältigend und un-integriert. Wenn die Spiegelung misslingt, weil die Betreuungsperson unmarkiert und/oder verzerrt spiegelt, internalisiert das Kind ein Mismatch (Fremdes Selbst), welches projiziert werden muss (Bateman & Fonagy, 2007, S. 149).

Aber auch in der normalen Entwicklung werden z. B. Sexualität oder Aggression des Kindes nur teilweise markiert gespiegelt, weil sie bei der Bezugsperson zu viel »Unbehagen« hervorrufen und eine Zurückhaltung auslösen, feinfühlig emotional zu reagieren. Wenn das Kind seiner Bezugsperson Aspekte der Sexualität oder Destruktivität mitteilt, spiegelt diese die Erfahrungen also nur teilweise

(Fonagy, 2008). Auf diese Weise werden Sexualität und Hass als intentional erlebt, obwohl sie nicht vollständig bewusst erlebt werden. Auch wenn solche Inhalte als störend und aufdringlich für das bewusste Erleben empfunden werden, sind sie in ihrer Struktur »intentional« und daher bedeutungsvoll. Sie sind – der durch Abwehrvorgänge verzerrte Ausdruck – von Trieben, die sich in Richtung Bewusstsein bewegen. Sie werden als Wünsche und Bedürfnisse, Gedanken und Gefühle ausgedrückt – mit anderen Worten, als mentale Zustände. Das psychoanalytische Verständnis unbewusster Prozesse und Verzerrungen, z.B. in der Übertragung und Gegenübertragung, kann helfen, diese bewusst zu machen und zu verändern.

Aber es gibt noch eine zweite Art von nicht gespiegelten inneren Zuständen, die den Inhalt des primären Unbewussten ausmachen. Traumatische Umgebungen, Vernachlässigung, körperliche oder emotionale Misshandlung spiegeln Zustände von Destruktivität, Isolation und Verzweiflung wider, die unerträglich sind und normalerweise nicht ins Bewusstsein gelangen. Eine solche Destruktion stört den Aufbau von Bindungen und stellt unweigerlich die Kohärenz und Intentionalität bewusster Erfahrung in Frage, was sich in aufdringlichen Gedanken (z.B. flash backs) und störenden Bildern (z.B. Intrusionen) manifestiert. Der Inhalt des primären Unbewussten manifestiert sich daher als Bewusstseinsstörung, da er die Kohärenz und Intentionalität des Bewusstseins zerstört. Das Eindringen des primären Unbewussten untergräbt den implizit zielgerichteten Charakter menschlicher Erfahrung und ersetzt Intentionalität im Extremfall durch diffuse Sinnlosigkeit und eine bruchstückhafte Qualität von Erfahrungen (Fonagy & Allison, 2016, S. 18 f.).

Fazit

Die Beziehungen zwischen bewusster Wahrnehmung und unbewussten Prozessen sind komplex. Bewusstsein kann als evolutionäre Errungenschaft gesehen werden und als entwicklungspsychologisch erworbene Fähigkeit, die über Spiegelungsprozesse mit den nahen Bezugspersonen gestaltet wird. Bewusstsein ist also nicht oberflächlich im Vergleich zur »Tiefe« des Unbewussten. Die Gleichzeitigkeit bewusster und unbewusster Beziehungsgestaltung richtet die Aufmerksamkeit auf kommunikative (Mikro-)Prozesse in der gemeinsamen Gestaltung von (professionellen) Beziehungen.

4.2.3 Abwehr

Die normale Entwicklung der Regulation und Integration von Affekten verläuft von unverbundenen Affekten und Erfahrungen zur Integration und Konstruktion spezifischer Verbindungen zwischen zuvor getrennten Fähigkeiten. Störungen der Reflexionsfunktionen werden im Mentalisierungskonzept primär nicht als Konsequenz von Fixierung oder als Regression verstanden, sondern als Nebeneinander unterschiedlicher Selbstzustände. Fonagy und Target gehen davon aus, dass unterschiedliche innere Arbeitsmodelle nebeneinander existieren, es sich also zunächst weder um Regression, um Fixierung noch um Defizite handelt (Fonagy & Target, 2006, S. 374; s. a. Kap. 5.6).

Fonagy und Target verstehen die Affektregulierung als Vorspiel zur Mentalisierung (Fonagy & Target, 2006). Mentalisierte Affektivität bildet das Herzstück der psychoanalytischen Behandlung. Sie repräsentiert ein erfahrungshaftes Verstehen der eigenen Gefühle, das über intellektuelles Wissen weit hinausgeht. In ebendiesem Bereich ergeben sich Widerstände und Abwehrmechanismen, die sich unter Umständen nicht allein gegen spezifische emotionale Erfahrungen richten, sondern gegen psychische Funktionsmodi als Ganze, es handelt sich also nicht nur um Verzerrungen mentaler Repräsentanzen, die sich dem therapeutischen Fortschritt entgegenstellen, sondern um Hemmungen des psychischen Funktionierens an sich (Fonagy et al., 2004, S. 12; Fonagy & Target, 2006, S. 365).

Bei schweren Persönlichkeitsstörungen oder mäßig bis gering integrierten Strukturniveaus wird angenommen, dass eine allgemeine (nicht nur situative) Schwäche der Mentalisierungsfähigkeit vorliegt. Dies wird auf verzerrte oder fehlende Affektspiegelung oder Traumata zurückgeführt, welche die Kohärenz des Selbst schwächen und größere Anteile eines Fremden Selbst hinterlassen. Dies geht einher mit einem Erleben und Denken in prämentalisierenden Modi (z. B. konkretistisch, teleologisch oder hypermentalisierend) und einer Verzerrung verschiedener Ebenen der Realitätswahrnehmung (z. B. Selbst- und Fremdwahrnehmung). Nun finden sich auch bei integrierteren Strukturniveaus situative Mentalisierungszusammenbrüche. Allgemein gesprochen, treten diese Mentalisierungszusammenbrüche bei intensivem psychosozialem Stress auf. Dabei wird noch keine Aussage getroffen, um welche intensiven Affekte (Qualität) es sich handelt. Zunächst ist damit eine stärker quantitative (neurobiologische) Betrachtung gemeint (Mayes, 2000; Mayes, 2006; Luyten et al., 2015). Die Intensität des affektiven Arousals geht mit einer Hemmung der Aktivität präfrontaler kortikaler Regionen einher. Bezieht man qualitative Aspekte, d. h. die Qualität der

Affekte mit ein, so kommen z.B. Aggression, Ekel, Scham, Schuldgefühle oder die Aktivierung des Bindungssystems in die engere Auswahl.

Dies führt zu der klinischen Erfahrung, dass Konflikte und intensive Scham- oder Schuldgefühle die Mentalisierungsfähigkeit blockieren können oder dass nicht-mentalisierende Modi auch zu Abwehrzwecken eingesetzt werden (Taubner, 2008b; White, 2008; s.a. Kap. 5.5).

Das Therapieziel besteht folglich darin, Interaktionsmuster zu beobachten und fehlangepasste Modelle zu identifizieren und zu korrigieren, und zwar in erster Linie durch die Verbesserung der übergreifenden mentalen Fähigkeit, alternative Interaktionsmodelle selektiv zu aktivieren. In einer der Kognitionswissenschaften angelehnten Terminologie können wir diese Fähigkeit als Mentalisierung oder Reflexionsfunktion bezeichnen (Fonagy et al., 2004, S. 470).

Psychoanalytische Erklärungsansätze der Phänomene Abwehr und Regression werden im Mentalisierungsansatz also um Aspekte der Kohärenz des Selbst und der Struktur des Denkens und Erlebens ergänzt. Neben der inhaltlichen Dimension (z.B. Inhalte, Konflikte) gewinnt eine Orientierung am Prozess (wie wird Erleben und Denken ausgedrückt?) an Bedeutung, und es kommt dadurch zu einer erweiterten Sichtweise auf intra- und interpersonale Prozesse. Diese erweiterte Sichtweise hat Einfluss auf die Behandlungstechnik.

Die psychoanalytische Praxis wird bereits durch die breite Kenntnisnahme des Mentalisierungsansatzes auf subtile Weise beeinflusst. Zwei Veränderungen sind dabei durch die Fokussierung auf Mentalisierungsprozesse charakteristisch (Fonagy et al., 2004). Erstens sind die dem Mentalisierungsansatz folgenden Interventionen tendenziell erfahrungsnah, weil sie auf relativ bewusste (und vorbewusste) psychische Zustände sowie das Hier und Jetzt abheben. Das Ziel ist nicht die Gewinnung von Einsicht im Sinne des Erkennens von Zusammenhängen (Inhalte), sondern vielmehr eine Verbesserung der Reflexionsfähigkeit (Introspektion, z.B. Wahrnehmung und Differenzierung von Affekten) und der Aufbau eines Repräsentationssystems und der Symbolisierungsfähigkeit (sog. »psychischer Binnenraum«). Auch hier räumt die Fokussierung auf das Mentalisieren dem Prozess Vorrang vor dem Inhalt ein.

4.2.4 Übertragung und Gegenübertragung

> »Clinical observation confirms that each patient displays certain specific emotional ›dark zones‹ that are less mentalised and others that are more mentally elaborated.«
>
> *(Lecours & Bouchard, 1997, S. 871)*

Der größere Teil der Manifestationen der Übertragung taucht, z. B. bei gering strukturierten Patienten, als Erstes als disruptive oder modulierte Impulsaktivität auf. Ihre graduelle Transformation in mentalisierte Affektivität führt Analytiker*innen und Analysand*innen zum Erleben einer zunehmend komplexeren Erfahrung, die das Drängen nach Ausdruck verliert.

Diese Perspektive ermöglicht Mentalisieren in Analysen sowohl mit neurotischen und als auch mit wenig strukturell integrierten Patienten. Beide zeigen mitunter wenig elaborierte Trieb-Affekt-Inhalte. Diese sind gering mentalisiert oder erscheinen in einer abgewehrten Form. Analytiker*innen sollten sich dabei mit den Interventionen dem Mentalisierungslevel des Analysanden anpassen.

Das Mentalisierungsmodell betont stärker die Art, wie Erfahrung transformiert wird und in welcher Form sie zum Ausdruck kommt, als ihren Inhalt. Jeder Prozess setzt jedoch einen Inhalt voraus, und die Aufgabe der Therapeuten und Analytikerinnen ist es, die psychischen Inhalte herauszuarbeiten und zu untersuchen, die schwierig zu mentalisieren sind, insbesondere solche, die mit bewussten und unbewussten Konflikten in Bindungsbeziehungen zusammenhängen (Lecours & Bouchard, 1997).

Indem die Analytikerin die mentalen Fähigkeiten des Patienten anspricht und herausfordert, innere Zustände in Worte fasst sowie zwischen Gefühlen differenziert, kann sie überwältigende angsterregende Erfahrungen in einfachere, besser handhabbare Einheiten zerlegen und die Entwicklung einer Als-ob-Haltung unterstützen. Mit dieser Haltung kann der Patient beginnen, über Gedanken als Vorstellungen, nicht als Realität, nachzudenken, und gleichzeitig seine Verbindungen zur inneren Welt bewahren. Wir verstehen diese Interventionen als kleine Deutungen, die sich im Allgemeinen auf Aspekte der mentalen Welt beziehen, die weder unbewusst noch allzu komplex sind (Fonagy et al., 2004, S. 478).

> »In mancherlei Hinsicht ist unsere Arbeit mit der Übertragung ganz traditionell: Wir verwenden deutende Interventionen lediglich im Kontext der Unterstützung und sind wie alle Therapeuten bestrebt, sie auf den Patienten

> zuzuschneiden […]. Wir richten uns nach den Mentalisierungsfähigkeiten der Patienten [und verstehen] die Übertragungsarbeit als aktives Mentalisieren in der Patient-Therapeut-Beziehung. […] Deutende Interventionen können [und sollen] das Mentalisieren von Patienten fördern, die in der Lage sind, auch angesichts starker Affekte im mentalisierenden Modus zu bleiben und unterschiedliche Perspektiven abzuwägen.«
>
> *(Allen et al., 2011, S. 246 f.)*

Wenn die Deutungsarbeit auf die mentalen Repräsentationen der Übertragung fokussiert, kann sie einen stabilisierenden Einfluss auf das Mentalisieren ausüben. Ihr Ziel ist, die Aufmerksamkeit des Patienten auf verzerrte Wahrnehmungen und Interpretationen der gegenwärtigen Interaktionen zu lenken und Verzerrungen besser zu verstehen. Deutungen können sich auf das Hier und Jetzt oder auf frühere Beziehungserfahrungen des Patienten beziehen. Dabei ist ein Kennzeichen des Mentalisierens in der Übertragung die Unterscheidung und Trennung zwischen Gegenwart und Vergangenheit sowie zwischen Wirklichkeit und Phantasie.

In der Behandlungstechnik steht die Bearbeitung der therapeutischen Beziehung im Hier und Jetzt im Mittelpunkt. Mentalisieren der Übertragung bedeutet, den Patienten anzuregen, über die Beziehung, in der er sich im Augenblick befindet, nachzudenken. Ausgangspunkte sind Übertragungsmarker, also subtile Hinweise, die auf eine Übertragungsreaktion schließen lassen. Übertragungsmarker zeigen sich häufig schon früh in der therapeutischen Arbeit. Je weiter die Therapie fortgeschritten ist, desto häufiger kann die therapeutische Beziehung in den Brennpunkt der Aufmerksamkeit rücken (Allen et al., 2011, S. 249 f.).

Mentalisierungsversagen kann Beziehungsschwierigkeiten erzeugen, aufrechterhalten oder auch verstärken. Ein kontextspezifischer Zusammenbruch des Mentalisierens findet in Stresssituationen statt und führt zu einer situationsspezifischen Unfähigkeit, die Gedanken und Gefühle anderer zu berücksichtigen. Bei einem solchen kontextspezifischen Zusammenbruch kann es dazu kommen, dass die Person glaubt, ihr Gegenüber möchte sie absichtlich provozieren, oder aber sie ignoriert den mentalen Zustand des Partners (Fearon et al., 2009). Langes Schweigen, eine abstinente therapeutische Haltung und regressionsförderndes Setting können als sehr bedrohlich wahrgenommen werden und solchen Stress auslösen.

Auf diese Zusammenhänge wird ausführlicher unter den behandlungstechnischen Gesichtspunkten in Kap. 5.2 »Übertragung und Gegenübertragung« und Kap. 5.3 »Deutung und Einsicht« eingegangen.

4.3 Plädoyer für die Notwendigkeit eines psychoanalytischen Verstehens im Mentalisierungsansatz und umgekehrt

Neben der weiter ausgearbeiteten, systematisierten und manualisierten Mentalisierungsbasierten Therapie (MBT) gibt es, unsystematisch und nicht evidenzbasiert, eine Reihe klinischer Berichte, meist Kasuistiken oder Fallvignetten, die eine gezielte Mentalisierungsförderung innerhalb psychoanalytischer Behandlungen beschreiben. Damit ist eine explizite Mentalisierungsförderung gemeint, wenn der Fokus darauf gelegt wird. Dies geschieht entweder in einer bestimmten Behandlungsphase (meist zu Beginn), bei bestimmten Themen mit hohem emotionalem Arousal oder Zusammenbrüchen des Mentalisierens.

Die Arbeitsgruppe um Vermote, Lowyck, Vandeneede, Bateman und Luyten entwickelte ein Modell, wie ein Mentalisierungsfokus in psychodynamisch orientierten Behandlungen von Patienten mit Persönlichkeitsstörungen eingeführt werden kann, ohne charakteristische Merkmale psychodynamischer Behandlungen zu verändern (Vermote et al., 2015). Die Autoren gehen davon aus, dass MBT und psychodynamische Therapie eigenständige Behandlungen darstellen, die aufgrund vieler Gemeinsamkeiten aber gut integriert werden können. Weiter gehen sie davon aus, dass eine mentalisierungsfördernde Behandlung Patienten helfen kann, ihre Affekte und Impulse unter Kontrolle zu bringen, und damit die Voraussetzungen für eine psychoanalytische Behandlung schafft. Um Mentalisieren in eine psychodynamische Therapiekultur zu integrieren, empfehlen sie folgende Dimensionen zu berücksichtigen (modifiziert nach Vermote et al., 2015, S. 291):

1. eine Hintergrunddimension, die durch ein Gefühl der inneren Sicherheit konstituiert wird (Bindungssicherheit, Arbeitsbündnis, therapeutischer Rahmen). Erweitert wird das Modell der sicheren Basis durch das Konzept des »epistemischen Vertrauens« (Fonagy & Allison, 2014);
2. die Mentalisierungsdimension (Symbolisierung), die besonders den Prozess betont (Wie mentalisiert die Patientin in bestimmten Beziehungen?);
3. die Berücksichtigung der Objektbeziehungsdimension, die sich an der Objektbeziehungstheorie (Kernberg), der Selbstpsychologie oder der intersubjektiven Theorie orientieren kann. Die Ebene von Selbst- und Objektrepräsentanzen gibt hier die Möglichkeit einer Wendung vom Prozessdenken hin zu inhaltlichen Aspekten (Durcharbeiten innerer Konflikte).

Dieses Modell lässt sich gut mit dem Ansatz Psychotherapie als dreifaches Kommunikationssystem (Fonagy & Allison, 2014) verbinden. Die beschriebenen Dimensionen können ebenso als aufeinanderfolgende oder parallele Phasen einer Behandlung gesehen werden und schließen die Beziehungsdimension explizit ein (z. B. epistemisches Vertrauen, Übertragung, Objektbeziehungen). Das Modell legt nahe, bei Patienten mit wenig integriertem Strukturniveau eine stärker auf den Prozess des Mentalisierens fokussierte Vorgehensweise zu wählen. Wenn grundlegendes Mentalisieren möglich ist, liegt der Schwerpunkt eher auf situativen Zusammenbrüchen des Mentalisierens, z. B. in stressvoll erlebten Interaktionen, und stärker auf Inhalten, Konflikten und auf der Reflexion der Beziehung und Übertragung (Kirsch et al., 2016).

Die Unterteilung in drei Dimensionen von Vermote et al. korrespondiert mit den beiden Schwerpunkten »Prozessfokus« und »inhaltlicher Fokus« in der »Brief Dynamic Interpersonal Therapy« (DIT) von Lemma, Target & Fonagy (Vermote et al., 2015; Lemma et al., 2011). Der Prozessfokus beinhaltet die Förderung der Mentalisierung mit den typischen MBT-Interventionen. Der inhaltliche Fokus umfasst die Formulierungen und Interpretationen des Therapeuten zu den interpersonalen bewussten und unbewussten Mustern. Die Autoren beschreiben das Behandlungskonzept als geeignet auch für Patienten mit einem integrierteren Strukturniveau (s. a. Kap. 5.7).

Die Dimension »Objektbeziehungen« (Vermote et al., 2015) und der von Lemma et al. ergänzte Fokus »Formulierungen und Interpretationen zu den interpersonalen bewussten und unbewussten Mustern« (Lemma et al., 2011) weisen auf einen Aspekt hin, der im Mentalisierungskonzept und der MBT nicht im Mittelpunkt steht: »Fonagy und Kollegen gehen von einer emotionalen Selbsterkenntnis aus, in der das erkennende Selbst fehlt.« (Steinberger, 2021, S. 108). Es ist die fehlende Vorstellung darüber, dass sich das Selbst auch aus dem Prozess des eigenen inneren Gewahrwerdens entwickelt. Das Sich-Gewahrwerden enthält außer der Affektspiegelung vielfache psychodynamische Prozesse des sich erkennenden Subjekts, z. B. Identifikationsprozesse. Hierzu hat die Psychoanalyse mehr zu sagen, auch mit ihren Objektbeziehungstheorien.

Fallberichte

Fonagy sowie Target schildern Fallvignetten bzw. Ausschnitte aus ihren psychoanalytischen Behandlungen, in denen sie einen Mentalisierungsfokus herausarbeiten (Fonagy, 2008; Fonagy, 2019; Target, 2016).

Target beschreibt eine hochfrequente psychoanalytische Behandlung einer damals 25-jährigen Borderline-Patientin (Target, 2016). Die Autorin unterscheidet vorab Störungen der mentalen Prozesse (Symbolisierung, Repräsentation) von der Arbeit an inneren Konflikten (Abwehr, innere Konflikte), beides verlange ein unterschiedliches Vorgehen, aber beides sei innerhalb einer psychoanalytischen Behandlung möglich. Zunächst, die ersten beiden Jahre, habe sie mentalisierungsorientiert gearbeitet. Gefühle wurden in diesen Sequenzen gespiegelt und markiert, und die Patientin wurde ermutigt, ihre Gefühle zu benennen bzw. mit der Therapeutin zu reflektieren. In den folgenden Jahren, als die Patientin zu symbolisieren begann und die Toleranz von Affekten und deren Kommunikation deutlich zugenommen hatte, habe sie die Arbeit in der Übertragung ausgebaut. Wenn eine strukturelle Schwäche der Mentalisierungsfähigkeit vorliege, so solle die klassische analytische Arbeit der Übertragungsdeutungen bzw. der Deutung von unbewussten Konflikten erst *nach* dieser Arbeit mit Spiegelung und Containment der Affekte erfolgen. Werde die klassische psychoanalytische Deutungsarbeit ohne diese Containment-Arbeit eingesetzt, so reagierten strukturell gestörte Patienten mit Agieren oder konkretistischem Denken.

Target schlägt dieses Vorgehen für Patienten vor, die von klassischen Psychoanalysen nicht profitieren (Target, 2016). Sie geht dabei von der Annahme aus, dass Patienten mit schweren Persönlichkeitsstörungen eine markierte Spiegelung ihrer Affekte innerhalb der sicheren Umgebung einer psychotherapeutischen Beziehung brauchen. Ein hochfrequentes psychoanalytisches Setting sei optimal, um das Rohmaterial der konkretistischen oder teleologischen, triebhaften und unverarbeiteten Affekte im Rahmen des sicheren therapeutischen Übergangsraums zum Ausdruck zu bringen. Dies erfordere eine technische Vorgehensweise, die der »kontingenten« (zeitnahen), »kongruenten« (passenden) und »markierten« (Verdeutlichung des unterschiedlichen Affekterlebens bei der Mutter und beim Kind) Spiegelung der Mutter eines Säuglings ähnelt (White, 2019).

White hinterfragt in seinem Kommentar kritisch, ob die (theoretischen) Unterschiede zwischen klassischen kleinianischen Analytiker*innen (Containment, Symbolisierung) und mentalisierungsorientiertem Vorgehen (markierte Affektspiegelung und Förderung der Mentalisierung) in der Praxis hochfrequenter psychoanalytischer Behandlungen tatsächlich so groß seien. Unterschiede sieht White jedoch in den Modifikationen der analytischen Haltung (White, 2019). Dies meint die Unterschiede zwischen einer Haltung, in der man sozusagen neben dem Patienten steht, um die innere und äußere Welt »stützend« aus seiner Sicht zu beschreiben (die Dyade aufrechterhaltend), und einer Haltung, in der die Analytikerin der Patientin als getrenntes Gegenüber gegenübersteht (triadisches

Denken fördernd). Wenn die Analytikerin ihre getrennte Position als ein Gegenüber für ihre Patient*innen aufrechterhalte, werde sie in der Übertragung zur Projektionsfigur für die gespaltene innere Welt ihrer (strukturell gestörten) Patientin. Mary Target verzichtet nicht auf ihre Position als getrenntes Gegenüber für ihre Patientin und sie beschreibt, wie sie die somit entstehenden Übertragungsphantasien ihrer Patientin in der Übertragung durcharbeitet (s. a. Kap. 5.2).

Mary Target, eine der zentralen Gründungsfiguren des Mentalisierungsansatzes, verdeutliche in ihrem Artikel ihren »Spagat« zwischen Mentalisierungsfokus und klassischer, kleinianischer Analyse und ihre Versuche der Integration (Target, 2016), so White. Die Begrifflichkeit und Perspektive der Mentalisierungstheorie könnten sehr hilfreich sein, um den Umgang mit »schwierigen Patientinnen und Patienten« aus der entwicklungstheoretischen Sicht zu beschreiben und verstehen zu können (White, 2019).

Kritik der Psychoanalyse am Mentalisierungsansatz

Der Mentalisierungsansatz wird in weiten Bereichen der psychotherapeutischen Versorgung, über verschiedene Therapieschulen hinweg, in der Psychotherapieforschung und auch in der Pädagogik interessiert und wohlwollend aufgenommen (Hamburger, 2020; Gingelmaier et al., 2018), lediglich innerhalb der Psychoanalyse ist die Kritik am Konzept verbreitet. Zum Beispiel kritisiert der Kleinianer Britton das Bedürfnis der Mentalisierungstheoretiker*innen, das psychoanalytische Modell und die Behandlungstechnik bei schwer gestörten Patient*innen zu ändern. Sein Vorwurf ist, dass die Änderung der Technik einem Agieren gleichkomme und nicht ausreichend versucht werde, die Übertragungs-Gegenübertragungskonstellation zu verstehen (White, 2009). Die Kritik mündet bei White in einer (deutenden) Interpretation dahinterliegender Motive: *»Meine Vermutung ist, dass es die Macht der wissenschaftlichen Forschung und die Forderungen des Gesundheitswesens sind, welche die Analytiker immer wieder in Versuchung bringen, ihre Technik zu ändern, Behandlungen abzukürzen und symptomorientiert zu arbeiten.«* (White, 2009, S. 1185). Diesen Vorwurf mentalisierend aufgreifend, könnte man antworten, auch dies sei eine Perspektive, ein Versuch, Intentionen und Motive zu ergründen. Jedoch wird die Kritik hier bereits aus einer deutenden, wissenden Position heraus formuliert.

Andere Kritik wird eher unterschwellig geäußert. So gehört es *»zu den stärksten Widerstandsargumenten gegenüber MBT, wenn erfahrene Psychotherapeut*innen meinen, schon immer auf diese Weise gearbeitet zu haben. Bezüglich des Lehrens und Lernens kann man sich am Segeln orientieren: Mit Zunahme der ›Windstärke‹*

*werden Therapeut*innen nicht nur nosologisch kontextuelle Kenntnisse (analog einer Seekarte), sondern spezifische Fertigkeiten abverlangt, um nicht zu kentern«* (Schultz-Venrath, 2021, S. 240).

Diese Kritik ist erstaunlich, steht doch nicht die Aufgabe von zentralen psychoanalytischen Konzepten wie den Triebvorstellungen oder dem Konzept des Unbewussten zur Diskussion. Auch der Mentalisierungsansatz betont, dass es die Triebvorstellungen braucht, um von dem cartesianischen Dualismus (Körper und Geist als getrennte Welten zu verstehen) zu einem integrierten, verkörperten Verständnis der Psyche zu kommen (Fonagy et al., 2004, S. 93). Zur Diskussion stehen daher nicht die Konzepte von Trieb oder Unbewusstem. Zur Diskussion steht eine Erweiterung der Vorstellungen zum Unbewussten, die sich unter anderem durch die Fortschritte in der Neurobiologie und Beobachtungen in der Einzelfallforschung ergeben. Führende Psychoanalytiker wie der ehemalige Präsident der Internationalen Psychoanalytischen Vereinigung (IPV), Otto Kernberg, oder der ehemalige Leiter der IPV-Forschungskommission, Peter Fonagy, mahnen bereits über Jahrzehnte sehr deutlich (Kernberg, 2006; Kernberg, 2013) oder etwas vorsichtiger: »*dass es für die Psychoanalyse durchaus gewinnbringend wäre, sich für ihre Nachbardisziplinen zu öffnen, um sich neu zu definieren und weiterzuentwickeln*« (Fonagy et al., 2004, S. 92).

Kritik an der Psychoanalyse und Ausblick

> »Es gibt mehr psychoanalytische Theorien, als wir brauchen, doch trotz zahlreicher Überschneidungen weist jedes theoretische Korpus unverwechselbare Merkmale auf. Zu entscheiden, was für und was gegen eine Theorie spricht, ist eine wichtige Aufgabe der psychoanalytischen Forschung, die sich dabei auf die beiden Auswahlkriterien Kohärenz sowie Übereinstimmung mit den bekannten Fakten stützen kann.«
>
> *(Fonagy & Target, 2006, S. 18)*

Davon ausgehend werden sowohl theoretische Modelle der Psychoanalyse als auch empirische Befunde aus relevanten Nachbardisziplinen in das Mentalisierungsmodell einbezogen. Dies betrifft insbesondere Erkenntnisse der modernen Entwicklungspsychologie zur Entwicklung des Selbst und der inneren Repräsentanzen.

Fonagy und Target schlagen für eine Entwicklung der Psychoanalyse vor (Fonagy & Target, 2006, 417 ff.):

- psychoanalytische Konstrukte und Techniken strenger zu definieren (z. B. mit Hilfe der OPD-2);
- Entwicklungsmodelle für die späte Kindheit, Adoleszenz und das Erwachsenenalter zu erarbeiten;
- vergleichende psychoanalytische Studien voranzutreiben, die alternative psychoanalytische Bezugsrahmen gegenüberstellen. Beobachtungen sollten andere Disziplinen und deren Methoden der Datensammlung einbeziehen, um einen Standard der Berichterstattung zu entwickeln, der verschiedene Perspektiven (inklusive der der Patienten) einschließt;
- eine stärkere Reflexion der Interaktionen zwischen der intrapsychischen Welt und der Umwelt, einschließlich der Berücksichtigung von Belastungen und Traumatisierungen, sowie des sozialen und kulturellen Kontextes, indem sich die Objektbeziehungen entwickeln;
- einen größeren Einsatz psychoanalytischer Kliniker*innen und Forscher*innen, um die Relevanz der psychoanalytischen Theorie und Behandlung für die Gesellschaft insgesamt darzustellen;
- eine Therapie kann nur dann erfolgreich sein, wenn sie sowohl intrapsychische als auch interpersonale Ziele erreicht, dabei spielt mentalisierte Affektivität eine bedeutsame Rolle.

KAPITEL 5

Mentalisieren in der psychodynamischen und psychoanalytischen Psychotherapie

Das Kapitel zeigt, wie das Mentalisierungskonzept die Sichtweise auf die psychoanalytische Behandlungstechnik verändert und neue Aspekte liefert. Im Folgenden werden dazu einzelne Elemente der Behandlungstechnik der psychoanalytisch begründeten Psychotherapie kurz dargestellt und der mentalisierungsbasierten Behandlungstechnik gegenübergestellt. Es ist dabei nicht die Intention der Gegenüberstellungen, eine Kontroverse zu markieren, sondern deutlich zu machen, welche Teile sich ergänzen oder zusammenfügen lassen und welche Teile unvereinbar bleiben. Am Ende dieses Kapitels (Kap. 5.7) steht ein Modell, das der Integration dienen kann.

Eine Einschränkung des Mentalisierungsansatzes auf die Psychotherapie struktureller Störungen ist in Hinblick auf die psychotherapeutische Praxis keine wirklich gravierende Einschränkung. So berichtet Mertens, dass die berühmte amerikanische Psychoanalytikerin Benedek in den 1990er Jahren gefragt wurde, wie viel psychoneurotische Patient*innen sie in ihrem langen Leben behandelt habe. Ihre Antwort war: »drei bis vier« (Mertens, 2015). Mertens vertritt die Ansicht, die durch diese Anekdote pointiert wird, dass Psychoanalytiker*innen schon immer und mehrheitlich Persönlichkeitsstörungen, d. h. Personen mit strukturellen Einschränkungen behandelt und dabei die klassische Behandlungstechnik modifiziert haben, um sie den Patient*innen anzupassen.

5.1 Behandlungsziel: Unbewusstes bewusst machen und mentalisierte Affektivität

Unbewusstes bewusst machen

Ziel der psychoanalytischen Therapie ist es, Unbewusstes bewusst zu machen und es sprachlich ausdrücken zu können. Erst was in Sprache erfasst werden kann, kann von den unbewussten Konflikten, den Affekten und dem Begehren gewahr werden. Freud setzt meist das Unbewusste mit dem Verdrängten gleich, erwähnt aber auch, dass das Unbewusste genetisch tradierte Inhalte besitzt, die er als den »Kern des Unbewussten« bezeichnet. Dabei ist das Unbewusste psychodynamisch, es drängt zur Oberfläche, ist kausal wirksam und abgegrenzt von dem vorübergehend nicht Erinnerbaren, dem Vorbewussten. Die heutigen Auffassungen in der Psychoanalyse über die Natur des Unbewussten sind keinesfalls einheitlich, da die Psychoanalyse auf eine mehr als hundertjährige Theorieentwicklung zurückblicken kann. Neuere Vorstellungen differenzieren (Gödde & Buchholz, 2011) in »Horizontales Unbewusstes« und »Vertikales Unbewusstes «. Fonagy und Allison schlagen eine Differenzierung von »Nicht-Bewusstsein«, »primärem Unbewussten« und »psychoanalytischem Unbewussten« vor (Fonagy & Allison, 2017 [2015]). Über die Unterschiede in den Auffassungen hinsichtlich des Charakters des Unbewussten, seine Inhalte und Struktur sowie die Dynamik des Unbewussten aus heutiger Sicht berichtet Kap. 4.2.2.

Die psychoanalytische Behandlung legt ihren Schwerpunkt auf das Bewusstmachen von Verdrängtem, unbewussten Konflikten, Inhalten wie traumatischen Erfahrungen in der Kindheit, Übertragungsanteilen in der therapeutischen Beziehung und Abwehrkonstellationen. Die Deutung ist die zentrale Handlungsweise des Analytikers, um Unbewusstes ins Bewusstsein zu heben.

Für Fonagy et al. bildet die »Mentalisierte Affektivität« das Herzstück der psychoanalytischen Behandlung (Fonagy & Target, 2006). Auch Freud stellte die Affekte in den Mittelpunkt seiner Konzepte. Zu Beginn, in »Studien über Hysterie« (Breuer & Freud, 1895 [1991]), nahm er an, dass blockierte Affekte in einer traumatischen Situation dazu führten, dass Symptome entstehen. Später formulierte er eine triebtheoretisch bestimmte Affekttheorie (Libido-Aggression), in der der körperliche Ursprung der Affekte Berücksichtigung fand. Indem er dann das Ich vermittelnd zwischen Über-Ich und Es annahm, entwickelte er den Ansatz zur Affektregulation weiter.

Auch im Mentalisierungskonzept ist die Entwicklung der Affektregulierung, hier in Verbindung mit der Bindungstheorie, ein zentraler Aspekt (Fonagy et al.,

2004). In der Mentalisierungsbasierten Therapie wird er zum übergeordneten Ziel der Förderung von mentalisierter Affektivität.

Obwohl das Mentalisierungskonzept eine Eigenständigkeit hat, fußt es doch auf dem Vermächtnis der ihr vorhergehenden psychoanalytischen Theorien, vor allem der Ich-Psychologie, der Objektbeziehungstheorie, Winnicotts »Haltendem Objekt« und Bions »Containing«. Nach Jurist ist es noch ein langer Weg, den Zusammenhang zwischen Mentalisierung und Affektregulation zu verstehen. Das Interesse daran zeigt sich in einer Zunahme an Publikationen, die sich auf das Thema Affektregulation und das Thema Mentalisierung beziehen (Jurist, 2018).

Mentalisierte Affektivität

> »Emotionale Erfahrung ist der erste Schritt zu einem Gedanken.
> Am Ende der Straße finden wir das Denken […]«
>
> *(Green, 1998, S. 649, Übers. JB; Jurist, 2018)*

> »Although many of us may think of ourselves as thinking creatures that feel, biologically we are feeling creatures that think.«
>
> *(Taylor, 2008, S. 19, Neurowissenschaftler)*

Es ist ein zentrales Element in vielen Formen des seelischen Leidens, den eigenen Affekten ausgeliefert zu sein, sei es z. B. durch massive Angst, starke depressive Affekte oder unerträgliche Gefühle von dunkler Leere. Insbesondere bei Patient*-innen, die unter einer strukturellen Störung leiden, hat das Gefühl, seinen Affekten ausgeliefert zu sein, große Bedeutung. Bei vielen Borderline-Symptomen z. B. spielen die Schwierigkeiten in der Kontrolle von heftigen Affekten eine zentrale Rolle: Angst und Wut, erotisches Begehren, unerträgliche Leere, Angst vor dem Alleinsein, Fremdheitsgefühle. Auch hier ist die Verbesserung der mentalisierten Affektivität zentrales Anliegen einer längerfristigen Therapie. Das Problem ist aber nicht auf die Borderline-Persönlichkeitsstörung beschränkt. Nach Gross und Jazaieri liegen bei 40–70 % der psychischen Störungen massive affektive Probleme und Probleme ihrer Regulation vor (Gross & Jazaieri, 2014).

Es lassen sich drei Stufen der Affektregulierung unterscheiden (Fonagy et al., 2002; Taubner, 2015):

- Stufe 1: Um das Gleichgewicht des Organismus (Homöostase) zu gewährleisten, werden Affektzustände handlungs- und körpernah verändert. Affekte gehen dem Kognitiven voraus – sowohl evolutionär als auch entwicklungsgeschichtlich in der neurobiologischen Entwicklung des Neugeborenen zum erwachsenen Menschen. Dabei sind Affekte das primäre Motivationssystem.

- Stufe 2: Affekte können kommuniziert werden und sind zumindest teilweise bewusst. Die Affekte werden kognitiv zugänglich, sind mehr in Entscheidungsprozessen eingebunden. Sie sind weniger blind. Durch Symbolisierung/Sprache werden die Affekte kommunizierfähig und interaktionell regulierbar. Der Aufbau eines Repräsentationssystems ermöglicht Differenzierung und Modulierung der Affekte. In der Psychotherapie wird es hier wichtig, dass Patient*innen für ihre Gefühle und Gefühlszustände ihre eigene Sprache finden und nicht eine Sprache von Therapeut*innen übernehmen und die Gefühle von Therapeut*innen etikettiert (gedeutet) werden.
- Stufe 3: Mentalisierte Affektivität erlaubt, den affektiven Zustand zu reflektieren. Es gestattet, den Affekten Bedeutung zu geben und die Kontrolle über die Affekte weiter auszubauen. Mentalisieren wird so zu einem Puffer zwischen Affekt und Handlung. Mentalisierte Affektivität gilt als die reifste Form des Umgangs mit Affekten.

Mentalisierte Affektivität bedeutet zunächst allgemein ein komplexes Verstehen des eigenen Affekterlebens (Fonagy et al., 2018). Eine mentalisierte Affektivität erlaubt in einem weiteren Schritt eine weitgehende Kontrolle über die eigenen Affekte, auch in Hinsicht auf die Steuerung von Handlungen (Stufe 3). Handlungen werden dann nicht mehr unkontrolliert von Affekten gesteuert, wie z. B. Kampf und Fluchtverhalten, die blitzschnell ausgelöst werden können. Die mentalisierte Affektivität trägt zum Aufbau von Selbststrukturen bei.

Häufig wird MBT als eine kognitive Therapiemethode gesehen. Dies mag seinen Ursprung darin haben, dass sich das Mentalisierungskonzept auf die Theory of Mind und auf Ergebnisse der empirischen Forschung bezieht, zu denen auch verhaltenstherapeutische Elemente gehören. Diese Sichtweise wird aber durch die zentrale Bedeutung, die dem Konzept der mentalisierten Affektivität und seiner Umsetzung in der Therapie zukommt, widerlegt.

Die Affektelaboration kann nach Jurist und Allen et al. in drei therapeutische Schritte unterteilt werden (Jurist, 2018; Allen et al., 2011): 1. Identifizierung der Affekte, 2. Modulierung der Affekte, 3. Kommunikation der Affekte. Die Durcharbeitung der Schritte vergrößert die Kontrolle über die Affekte und die daraus resultierenden Handlungen. Für die Durcharbeitung der Affekte braucht es ausreichend Zeit, sie kann nicht mechanisch gelernt oder kognitiv abgearbeitet werden.

1. Identifizierung von Emotionen

Entgegen der Annahme vieler therapeutischer Schulen sind wir uns oft über unsere Gefühle nicht im Klaren. Wir haben dann »aporetische Affekte« (Aporie griechisch: Ratlosigkeit; Jurist, 2018). Es ist eine Alltagserfahrung, dass wir etwas spüren, aber nicht wissen, was es ist. Es bedarf Zeit, um diese Gefühle in Symbole, d.h. beschreibende Worte zu fassen. Oft ist auch für ein Gefühl ein einfacher Begriff nicht ausreichend (z.B. Leere oder »Sich fremd fühlen«). Meist braucht es mehrere Worte. Um sich in einem Gefühlszustand verstanden zu fühlen, braucht es oft eine Sprache, die wir mehr in der Literatur finden als in der ICD-10 bzw. ICD-11.

> »Oft werde ich zum Melancholiker. Ich weiß nicht woher es kommt. Dann sehe ich jeden mit starrer Miene wie eine Eule an […] und dann überfällt eine Dunkelheit meine Seele, eine Dunkelheit, so undurchdringlich wie der Oktobernebel.«
>
> *Goethe 1766, Brief an seine Schwester. (Goethe, 1985, Bd.28, S.603)*

Das Phänomen, dass wir uns oft über unsere Gefühle nicht im Klaren sind, unterscheidet sich von der Alexithymie. Alexithymie, oft sehr ungenau als Gefühlsblindheit charakterisiert, ist zwar ebenso ein Unvermögen, Gefühle adäquat wahrzunehmen, aber dieses Phänomen ist bei Personen mit Alexithymie generell. Es ist ein Charakterzug, der einhergeht mit Phantasiearmut und ungenügender Wahrnehmung der psychischen Qualität von Affekten. Stattdessen liegt die Betonung auf den physiologischen, körperlichen (rohen, unmentalisierten) Aspekten der Affekte.

In einer Psychotherapie besteht die Gefahr, dass die Gefühle vorschnell falsch oder unverstanden von Therapeut*innen etikettiert werden, indem Therapeut*-innen aus ihrer Intuition oder Erfahrung heraus etwas benennen. Der Therapeut sagt z.B.: »Sie fühlen jetzt Ärger, ist es so?« Der Patient: »Nein.« Der Therapeut: »Eher Wut?« Der Patient sagt »Ja.« Das Thema wird so vorschnell beendet, möglicherweise wie hier nur aus Erklärungsnot. Im Mentalisierungsansatz ist es deshalb geraten, die zentrale Haltung als »Standpunkt des Nicht-Wissens« weiter aufrechtzuerhalten, den Patienten zu ermutigen herauszufinden, wie er seine Affekte identifizieren und in Sprache bringen könnte. Durch die eigene Wahrnehmung und Erfahrung der Affekte sowie die darauffolgende Identifizierung des Affekts und seine Benennung wird langsam die Wahrnehmung von Urheberschaft wiedergewonnen.

Das Modell der mentalisierten Affektivität hat sich im Laufe der Zeit differenziert. Während zunächst davon ausgegangen wurde, dass mentalisierte Affektivität einfach heißt, dass eine Person in der Lage ist, über ihre Gefühle nachzudenken, ist jetzt der Prozesscharakter deutlicher in den Fokus gerückt ist (Jurist, 2018). Die Veränderung beim Patienten vollzieht sich danach durch den Prozess der Wahrnehmung und Identifikation der Affekte. Dazu gehört neben dem Hier und Jetzt auch der Bezug auf autobiografische Erfahrungen und Erinnerungen.

2. Modulierung von Affekten

Zur Modulation von Affekten gibt es drei Ansätze: das Modell des kognitiven Prozessierens, das Modell der Achtsamkeit und das Modell der mentalisierten Affektivität. Sie werden hier kurz dargestellt, um die Unterschiede des Konzepts der mentalisierten Affektivität zu verdeutlichen.

Modell des kognitiven Prozessierens: Dem Modell liegt die Kognitive Verhaltenstherapie zugrunde. Es folgt der Vorstellung, dass die Kognitionen wieder eine Kontrolle über die Affekte und über das daraus resultierende Verhalten gewinnen. Emotionale Regulation ist hier ein Top-down-Mechanismus: Die Kognitionen erhalten wieder Macht über die Affekte. Zu dem differenziert ausgebauten Modell gehören der sokratische Dialog, über den Überzeugungsarbeit geleistet wird. Dazu gehören auch die Edukation sowie Verhaltens- und Skilltrainings. Die kognitive Umstrukturierung führt zu neuen kognitiven Strategien in der Kontrolle von Affekten und Verhalten. Kognitive Veränderungen ziehen dabei Veränderungen der Affekte nach sich.

Ein Sonderfall ist die klassische verhaltenstherapeutische Methode der Exposition. Sie kann bei Patient*innen mit Angstsymptomen bei erfolgreichen Interventionen zu einer gleichzeitigen kognitiven und affektiven Umstrukturierung führen und dann besonders wirksam sein.[7]

---

7 Die Methode der Exposition hat bereits Freud empfohlen. »*Bei diesen letzteren (den Phobikern zweiten Grades) hat man nur dann Erfolg, wenn man sie durch den Einfluß der Analyse bewegen kann, sich wie Phobiker ersten Grades zu benehmen, also auf die Straße zu gehen und während dieses Versuches mit der Angst zu kämpfen. Man bringt es also zunächst dahin, die Phobie so weit zu ermäßigen, und erst wenn dies durch die Forderung des Arztes erreicht ist, wird der Kranke jener Einfälle und Erinnerungen habhaft, welche die Lösung der Phobie ermöglichen.*« (Freud unterscheidet hier zwischen Phobikern ersten Grades, die trotz ihrer Ängste auf die Straße gehen, und Phobikern zweiten Grades, die dies vermeiden). Freud, 1919.

Modell der Achtsamkeit: Das Modell stammt aus der asiatischen Philosophie und findet als »dritte Welle der Verhaltenstherapie« Eingang in die Verhaltenstherapie. Es steht im Gegensatz zum klassischen kognitiven Modell der Verhaltenstherapie, das früher Allgemeingültigkeit beanspruchte. Entgegen den Versuchen, affektive Erfahrungen zu verändern oder Alternativen zu suchen, geht das Prinzip der Achtsamkeit in die umgekehrte Richtung. Die Affekte sollen zunächst wahrgenommen und akzeptiert werden, so wie sie sind. Es geht nicht darum, sie kognitiv zu kontrollieren. Die Haltung wird als »innere Selbstverpflichtung« beschrieben, als eine Akzeptanz gegenüber den affektiven Reaktionen, so wie sie auftreten.

Modell der mentalisierten Affektivität – Bindung, Mentalisierung, Selbst: Eingeschränktes Mentalisieren beinhaltet Affekte, effektives Mentalisieren umfasst ebenso Affekte, aber sie sind hier verbunden mit den Fähigkeiten der Regulation und Modifikation. Die Affekte sind hier verknüpft mit dem Kontext und haben eine von der Person reflektierte Bedeutung. Dabei ist mentalisierte Affektivität als ein Aspekt der Affektregulierung nicht nur ein Prozess im Hier und Jetzt. Sie wird beeinflusst unter anderem durch das autobiografische Gedächtnis, durch Bindungserfahrungen und Entwicklung des Selbst.

Menschen werden nicht mit der Fähigkeit der Affektregulation geboren. Kinder lernen die Regulation ihrer Affekte durch die Reifung des Gehirns und durch Personen, die für das Kind sorgen. Affektregulation ist die kritische Leistung der frühen Kindheit (Calkins & Hill, 2007).

Durch die in den ersten Lebensjahren erfahrene Affektspiegelung des Kindes lernt das Kind die Affekte zu differenzieren (Kap. 2.3). Das Modulieren von Affekten, wie es zunächst durch Bezugspersonen und in der Beziehung notwendig ist, gelingt dem Kind und dem Erwachsenen später durch die zunehmende Internalisierung von beruhigenden Objekten selber.

Bei der Regulation von Affekten hat das Bindungssystem eine zentrale Bedeutung. In einer sicheren Bindung können Affekte beruhigt bzw. moduliert werden. Dies geschieht häufig nach dem Modell, nach dem die erwachsene Person früher als Kind Beruhigung erfahren hat. Bei einer durch hohe Affekte geschaffenen Beunruhigung suchen wir nach dem Muster unseres Bindungssystems Schutz bei Bindungspersonen oder versuchen dies mit uns selber. Eine Person kann so mit Hilfe realer Außenbeziehung ihre Affekte modulieren oder durch internalisierte gute Objekte dies mit sich selber tun. Im Idealfall hilft dies, die Affekte herunter zu regulieren. Traumatische Erfahrungen können tiefgreifende und persistierende Einschränkungen dieser Regulation bewirken, sowohl physiologisch

(Hypervigilanz) als auch durch eine Zerstörung von epistemischem Vertrauen (s. Kap. 2.4).

3. Kommunikation von Affekten

Nach der Identifizierung der Affekte und der Modulierung der Affekte ist das Ausdrücken der Affekte und die damit verbundene Beziehung zum Verhalten der dritte Schritt. Mit der Kommunikation der Affekte wird die eigene Urheberschaft real. Die Kommunikation der Affekte kann nach innen (d.h. auf uns selbst) oder nach außen gehen. Dies geschieht häufig ganz bewusst und explizit mentalisierend, z.B. wenn der Patient seine Gefühle im Hier und Jetzt wahrnimmt und in Worte fasst. Die Kommunikation der Affekte nach außen ermöglicht die lebendige Kommunikation mit anderen Personen. Affekte können dabei nicht nur direkt ausgedrückt werden, sondern auch indirekt, z.B. durch Musik.

Die Identifizierung der Affekte, die Modulierung der Affekte und die Kommunikation der Affekte, alle drei Aspekte sind verbunden mit dem Gewahrwerden von Handlungsmacht über die Affekte. Bei der Identifizierung von Affekten beginnt das Gewahrwerden als eigener Akteur, mit der Modulierung wird die Urheberschaft weiter aktualisiert und mit der Kommunikation der Affekte wird die eigene Urheberschaft manifest und als Ergebnis real.

Weshalb ist mentalisierte Affektivität ein zentrales Behandlungsziel?

Mentalisierte Affektivität ist eine Form der Emotionsregulation, die die Fähigkeit zur Reflexion der eigenen Gedanken und Gefühle beinhaltet, sei es aus der Kindheit, der Gegenwart oder dem Kontext. Dies ist verbunden mit dem Gefühl einer Person, auch Urheber der eigenen Gefühle zu sein (»sense of agency«). Eine bedeutende zusätzliche Rolle spielt dabei, dass bei hohen Affekten die Mentalisierung eingeschränkt ist und dadurch Fehlinterpretationen begünstigt werden: Fehlinterpretationen schwächen das epistemische Vertrauen. Gleichzeitig begünstigt umgekehrt epistemisches Misstrauen Fehlinterpretationen (s. Kap. 2.4). Diese fehlerhaften Interpretationen der Affekte bei sich selber und beim Gegenüber, vor allem im sozialen Kontext, sind häufig eine Kernproblematik von Patient*innen.

Die Entwicklung der mentalisierten Affektivität oder ihr Versagen können auch in einem größeren Rahmen verstanden werden:

- Die mentalisierte Affektivität trägt zum Aufbau von Selbststrukturen bei. In der Psychotherapie ist es deshalb wichtig, dass Patient*innen für ihre Gefühle und Gefühlszustände eine eigene Sprache finden und nicht die Sprache von den Therapeut*innen übernehmen. Mit dem Aufbau einer Selbststruktur werden die Grundlagen von Identität geschaffen. In erfolgreichen Therapieprozessen erlebt man, wie die Affektdifferenzierung zu einer Erweiterung oder Veränderung des Identitätsgefühls beiträgt. Die Suche nach Identität ist für das Individuum in unserer globalisierten Welt zu einem zentralen Bedürfnis geworden. Dieses Bedürfnis verweist das Thema Sexualität in der Bedeutung auf den zweiten Rang. Das wird auch sichtbar daran, wie das Thema Sexualität heute durch Fragen der Identität durchdrungen wird.

- Bei Patient*innen mit einer Symptomatik »Funktionale Somatisierungen« und bei Patient*innen mit einer Diagnose im Bereich der Autismus-Spektrum-Störungen kann man beobachten, dass sie ihre Affekte nicht sehr differenziert benennen können. Der therapeutische Ansatz besteht hier in einer emotionalen Validierung und Versuchen einer gemeinsamen Affektregulierung.
- Personen aus dem rechtsradikalen Milieu rekurrieren auf die Blut- und Bodenideologie sowie auf die Bedeutung von Fahnen als Symbol von eigener Identität. Die Affekte werden auf diese Weise ausgedrückt, weil sie nicht differenzierter benannt werden können und häufig dieser undifferenzierten, rohen Form der Wahrnehmung eigener Affekte und der anderer Personen entsprechen.
- Eine Reduzierung der diffusen inneren Spannung wird durch Abspaltung in ein »Fremdes Selbst« (d.h. Teile die vom übrigen Selbst abgespalten sind und so erlebt werden) oder durch Somatisierung (d.h. Verschieben in den Körper) erreicht.

Affektverarbeitung und Verhaltensänderung

Das Konzept der mentalisierten Affektivität beinhaltet die Vorstellung, dass die Mentalisierung der Affekte nicht nur eine bessere Steuerung der Affekte ermöglicht, sondern sich dadurch auch positive Rückwirkungen auf die Steuerung des Verhaltens ergeben. So wird durch eine verbesserte Mentalisierung z.B. eine Kontrolle über selbstverletzendes Verhalten oder eine Modulation der Intensität der Reaktion in Partnerbeziehungen erreicht. Mentalisierte Affektivität als eine Kennzeichnung effektiven Mentalisierens umfasst zwei Aspekte. Zum einen wird der Affekt wahrgenommen und lebendig gehalten, zum anderen können kognitiv vermittelte Problemlösungsversuche differenziert gemacht werden. Dieser Ansatz wird auch von den italienischen Metakognitivisten, die sich der Verhaltenstherapie zurechnen, verfolgt. Sie untersuchten diesen Aspekt unter dem Begriff des »Metacognitive Mastery« (Carcione et al., 2008; Semerari et al., 2003). Metacognitive Mastery wird verstanden als Operationalisierung der Fähigkeit, Mentalisieren bei Belastungen einsetzen zu können, um Probleme zu lösen. Die Person reflektiert den Prozess und ihr Verhalten nicht als ein Faktum, sondern als Aufgabe, die bewältigt werden muss. Sie beschreibt dabei das Problem in einer plausiblen Weise. Erfolgreiches »Metacognitive Mastery« ist charakterisiert als *»eine rationale und kritische Haltung zu den Annahmen, die hinter dem Problem liegen. Die Person benutzt dabei ihr Wissen über die eigenen ›mental states‹ und die der anderen, um ihre interpersonale Problematik zu regulieren. Sie erkennt dabei auch in einer reifen Weise die eigenen Grenzen bei der Bewältigung der Probleme und ihren Einfluss auf Ereignisse.«*[8] (Semerari et al., 2003, S. 245; Übers. JB). Brockmann et al. untersuchten diesen Aspekt in einer Einzelfallstudie und fanden, dass sich der Erfolg einer Behandlung über das »Metacognitive Mastery« gut zeigen ließ (Brockmann et al., 2017a).

Fazit

Die Behandlungsziele in der psychoanalytischen Psychotherapie und dem Mentalisierungsansatz sind unterschiedlich, liegen aber nahe beieinander. Zwar ist die traditionelle psychoanalytische Technik stärker inhaltlich orientiert (Aufdecken unbewusster Zusammenhänge und Inhalte) und die Mentalisierungsbasierte Therapie stärker prozessorientiert (Förderung effektiven Mentalisierens und mentalisierter Affektivität). Die Ziele psychoanalytischer Therapie und die Ziele der mentalisierungsbasierten Behandlung münden aber beide in einer gelingenderen Selbststeuerung und Selbstverfügbarkeit. Letztere ermöglicht befriedigendere Beziehungen, da auch die Bezugspersonen mit ihren Intentionen realistischer gesehen werden und mehr Nähe zugelassen werden kann. Mentalisierung fördert dabei den Aufbau stabilerer Objektrepräsentanzen. Die mentalisierte Affektivität ist dabei sowohl eine Voraussetzung zum Aufbau (positiver) Objektbeziehungsrepräsentanzen als auch ein Kennzeichen stabiler Objektrepräsentanzen.

Weitere Gemeinsamkeiten in beiden Behandlungsansätzen liegen darin, dass sie den Affekten und der Affektverarbeitung eine große Bedeutung zumessen und von einem Repräsentationssystem als innere Struktur ausgehen. Die Affektverarbeitung geschieht dabei sowohl durch bewusste als auch durch vorbewusste und unbewusste Prozesse.

8 *»[…] adopting a rational and critical attitude to the beliefs that are behind a problematic state, using one's knowledge about others' mental states to regulate interpersonal problems and accepting in a mature way one's personal limits when trying to master oneself or influence events.«*

5.2 Die therapeutische Beziehung, Übertragung und Gegenübertragung

Alle evidenzbasierten Therapieverfahren versuchen, in der therapeutischen Beziehung eine Atmosphäre des Vertrauens und der Sicherheit zu schaffen, eine Atmosphäre, in der es möglich ist, über bedeutsames Erlebtes nachzudenken und darüber zu berichten. Dieses Bemühen ist von zentraler Bedeutung, denn eines der wenigen unbestrittenen Ergebnisse jahrzehntelanger Psychotherapieforschung ist, dass die therapeutische Beziehung der zentrale Wirkfaktor der Psychotherapie ist (Laska et al., 2014; Wampold et al., 2018; Wampold, 2015). Die Ergebnisse zeigen, dass die gemeinsamen Wirkfaktoren der evidenzbasierten Psychotherapien (»common factors«) die zentralen Wirkfaktoren dieser Psychotherapien sind und nicht die speziellen Techniken einzelner Therapieformen. Entgegen dieser Sichtweise halten die meisten Therapierichtungen an ihren spezifischen Wirkfaktoren, an ihren »Markenzeichen«, die sie auf ihre speziellen Techniken zurückführen, fest. Leitend für die Erforschung der therapeutischen Beziehung wurde die von dem Psychoanalytiker Bordin beschriebene therapeutische Allianz, die durch drei Komponenten gekennzeichnet ist (Bordin, 1979): erstens, eine durch Vertrauen geprägte und emotionale positiv getönte Bindung (»bond«) zwischen Therapeut*in und Patient*in, zweitens eine Übereinstimmung hinsichtlich der Aufgaben beider Seiten und drittens eine Übereinstimmung hinsichtlich der Therapieziele.

Die psychoanalytische Sichtweise

Das Konzept der therapeutischen Beziehung ist in der Psychoanalyse eng mit dem Konzept von Übertragung und Gegenübertragung verbunden. Übertragung im Allgemeinen meint in der Psychoanalyse die Verschiebung von Affekten und Vorstellungen, die mit dem Erleben bedeutender Personen der Kindheit in Zusammenhang stehen, auf den Psychoanalytiker (Freud, 1912; Laplanche & Pontalis, 1972). In der psychotherapeutischen Beziehung kommt es regelmäßig zu Übertragungen. In einer intensiven Beziehung erfährt der Patient während der Behandlung Affekte, Kognitionen, Wünsche und Befürchtungen gegenüber dem Psychoanalytiker, die aus früheren Beziehungserfahrungen verstehbar sind. Die Gegenübertragung ist dabei die Übertragung des Psychoanalytikers, denn auch er ist in den Prozess einbezogen. Die theoretischen Annahmen, die in der Psychoanalyse dem Übertragungskonzept zugrunde liegen, sind vielfältig. Sie leiten sich in der klassischen Sicht aus dem Triebmodell her, in weiteren Entwicklungen aus den Objektbeziehungstheorien einschließlich der Selbstpsychologie und der intersubjektiven Theorie. Auf diese Grundannahmen wird hier im Folgenden nur kurz eingegangen, da die Behandlungstechnik im Vordergrund stehen soll.

In der Psychoanalyse hat die Deutung der Übertragung durch den Analytiker, i.e. die Übertragungsdeutung, einen hohen Stellenwert. Aus mentalisierungsorientierter Sicht kann man sagen, die klassischen Übertragungsdeutungen des Psychoanalytikers interpretierten die Mentalisierungsprozesse des Patienten. Behandlungstechnisch lassen sich dabei die Arbeit **in** der Übertragung von der Arbeit **an** der Übertragung unterscheiden (Körner, 1989). Die Arbeit **an** der Übertragung lässt sich wie folgt charakterisieren:

- In den Übertragungsdeutungen werden Aussagen des Patienten auf bestimmte Muster zurückgeführt. Beispielsweise sagt der Therapeut: »*Wie Sie auf diese Situation reagiert haben, haben Sie schon früher einmal erwähnt.* Möglicherweise löst es in Ihnen etwas aus, was wir untersuchen sollten.«
- Der Therapeut nimmt in Übertragungsdeutungen außerdem Reaktionen des Patienten zum Anlass, dessen Verhältnis zur Therapie und zur Zusammenarbeit zu reflektieren. Etwa durch Sätze wie: »*So, wie Sie reagieren, könnte es etwas mit mir zu tun haben und wie Sie mich wahrnehmen.*«
- Er bezieht Aussagen des Patienten auf frühe zwischenmenschliche Erfahrungen oder auf die Erfahrung mit dem Therapeuten: »*Könnte es sein, dass so, wie Sie reagiert haben, es etwas mit Ihrem früheren Alleingelassenwerden zu tun haben könnte?*«

Hiervon zu unterscheiden ist die Arbeit **in** der Übertragung als weiterer klassischer psychoanalytischer Ansatz. Der Analytiker enthält sich dabei zunächst und weitgehend Deutungen und legt den Schwerpunkt auf das Hier und Jetzt. Dieser Ansatz ist dem Konzept der Mentalisierungsbasierten Therapie näher als die Arbeit an der Übertragung. Er lässt sich wie folgt charakterisieren:

- Der Therapeut ermutigt den Patienten, die gegenwärtige Beziehung zum Therapeuten zu explorieren. Enactments des Patienten werden akzeptiert und exploriert, ebenso wie die Beteiligung des Therapeuten und seine mögliche Verstrickung.
- Der Therapeut validiert die Erfahrungen des Patienten: »*Sie sehen das in dieser Weise, also da muss etwas dran sein. Können Sie versuchen, es mir zu erklären?*«

- Der Therapeut nutzt offen und angemessen einige seiner Gegenübertragungsgefühle. Er identifiziert sie klar als eigene Gefühle. Erst wenn dies vom Patienten deutlich wahrgenommen wird, berücksichtigt der Therapeut die Rolle des Patienten in der Herstellung dieser Gefühle.
- Der Therapeut formuliert alternative Perspektiven: »*Sie sehen das als einen Affront von Ihrem Chef, aber die Reaktionen könnten gar nicht so deutlich auf Sie bezogen sein. Ich meine, ich weiß es nicht sicher, aber vielleicht könnte es so gewesen sein. Es war ihr Gefühl, aber war es auch Ihre Wahrnehmung von außen, wenn Sie den Chef genauer noch einmal betrachten? Könnten Sie das in Erwägung ziehen?*«
- Der Therapeut bietet Kooperation an, um ein neues Verständnis zu ermöglichen.

Nach Körner, der dezidiert die Arbeit an der Übertragung von der Arbeit in der Übertragung unterscheidet und für die Arbeit in der Übertragung plädiert, liegt die Gefahr bei der Arbeit an der Übertragung darin, dass eine Übertragungsdeutung so wirkt, als ob der Analytiker aus der wahrgenommenen Beziehung aussteigt (Körner, 1989). Zudem besteht das Risiko, dass der Patient die Deutung pseudomentalisierend (d. h. im Als-ob-Modus) verarbeitet. Es ist dann nur eine Phantasie über das Verstehen, der Kontakt mit der Realität fehlt. Die persönliche affektive Erfahrung des Patienten bleibt so weitgehend unberührt, die Deutung für den Patienten wahrscheinlich folgenlos.

Gegenüber diesem Konzept ist mit Recht einzuwenden, dass die Arbeit in der Übertragung im Hier und Jetzt vernachlässigt, dass sich die Übertragungsbeziehung entlang einer zeitlichen Achse und auch entlang zeitlich überdauernder Persönlichkeitsstrukturen entwickelt. Gerade für das Verständnis dieser Aspekte sind die psychoanalytischen Theorien bedeutsam. Sie helfen zu verstehen, was in der Beziehung passiert. Die psychoanalytischen Theorien sind als Hintergrundwissen von großem Wert, denn nur von dem, wovon man einen Begriff hat, kann man etwas erkennen. Und nur wo man etwas erkennt, kann man sich orientieren. Im Ozean sind ein Kapitän und sein Schiff ohne Landsicht und ohne nautisches Wissen verloren. Die psychoanalytischen Theorien dienen dem Psychoanalytiker zur Orientierung und Strukturierung seiner Wahrnehmung und seines Erlebens, hinsichtlich dessen, was in einer Therapiestunde gerade passiert und wohin die Reise womöglich geht. Die psychoanalytischen Theorien können den Psychoanalytiker*innen in der Beziehung zu Patient*innen kreativ machen und sie können das Blickfeld der mentalisierungsorientierten Therapeut*innen erweitern.

Mentalisieren der Übertragung und Gegenübertragung – die mentalisierungsorientierte Sichtweise

Die Besonderheiten der Mentalisierungsbasierten Therapie (MBT) beruhen zunächst auf der Annahme, dass die situativen und strukturellen Unterschiede in der Mentalisierungsfähigkeit eines Patienten beachtet werden müssen. Ein die Mentalisierungsfähigkeiten einschränkendes erhöhtes emotionales Arousal kann schon dadurch beim Patienten entstehen, dass es dem Patienten fremd ist und ihn unsicher macht, über die therapeutische Beziehung und seine damit verbundenen Gefühle im Angesicht des Therapeuten zu sprechen. Um eine Übertragungsdeutung zu verstehen, muss der Patient unter erhöhter affektiver Belastung noch zu einer stabilen Selbst-Objekt-Differenzierung fähig sein. Der Patient muss in dieser Situation zwischen seinen eigenen Gedanken und Gefühlen und denen des Analytikers sowie zwischen der Realität und seiner Phantasie unterscheiden können. Diese Leistung muss der Patient z. B. erbringen, wenn der Therapeut dem Patienten deutet: »Sie erleben mich, als ob ich wie ihr Vater reagiert hätte.« D. h. der Patient muss hinreichend fähig sein, eine emotional aufwühlende Situation zu regulieren und dabei seine Mentalisierungsfähigkeiten aufrechtzuerhalten. Die Beeinträchtigung der Regulationsfähigkeiten ist aber häufig eben gerade eines der Probleme, das einen Patienten mit schweren seelischen Belastungen in eine Psychotherapie führt.

Nach dem Mentalisierungskonzept steht die Arbeit **in** der Übertragung, das Mentalisieren der therapeutischen Beziehung, im Vordergrund. Dies ist nach dem oben Gesagten nur dann indiziert, wenn der Patient ein niedriges Arousal hat und aktuell mentalisieren kann. Dabei sollte die Interpretation deutlich als Kommentar des Therapeuten markiert werden. Die Deutungshoheit bleibt dadurch beim Patienten. Die Mentalisierungsbasierte Therapie identifiziert Übertragungsmarker (repetitive interpersonale Muster) und sieht die Übertragung weniger als Kopie alter Beziehungen, sondern mehr als einen Ausdruck von Bindungsmustern und Interpretationsfehlern. Ein Sonderfall ist das »Fremde Selbst« (s. Kap. 2.6), in dem mit starken Affekten verbundene frühe Beziehungserfahrungen ihren Niederschlag finden. Hier ist der Rückbezug zur psychoanalytischen Objektbeziehungstheorie deutlich.

Auch im vorgeschlagenen »Integrativen Behandlungsmodell« (Kap. 5.7) ist die Arbeit in der Übertragung, d. h. die Mentalisierung der Beziehung zentral. Dabei sind die psychoanalytischen Objektbeziehungstheorien Bestandteil des integrativen Modells.

Therapeutische Beziehung und epistemisches Vertrauen

Für das Verständnis der therapeutischen Beziehung ist auch das Konzept des epistemischen Vertrauens relevant (Kap. 2.4). Epistemisches Vertrauen, die Bereitschaft, Informationen von bedeutenden Bezugspersonen aufzunehmen und von ihnen zu lernen, erleichtert gute Beziehungserfahrungen. Epistemisches Vertrauen **steht** in einem engen Zusammenhang mit früheren Bindungserfahrungen. Personen, die langandauernde schlechte, verwirrende und aversive Erfahrungen gemacht haben oder traumatisiert wurden, haben häufig ein großes epistemisches Misstrauen bzw. eine hohe epistemische Wachsamkeit (Hypervigilanz) gegenüber der sozialen Umwelt. Eine Person mit einem starken epistemischen Misstrauen wird es schwer haben, sich in einer Therapie zu öffnen. Schwer gestörte Patient*innen werden deshalb oft als schwer zu behandeln wahrgenommen, aus dem Verständnis des epistemischen Misstrauens heraus sind diese Patient*innen jedoch zunächst eher nur schwer zu erreichen.

Das epistemische Vertrauen wächst, wenn dem Adressaten (dem Patienten) das Gefühl gegeben wird, dass das Gegenüber (der/die Therapeut*in) eine speziell für ihn zugeschnittene wichtige Mitteilung macht. Diese Mitteilungen sind besonders dann glaubwürdig, wenn der Adressat sich als eigenständige Person wahrgenommen fühlt. Ostensive Stimuli signalisieren dem Adressaten der Kommunikation, dass er als Person gemeint ist und dass die Nachricht für ihn Bedeutung hat. Ostensive Stimuli machen so die Nachricht glaubwürdiger (Csibra & Gergerly, 2009; Csibra & Gergerly, 2011; s. Kap. 2). Ein weiterer Aspekt des epistemischen Vertrauens ist die »Empfänglichkeit« (engl. responsiveness) auf Seiten des Patienten. Die Empfänglichkeit ist der zweite zentrale Wirkfaktor der Therapie nach Wampold und Norcross (Wampold, 2015; Norcross & Wampold, 2019). In dem Fragebogen zur therapeutischen Beziehung STA-R ist der sich am deutlichsten und stabilsten abzeichnende Faktor »Angst, sich zu öffnen«. Die korrelativen Zusammenhänge zwischen der therapeutischen Allianz, eingeschätzt von den Patient*innen zu Behandlungsende, und den Symptomveränderungen (SCL-90-R) während der Behandlung erwiesen sich als bedeutsam ($r = .43$) (Brockmann et al., 2011).[9]

9 STA-R: Ein Fragebogen mit 17 Items auf vier Skalen: »Zuversichtliche Zusammenarbeit«, »Positive emotionale Beziehung«, »Angst, sich zu öffnen« und »Interferenz mit der Therapeutenpersönlichkeit«. Die ersten beiden Skalen sind bekannt, den letzten beiden Skalen wurde bisher in deutschen Fragebogen nicht Rechnung getragen. Der Fragebogen wurde an einer Stichprobe ($N = 301$) faktoranalytisch überprüft. Die gefundene Faktorenstruktur konnte mit einer konfirmatorischen Faktorenanalyse an einer zweiten Stichprobe ($N = 428$) bestätigt werden.

Epistemische Passung

> »Vertrauen kommt aus dem Empfinden, sich emotional und kognitiv von einer anderen Person verstanden zu fühlen.«
>
> *(Interview mit Peter Fonagy, in: Duschinsky et al., 2019a, S.224; Übers. JB)*

Das epistemische Vertrauen wird durch die epistemische Passung beeinflusst. Die epistemische Passung besteht aus einer Reihe von Aspekten:

- Auf der Seite des Patienten gibt es eine Vorstellung des Patienten von sich selbst (entsprechend seinem persönlichen Narrativ).
- Auf der Seite des Therapeuten steht die Vorstellung des Therapeuten über die Vorstellungen des Patienten von sich selbst.
- Auf der Seite des Patienten steht die Wahrnehmung des Patienten über die Vorstellungen des Therapeuten von ihm.

Der Patient erlebt und spürt den Übereinstimmungsgrad der Vorstellung des Therapeuten über ihn im Vergleich zu seinem eigenen Narrativ über sich selbst (s. Abb. 5-1). Entscheidend dabei ist nicht die reale Übereinstimmung, sondern die vom Patienten erlebte. Es geht dabei nicht um richtig oder falsch, realistisch oder unrealistisch, sondern um die persönliche Sichtweise.

Epistemisches Vertrauen wird verstärkt durch die Erfahrung, dass das eigene Narrativ über sich vom anderen erkannt wird (Duschinsky et al., 2019a; Campagna et al., 2019).

In Abbildung 5-1 ist das Zentrale die Übereinstimmung der beiden Bilder:
- »Bild, das die Therapeutin Virginia von der Vorstellung hat, die Patient Donald über sich selbst hat«;
- »Bild, das Patient Donald von der Vorstellung hat, die Therapeutin Virginia über ihn hat.«
- Stimmen die Bilder überein, entsteht epistemisches Vertrauen.
- Eine besondere Bedeutung haben dabei die nicht-verbalisierten Narrative des Patienten über sich, die bewusst, halbbewusst oder unbewusst sein mögen und vom Therapeuten wahrgenommen/erkannt werden.

Ein Beispiel: Der Patient beschreibt seine leicht erzielten großen Erfolge, aber der Therapeut nimmt die unterschwelligen stillen Zweifel und großen Anstrengungen des Patienten wahr, die der Patient nicht in der Lage ist auszudrücken. Werden

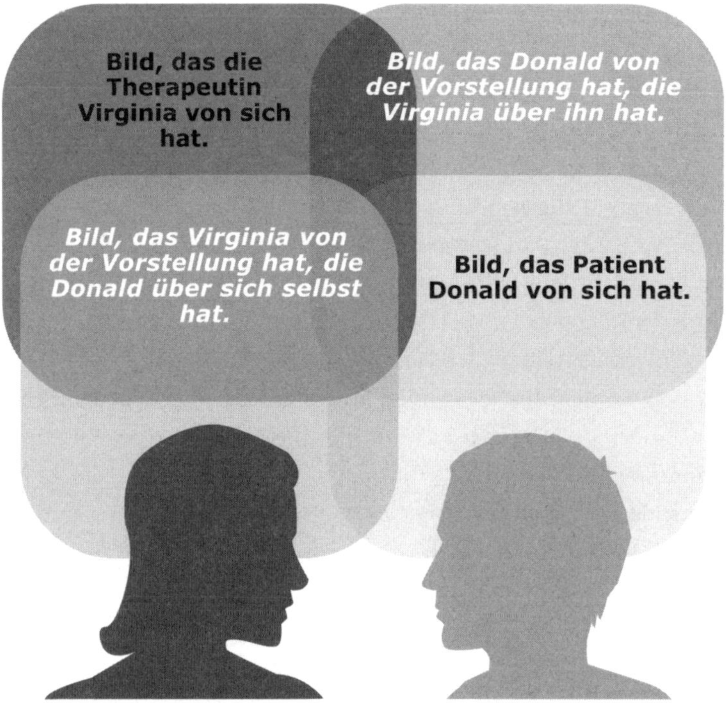

Abb. 5-1: Therapeutin Virginia und Patient Donald – Die epistemische Passung, angelehnt an Bateman, 2020

die im Narrativ vom Patienten nicht offen mitgeteilten Anteile vom Therapeuten intuitiv erahnt und spürt der Patient, dass der Therapeut diese wohlwollend wahrnimmt, wird dadurch das epistemische Vertrauen beim Patienten stark gefördert. Auf einer vorbewussten Ebene herrscht hier eine epistemische Passung zwischen Patient und Therapeutin.

Feedback

Eine Reihe von Studien weisen darauf hin, dass Therapeut*innen häufig ein verzerrtes Bild über den Prozess einer Therapie haben, im Besonderen über die therapeutische Allianz. Dieses Ergebnis ist unabhängig von der Therapierichtung, die die Therapeuten vertreten. J. C. Norcross, ein anerkannter Experte und Forscher auf dem Gebiet der therapeutischen Beziehung, nannte als Quintessenz seines Wissens für die Praxis: *»Fragen Sie nach Feedback von Patienten über das Erleben der therapeutischen Beziehung. Psychotherapeuten sind relativ schlecht in ihren Einschätzungen darüber, wie empathisch der Patient seinen Therapeuten erlebt und für wie gut er die therapeutische Beziehung einschätzt. Therapeuten hingegen glauben* *recht häufig, sie wären in ihrer Einschätzung ziemlich genau.«* (Norcross, 2010, S. 117 ff.; Übers. JB)

Ergebnisse der Therapieforschung legen nahe, dass das Feedback über den laufenden Therapieprozess aus Informationen, die Therapeut*innen nicht ausschließlich aus ihren Beobachtungen und ihrer Intuition gewinnen, für den Therapieverlauf günstig sein kann. Feedback an den Therapeuten kann den Therapieprozess vor Sackgassen bewahren und das Behandlungsergebnisse verbessern (Laska et al., 2014). Dies trifft besonders zu, wenn die Behandlungen schwierig sind. Bei Behandlungen von schwer strukturell eingeschränkten Patient*innen und von schwer zu erreichenden Personen ist dies häufig so.

Der Einsatz von Feedbacksystemen mit Hilfe von Fragebogen birgt jedoch ein Dilemma. Einerseits ist es unbestritten, dass die Sichtweise des Patienten auf den Therapieprozess eine bedeutende Informationsquelle ist und in den psychoanalytisch begründeten Verfahren bisher zu wenig Berücksichtigung findet. Auf der anderen Seite stehen Probleme, die mit der Implementierung, aber vor allem mit der Methodik in Zusammenhang stehen.

So zeigte die TK-Studie, eine Studie mit einem hohen wissenschaftlichen Aufwand, mit hoher wissenschaftlicher Kompetenz und mit 1700 Patient*innen, die zu Beginn in die Studie eingeschlossen wurden, dass die Behandlungen mit einem Feedbacksystem nicht erfolgreicher waren als Behandlungen ohne Feedbacksystem. (Scheidt et al., 2012, Beirat zur TK Studie).

Ebenso werden Fragebogen geleitete Feedbacksysteme von Praktikern in ihrer täglichen Arbeit wenig eingesetzt. Nur in ca. 15 % aller Therapien werden bisher Fragebogen verwendet (persönliche Mitteilung eines Krankenkassenvertreters). Ein zentrales Hindernis ist möglicherweise, dass bei routinemäßig vorgelegten Fragebogen sich bei den Patient*innen und Therapeut*innen ein Empfinden von Banalität und Sinnlosigkeit, von nicht mehr erfahrbarem therapeutischem Nutzen durch immer die gleichen Fragen und Antworten einschleicht. In Langzeittherapien wird dann z. B. einhundert Mal die Antwort auf das gleiche Item eines Fragebogens eingetippt. Forscher machen ihre Erfahrungen meist in Kurzzeittherapien. Hier sind die Erfahrungen natürlich anders.

Hinzu kommt, dass die Fragebogen kurz sein müssen, wenn sie routinemäßig eingesetzt werden sollen. Die Auswertungen liefern deshalb nur sehr eingeschränkte Informationen und erhöhen das Dilemma, ein hyperkomplexes Geschehen (ein psychotherapeutisches Gespräch) mit unterkomplexen Methoden zu erfassen. Informationen aus Narrativen enthalten hingegen qualitative Daten. Eine Verbindung von quantitativen Daten mit qualitativen Daten erscheint deshalb nötig, will man dem Gegenstand gerecht werden: Sprache und Zahlen, »empirische Kultur« und »literarische Kultur« (Brockman, 1995).

In der MBT ist das Feedback zum Therapieprozess von großer Bedeutung. Es wird vor allem realisiert durch Supervision von Therapiesequenzen mit Unterstützung durch Videoaufnahmen, Audioaufnahmen und Rollenspielen. Videoaufnahmen gelten dabei in der MBT als unverzichtbar. Sie liefern einen unverstellten Blick auf den Prozess aus der dritten Perspektive, der Perspektive eines Beobachters. Sie sind zudem ein guter Ausgangspunkt für Überlegungen zu Übertragungsaspekten und inhaltlichen Fragen. Bedeutsam und so gut wie immer praktikabel sind Rollenspiele von Therapiesequenzen. Sie haben den großen Vorteil, dass sie unmittelbar und stärker das Erleben mit einbeziehen.

Feedback durch Rollenspiele

> »Wir entdecken mehr über eine Person in einer Stunde Spiel als in einem Jahr Konversation.« *Plato*

Der Therapeut schildert in der Gruppe sein Problem oder seine Fragestellung, die er in Bezug auf einen Patienten oder eine Behandlungsstunde hat. Er versucht, eine Situation aus der Therapiestunde zu erinnern. Er versetzt sich dann in die Lage des Patienten und beginnt mit der erinnerten Situation in der Therapiestunde. Er spielt den Patienten dann im Hier und Jetzt. Ein anderer Gruppenteilnehmer spielt den Therapeuten und versucht, mentalisierungsfördernd zu intervenieren. Nach einer Sequenz von ca. fünf Minuten wird das Spiel angehalten. Die Gruppenteilnehmer als Beobachter teilen ihre emotionalen Reaktionen und Beobachtungen mit. Dann erst teilen die Spieler ihr Erleben mit. Es besteht die Möglichkeit, dass in einer zweiten Runde ein weiterer Teilnehmer noch einmal den Therapeuten spielt, weil er eine andere Idee hat oder der Therapieprozess beim ersten Mal in die Sackgasse geraten war. Der Gruppenleiter kann den Therapeuten »doppeln« oder als Hilfs-Ich hinter ihm stehend mitspielen und so versuchen, dem Therapeuten zu helfen, neue Ideen im Spiel als Therapeut umzusetzen. Durch das Wechseln der Rollen wird die experimentelle Haltung, die ein Rollenspiel von sich aus schon hat, weiter gefördert.

Es ist wichtig, den experimentellen und prozesshaften Charakter des Rollenspiels im Auge zu behalten. Diese Form des Feedbacks beschwört ein wenig die Gefahr der Bewertung und des Besserwissens gegenüber dem Therapeuten herauf, der den Fall einbringt. Deshalb ist es bedeutsam, den Therapeuten darüber zu informieren, dass Supervisoren immer in der besseren Position sind als der Therapeut und dass Supervisoren die therapeutische Situation mit mehr Gelassenheit und von außen betrachten können. Wichtig ist auch, das zentrale Ziel der mentalisierungsorientierten Supervision nicht aus den Augen zu verlieren: den Therapeuten seine Mentalisierungsfähigkeiten wiedergewinnen zu lassen.

Fazit

Entgegen den Formulierungen von Bordin hinsichtlich der therapeutischen Allianz, bestehend aus den drei Komponenten Bond, Aufgaben und Zielen (Bordin, 1979), steht in der klassischen Psychoanalyse beim Umgang mit der therapeutischen Beziehung die Bearbeitung der Übertragung ganz im Mittelpunkt. Die Handhabung von Übertragung und der Charakter von Übertragungsdeutungen sind sehr unterschiedlich. Übertragungsdeutungen können als »Arbeit in der Übertragung« mentalisierungsfördernd sein. Hingegen erscheint aus Sicht des Mentalisierungskonzepts die »Arbeit an der Übertragung« für die Behandlung von Patient*innen mit schweren strukturellen Beeinträchtigungen als ungeeignet.

Durch die Zentrierung auf die Übertragung werden im psychoanalytischen Konzept die von Bordin hinsichtlich der therapeutischen Allianz formulierten weiteren Aspekte häufig vernachlässigt. Sie erfahren in der Konzeption der Mentalisierungsbasierten Therapie zusätzlich Bedeutung durch die Aspekte der Behandlungsziele und Aufgaben, durch Psychoedukation sowie die Relevanz des epistemischen Vertrauens und des Feedbacks.

5.3 Deutung und Einsicht (die Inhaltsperspektive) oder Standpunkt des Nicht-Wissens (die Prozessperspektive)

Deutung und Einsicht

Deutungen sind die zentrale Methode psychoanalytischer Behandlungstechnik. Deutungen sollen beim Patienten zu Einsicht führen. Die Beschreibung von Deutungen stehen auf einer eher abstrakten Ebene mit dem Bewusstmachen von Unbewusstem in Verbindung, auf einer konkreteren Ebene beziehen sich Deutungen auf eine aktuelle Konfliktdynamik, auf eine Abwehr, auf das Übertragungsgeschehen, bspw. als genetische Deutung auf den Zusammenhang zwischen Kindheit und aktuellem Konflikt. Was man unter einer Deutung versteht, ist unterschiedlich: *»Mit einer ›Deutung‹ bezeichnen wir in einigen Fällen eine quasi-kausale Erklärung, in anderen eine intentionale Beschreibung und in wieder anderen eine Interpretation, also die Zuschreibung eines Sinngehalts.«* (Körner, 2014, S. 8).

Zu den zentralen Annahmen von Deutungen gehört dabei:

- »dass (1) unbewusste Motive sich wie Ursachen auswirken;
- dass (2) Menschen niemals absichtslos handeln, auch dann, wenn ihnen ihre eigenen Absichten nicht bewusst sind;

- dass (3) menschliches Sprechen immer vieldeutig ist, dass es nicht nur der Informationsvermittlung dient, sondern auch eine ›Wirkabsicht‹ verfolgt und immer auch den Rahmen der gegenwärtigen Situation kommentiert.« (Körner, 2014, S. 19).

In der Psychoanalyse galt lange Zeit die Deutung unbewusster Anteile eines Konflikts als der zentrale Wirkfaktor der Behandlung. Unbewusstes soll durch Deutungen bewusst werden. Zwar ist der Erkenntnisgehalt der empirischen Psychotherapieforschung für die psychoanalytische Psychotherapie nicht der alleinige Maßstab und begrenzt, da die Anwendung unterkomplexer Methoden im Widerspruch zu den hyperkomplexen Daten der Psychotherapie steht, aber es ist doch bemerkenswert, dass Deutungen und Interpretationen in der Psychotherapieforschung als bedeutender Wirkfaktor bisher eher geringe Bestätigung fanden (Wampold et al., 2018; Wampold, 2015). Die Ergebnisse mahnen vor zu großer Erwartung hinsichtlich des therapeutischen Gewinns von Deutungen, wenn gleich auch in einer neueren großen Metastudie Einsicht als bedeutend für den Therapieerfolg und als relevanter Wirkfaktor in unterschiedlichen Therapieformen erkannt wurde (Jennissen et al., 2018). Möglicherweise fand bisher Einsicht als Wirkfaktor in der Psychotherapieforschung auch aus dem folgenden Grund unzureichend Beachtung. Trotz ihrer zentralen Bedeutung als Behandlungsideal seit Beginn der Psychoanalyse blieb Einsicht als angenommener therapeutischer Wirkfaktor bisher sehr unpräzise formuliert (Pfäfflin & Mergenthaler, 1998).

Die klassische Psychoanalyse bezieht Einsicht primär auf die kognitive und affektive Einsicht in die einer Person eigenen unbewussten oder vorbewussten Konflikte. Nach dem Mentalisierungskonzept kann Einsichtsfähigkeit als eine reflexive Kompetenz verstanden werden (Taubner, 2008a). Einsichtsfähigkeit hat durch die Verknüpfung mit der Mentalisierungsfähigkeit einen Bezug zur strukturellen Perspektive in Hinsicht auf die kognitiven und affektiven Voraussetzungen und ergänzt die psychoanalytische Sichtweise. Nicht nur psychodynamisch zu erklärende Widerstände können Einsicht erschweren, auch mangelnde Mentalisierungsfähigkeiten können Einsichtsprozesse verunmöglichen. Bram und Gabbard haben darauf hingewiesen, dass Psychoanalytiker*innen dazu neigen, unhinterfragt die Schwierigkeiten in der Gewinnung von Einsicht als Abwehr oder Widerstand zu deuten (Bram & Gabbard, 2001). In vielen Fällen fehlt dabei aber der Blick auf deutliche strukturelle Probleme, die die Einsichtsfähigkeit des Patienten unmöglich machen. Das Mentalisierungskonzept sieht bei schweren strukturellen Störungen die Defizite von Mentalisierung als zentrales Problem in der Gewinnung von Einsicht. Mit seiner Erfahrung als langjähriger Obergutachter bei Psychotherapieanträgen wies Rudolf darauf hin, dass psychodynamisch arbeitende Psychotherapeut*innen und Psychoanalytiker*innen häufig die strukturellen Fähigkeiten ihrer Patient*innen zu hoch einschätzten (Rudolf, 2006). Die Therapeut*innen bleiben damit ihrem gelernten klassischen Konfliktmodell und Widerstandskonzept zwar treu, aber die Behandlungen verlaufen häufig wenig erfolgreich.

Die Mentalisierungsbasierte Therapie relativiert die Erwartung an die Wirksamkeit von Deutungen. Gleichwohl bezieht das Mentalisierungskonzept unbewusste Prozesse mit ein, sei es in Hinsicht auf das primäre Unbewusste oder das psychoanalytisch Unbewusste (Fonagy & Allison, 2016) oder in Hinsicht auf das horizontale und vertikale Unbewusste (Gödde & Buchholz, 2011; s. Kap. 4). Deutungen im weitesten Sinn macht die Mentalisierungsbasierte Therapie auch durch ihre vorgegebene Psychoedukation und die Transparenz innerhalb der Behandlung, zu der auch Erklärungen und Interpretationen des Therapeuten zu seinem Vorgehen gehören, z. B. Information über die angewandte Psychotherapietheorie im Sinn der »Psychotherapie als dreifaches Kommunikationssystem« (Kap. 2.7).

Was aus mentalisierungsorientierter Sicht gegen Deutungen spricht

Patient*innen mit strukturellen Einschränkungen sind mit der Verarbeitung von Deutungen meist überfordert. Deutungen sind nur dann hilfreich, wenn sie mit einer affektiven Berührung reflektiert werden können, sonst bleiben sie nur theoretisches Wissen. Die Aufrechterhaltung der Mentalisierungsfähigkeit bei affektiver Beteiligung ist aber häufig bei Patienten mit strukturellen Störungen erschwert, sei es durch epistemische Hypervigilanz, durch epistemisches Misstrauen oder Schwierigkeiten in der Steuerung von Affekten. Der Patient verarbeitet dann die Deutung im besten Fall pseudomentalisierend oder aversiv als Festschreibung. Diese kritische Ansicht hinsichtlich Deutungen wird auch von der Strukturbezogenen Psychotherapie (Rudolf, 2006, S. 90 ff.) vertreten.

Was aus mentalisierungsorientierter Sicht für Deutungen spricht

Für Deutungen spricht, dass Patient*innen in ihren oft belastenden interpersonalen Erfahrungen nach Erklärungen, Mustern und Sinnzusammenhängen suchen. Für Patienten können Deutungen zu »Aussagen des Therapeuten, die das Tor zu neuen Erkenntnissen öffnen« werden (Zitat einer Patientin). Gelungene Deutungen schaffen für den Patienten Sinnzusammenhänge. Sinnzusammenhänge wiederum können als Antworten auf Fragen nach dem Entstehen von seelischem Leid, der Liebesunfähigkeit und Aggression sowie Einschränkungen der Mentalisierungsfähigkeiten dienen. In dieser Hinsicht kann das Mentalisierungskonzept in Verbindung mit seinen psychoanalytischen Wurzeln humane und von aktuellen wissenschaftlichen Ergebnissen gestützte Antworten geben. So verstanden können Deutungen mentalisierungsfördernd sein und epistemisches Vertrauen schaffen. Patient*innen, die eine psychodynamische oder psychoanalytische Behandlungen wählen, erwarten vom Therapeuten Aufklärung über unbewusste bzw. bewusstseinsnahe Zusammenhänge. Dies hat seine Berechtigung. Manche Patienten erwarten dabei gute Ratschläge oder Erklärungen, die die Schwierigkeiten in Nichts auflösen. Hier werden Patient*innen auch von jedem Psychoanalytiker enttäuscht, so wie es bereits Freud 1910 beschrieben hat.[10]

Obwohl auch in der mentalisierungsorientierten Therapie einiges für Deutungen spricht, unterscheiden sich die klassische psychoanalytische Therapie und die mentalisierungsorientierte Therapie deutlich in der Handhabung von Deutungen. Klassische Psychoanalytiker*innen interpretieren häufiger Gefühle, während mentalisierungsorientierte Therapeut*innen die Patient*innen eher darin fördern, sie zu explorieren. Der klassische Psychoanalytiker interpretiert früher, weil er idealerweise mit dem Patienten die Überzeugung teilt, als Psychoanalytiker durch seine Ausbildung die unbewussten Konflikte, das Begehren und die Strukturen des Patienten besser als der Patient erfassen zu können. Der mentalisierungsorientierte Therapeut arbeitet hier dialogischer und intersubjektiver. Er verfolgt radikaler als der traditionelle Psychoanalytiker das Ziel, mit dem Patienten gemeinsam seine Affekte wahrzunehmen, sie zu erkennen, sie zu benennen, sie zu verstehen, sie zu regulieren und herauszufinden, in welcher Verbindung sie zu seinen Erfahrungen und seinen Konflikten stehen. Dabei bleibt der mentalisierungsorientiert arbeitende Therapeut mehr im Hier und Jetzt und stellt den Bezug zur Vergangenheit seltener her.

10 Freud, 1910: *»Wäre das Wissen des Unbewußten für den Kranken so wichtig, wie der in der Psychoanalyse Unerfahrene glaubt, so müßte es zur Heilung hinreichen, wenn der Kranke Vorlesungen hört oder Bücher liest. Diese Maßnahmen haben aber ebensoviel Einfluß auf die nervösen Leidenssymptome wie die Verteilung von Menükarten zur Zeit einer Hungersnot auf den Hunger. Der Vergleich ist sogar über seine erste Verwendung hinaus brauchbar, denn die Mitteilung des Unbewußten an den Kranken hat regelmäßig die Folge, daß der Konflikt in ihm verschärft wird und die Beschwerden sich steigern.«*

Der Standpunkt des Nicht-Wissens

Den Standpunkt des Nicht-Wissens einzunehmen ist der Kontrapunkt zur Deutung. In einer Deutung teilt der Therapeut dem Patienten empathisch etwas mit, was der Patient noch nicht weiß. Beim Standpunkt des Nicht-Wissens regt der Therapeut den Patienten an, etwas herauszufinden, was er oder beide noch nicht wissen. Den Standpunkt des Nicht-Wissens einzunehmen heißt für den Therapeuten neugierig zu sein gegenüber dem, was der Patient über sich und sein Erleben zu sagen hat und wie er dies aus seiner inneren Welt heraus sieht. Er deutet dem Patienten nicht, wie er aus seiner therapeutischen Kompetenz und Erfahrung heraus das Erlebte versteht.

Den Standpunkt des Nicht-Wissens einzunehmen illustriert die Fragetechnik des legendären Kommissars »Columbo«. Sie ist charakterisiert durch eine Neugier, die in der Interaktion eine wohlwollende Beziehung mit dem Gegenüber aufrechterhält und dabei der Intention folgt, etwas wirklich herauszufinden. Kommissar Columbo macht es dabei nichts aus, als dumm und naiv zu erscheinen und dabei noch schlecht angezogen zu sein. Er denkt laut nach, teilt dem Gegenüber gegebenenfalls seine Hypothesen mit und gesteht dem Gegenüber ein, dass er in seinen Annahmen ganz unsicher ist. Er sagt z. B.:

- »Kann es sein, dass …«
- »Was ich mich frage, ist …«
- »Ich verstehe überhaupt nicht, wie …«
- »Ich weiß nicht, aber was halten Sie von der Hypothese …«
- »Hätten Sie etwas dagegen, dass ich mich bei Ihnen etwas umschaue?«
- Beim Abschied dreht sich Columbo um und fragt noch einmal völlig überraschend und naiv: »Ach, ich hätte da noch eine Frage …«.

Das Beispiel des Kommissars »Columbo« ist natürlich begrenzt. Der Therapeut ist kein Detektiv, und er fragt auch nicht als einer, der nur scheinbar unwissend ist. Für den wirklichen Therapeuten ist es im Gegenteil eher manchmal schwierig, die mit dieser therapeutischen Haltung verbundene Hilflosigkeit wirklich zu ertragen. Gerade aus einer Hilflosigkeit heraus verfallen Therapeut*innen oft in Deutungen, in einen sokratischen Dialog oder in gut gemeinte Ratschläge.

Was zeichnet den Standpunkt des Nicht-Wissens aus?

Authentizität: ein echtes Interesse daran zu haben, etwas explorierend herauszufinden;

Demut und Bescheidenheit resultieren aus einer Haltung des Nicht-Wissens. Sie ist verbunden mit dem Anspruch, Selbstreflexion zu zeigen;

Unterschiedliche Perspektiven akzeptieren;

Detaillierte Beschreibungen der Erfahrungen erfragen. Den Patienten aktiv über seine Erfahrungen befragen: »Wie-Fragen« fördern den Prozess und sind dabei hilfreicher als Fragen nach Erklärungen (»Warum-Fragen«). Hierzu gehört das Erfragen der Erfahrungen des Patienten im zeitlichen Ablauf im Sinne eines »Micro-Slicen« (»Salami-Taktik«);

Aufrechterhaltung über die Zeit: Es braucht Geduld und Ausdauer beim Neugierigsein, auch um die Unterschiede in den Perspektiven zu identifizieren;

Angemessenes Verstehen: zugeben, dass man auch etwas nicht versteht, etwas keinen Sinn für einen macht oder etwas unklar bleibt.

Der Therapeut fokussiert beim »Standpunkt des Nicht-Wissens« auf das emotionale Erleben. Er benennt dabei die Gefühle nicht für den Patienten, er hilft dem Patienten, seine Gefühle wahrzunehmen und zu benennen. Der Therapeut versucht, diese Haltung ständig aufrechtzuerhalten. Eine Therapiestunde, in der der »Standpunkt des Nicht-Wissens« durch den Therapeuten nicht realisiert wird, ist keine Therapiestunde nach dem Modell der Mentalisierungsbasierten Therapie.

Schlechte Qualität des »Standpunkt des Nicht-Wissens«

T: Sie haben die letzte Stunde versäumt.

P: Ich habe die U-Bahn verpasst.

T: Ehrlich gesagt, das kann ich mir nicht vorstellen? Hat das so lange gedauert? Mir fällt ein, Sie hätten ja auch verspätet kommen können. Was Sie mir wohl wirklich sagen wollen ist, dass Sie keine Lust hatten.

P: Ja, um ehrlich zu sein, ich hatte keine Lust.

T: Ok. Ich denke, es ist eine Vereinbarung zwischen uns, dass Sie unabhängig von Ihrer Lust kommen oder?

P: Ich weiß.

T: Sie haben ja den Bedingungen der Therapie zugestimmt oder?

P: OK.

T: Nicht so schlimm, kann ja passieren. Also beim nächsten Mal wird's besser, oder irre ich da?
P: Nein, nein, Sie haben ja völlig recht.

Bessere Qualität des »Standpunkt des Nicht-Wissens«
T: Ich habe am Freitag auf Sie hier gewartet, was war los?
P: Ich habe die U-Bahn verpasst.
T: Wirklich? Wie das?
P: Um ehrlich zu sein, ich hatte auch keine Lust.
T: Wie kommt's?
P: Ich weiß nicht.
T: Lassen Sie es uns herausfinden! Hatte es vielleicht auch mit hier zu tun? Das ist wirklich ein interessantes Thema.
P: Ich will nicht darüber reden.
T: Lassen Sie es uns herausfinden.
P: Nein, wirklich nicht.
T: Es interessiert mich. Es könnte wichtig sein. Hat es vielleicht mit mir zu tun?
P: Ich glaube, Sie sind nicht der beste Therapeut für mich.
T: Gut, dass Sie das sagen! Es könnte ja wichtig sein, nicht dass Sie hier ihre Zeit vertun oder wir es uns unnötig schwer machen.

– Schweigen –

T: Können Sie darüber noch mehr sagen?
P: Ich vergleiche Sie mit meinem letzten Therapeuten, der fragte auch immer nach und schaute so kritisch.
T: Sie erleben meine Fragen als Kontrolle? – Dann sollte ich was ändern.
P: Ja und nein. So schlimm ist es nun auch wieder nicht …

Angelehnt an MBT Adherence and Competence Scale, 2019

Konsequent einen »Standpunkt des Nicht-Wissens« beizubehalten hat Einfluss auf die Behandlungen:

- Die Haltung führt zu einer gewissen Gleichheit zwischen dem Therapeuten und dem Patienten – keiner weiß es besser. Eine mit dem Ton der Gewissheit verbundene Deutung des Verhaltens des Patienten in der therapeutischen Beziehung entspricht nicht dieser Haltung. Auch die Deutung eines bewusstseinsnahen Konflikts entspricht meistens nicht dieser Haltung, weil der Therapeut dadurch vermittelt, dass er es doch besser weiß.

- Der »Standpunkt des Nicht-Wissens« fordert zur Mentalisierung heraus. Indem der Therapeut voraussetzungslos versucht, den Patienten zu verstehen (ohne als Therapeut sein Expertentum zu verleugnen), schafft er die Basis für die Entwicklung von basalem Vertrauen in eine Bezugsperson (Therapeut) als sichere Informationsquelle (»epistemisches Vertrauen«), die Basis für eine gute therapeutische Beziehung.

Streng genommen haben in der Behandlungstechnik der MBT Deutungen keine Relevanz, wie die »MBT Adherence and Competence Scale (ACS)« (2019) zeigt.

Dies hat gute Gründe:

- Mit Deutungen verlässt der Therapeut die »Haltung des Nicht-Wissens«. Deutungen verhindern oft Mentalisierung, weil das gemeinsame Nachdenken durch eine Aussage des Therapeuten ersetzt wird.
- Der Therapeut setzt sich in die Position des Wissenden und den Patienten in die Position des Unaufgeklärten. Dies gilt im Besonderen, wenn Unbewusstes oder Vorbewusstes gedeutet wird, zudem der Patient schon qua Theorie des Psychoanalytikers noch keinen oder begrenzten Zugang hat.

An dieser Sicht ist viel Richtiges, aber in Langzeitpsychotherapien sind die Verhältnisse nicht so eindeutig, weshalb eine differenzierte Verwendung der Deutung sinnvoll erscheint. Deutungen sind in Langzeittherapien struktureller Störungen durchaus eine hilfreiche Interventionstechnik, wie im Folgenden ausgeführt wird.

Wann Deutungen die Mentalisierung fördern können

Dies ist möglich, wenn Deutungen als Idee formuliert werden und nicht als Gewissheit, als Haltung des »Standpunkt des Nicht-Wissens«, z. B. so: »Ich weiß es ja nicht genau, aber was halten Sie von der Hypothese …«

Auch der Psychoanalytiker O. Kernberg formuliert in Videodemonstrationen seine Deutungen als fragendes Angebot: »Do you think it is so? Or is it wrong?« Deutungen werden hier nicht mit väterlicher Autorität vermittelt, sondern als eine Idee des Therapeuten, die dem Patienten zur Reflexion angeboten wird, z. B.: »Kann es sein, dass …«. Deutungen so verstanden und experimentell in die Behandlung eingebracht, können zu einer Herausforderung von Mentalisierung (»Challenging«) werden.

- In der Psychoanalyse wird zwischen »aktualgenetischen Deutungen« und »genetischen Deutungen« unterschieden. Aktualgenetische Deutungen beziehen sich auf die Klärung der Erlebnishintergründe im Hier und Jetzt. Genetische Deutungen beziehen die lebensgeschichtlichen Wurzeln des jeweiligen Erlebens mit ein. Dabei führt der Therapeut den Inhalt auf frühere Erfahrung zurück und deutet das gegenwärtige Problem als eine Wiederholung des ungelösten früheren Konfliktmusters (Ermann & Waldvogel, 2008). In der mentalisierungsorientierten Therapie liegt der Schwerpunkt der Deutungen im Aktualgenetischen, so wie der Schwerpunkt der Behandlung auf dem aktuellen Prozess, im Hier und Jetzt des Erlebens, liegt. Bereits vor mehr als 20 Jahren drückte Fonagy seine Skepsis über die intensive Exploration der Vergangenheit im Rahmen des Therapieprozesses aus (Fonagy, 1999a). Auch nach den Erfahrungen von Jurist kann es für eine in den Mentalisierungsfähigkeiten stark eingeschränkte Person schädigend sein, die Vergangenheit mit an Erinnerungen geknüpften Affekten zu intensiv zu explorieren (Jurist, 2018, S. 121). Aus seiner Erfahrung kann dies zu einem desorganisierten und eruptiven Therapieprozess mit malignem Verlauf führen. Bei diesen Patient*innen kann die Behandlung aber durchaus zum Erfolg geführt werden, wenn der Fokus des affektiven Mentalisierens im Hier und Jetzt bleibt.

- Deutungen, in denen sich der Patient in noch nicht sagbaren Anteilen wahrgenommen fühlt, mit Anteilen, die er als zu sich zugehörig empfindet, machen das »epistemic match« (Kap. 5.2) sichtbar und fördern das epistemische Vertrauen in der therapeutischen Beziehung.

Aus didaktischen Gründen ist es zur Vermittlung des Konzepts angebracht, Seminarteilnehmer aufzufordern, auf Deutungen zunächst ganz zu verzichten. Für die meisten Therapeut*innen ist es schwerer, als es scheint, eine authentische Haltung des Nicht-Wissens aufrechtzuerhalten. Dies ist gerade dann nicht einfach, wenn der Therapeut zusammen mit dem Patienten in eine affektiv geladene Situation kommt oder in eine Situation, in der Ratlosigkeit herrscht, oder beides zusammen. Gerade dann wäre es wichtig, den Standpunkt des Nicht-Wissens aufrechtzuerhalten, aber Therapeut*innen aller Therapierichtungen greifen dann doch eher auf ihre bewährte Deutungstechnik zurück. So wird dem Patienten z. B.

ein Gefühl nahegelegt, wenn ein Ausdruck des Gefühls oder eine theoretische Erklärung gesucht wird, je nach der bevorzugten Therapierichtung. Der Mentalisierungsförderung dient es aber eher, wenn der Patient dazu herausgefordert wird, seine Gefühle zu erforschen, umso den ersten Schritt zu machen, wieder die Kontrolle über sich und die Situation zugewinnen.

Therapeut*innen verfallen oft in eine deutende Kommunikation, in der sie für den Patienten mentalisieren, statt den Patienten darin zu unterstützen, selbst effektiver zu mentalisieren. Auch MBT-Therapeut*innen sind dieser Gefahr ausgesetzt. Das Ziel in der Mentalisierungsbasierten Therapie ist es aber, einen gemeinsamen explorativen Prozess in Gang zu setzen, indem Gefühle und Gedanken gemeinsam erforscht werden. Hierbei gilt: *»Deutungen sind am wirkungsvollsten, wenn der Patient sie selbst findet.«* (Mentzos, mündliche Mitteilung).

Wie Deutung aus mentalisierungsbasierter Sicht funktioniert – Ein Beispiel

Ein in Therapien immer wieder auftretendes Phänomen: Der Elefant ist da, unsichtbar, aber doch irgendwie wahrnehmbar, präsent ohne Wort. Was ist der Elefant? Wo ist der Elefant? Keiner sieht ihn konkret, trotzdem ist er im Raum. Keiner spricht ihn an. Manchmal hat man das Gefühl, man könnte ihn mit Händen greifen, manchmal kann er sehr mächtig sein. Er kann mit der therapeutischen Beziehung zu tun haben, ein unausgesprochenes Thema sein oder ein Affekt. Er kann auch zwischen dem Patienten und dem Therapeuten stehen. Manchmal ist der Elefant unbestimmt, sodass es schwer ist, ihn zu benennen. Es ist dann die Aufgabe des Therapeuten, den Elefanten ins Spiel zu bringen, indem er den Patienten ermutigt, mit ihm gemeinsam den Elefanten zu finden, ihm einen Namen zu geben und über ihn zu sprechen.

Der Elefant im Raum

P: Jetzt fällt mir zu diesem Thema nichts mehr ein. Mir fällt die ganze Zeit schon nichts ein.

T: Ich habe die ganze Zeit schon das Gefühl, heute stimmt hier etwas nicht.

P: Ich nicht!

T: Das klingt in meinen Ohren aber komisch.

– Schweigen –

T: Wie geht es Ihnen damit, wenn wir schweigen?

P: Ist ok!

T: Also heute ist doch irgendetwas anders hier. Erlebe nur ich das so?

P: Ich hatte eine Herzattacke, war auf der Notstation, mein Mann hat den Termin für mich hier abgesagt und Sie haben noch nicht mal angerufen!

T: Ok. Ich verstehe.

– Schweigen –

T: Können Sie was dazu sagen?

– Schweigen –

T: Ich bin herzlos. Ist es das?

P: So ähnlich.

T: Lassen Sie uns darüber sprechen.

P: Wir kennen uns so lange, und da dachte ich, ich habe einen Bonus bei Ihnen.

T: Ach so. Können Sie noch mehr dazu sagen? Das ist mir wichtig.

Auch dieser Dialog enthält Deutungen. Es wird etwas benannt, was ungesagt im Raum liegt. Der Therapeut interpretiert die Situation: »Ich habe die ganze Zeit schon das Gefühl, heute stimmt hier etwas nicht«, und beharrt darauf: »Das klingt in meinen Ohren aber komisch.« Es sind Interpretationen in einer zunächst undurchsichtigen Situation. Der Therapeut sagt später: »Ich bin herzlos. Ist es das?« Der Therapeut gibt hier etwas vor, das auch deutenden Charakter hat. Er hätte auch weiter fragend explorieren können. Das wäre (nach der Intuition des Therapeuten) in dieser Situation möglicherweise vom Patienten aber als inquisitorisch, künstlich und distanzierend wahrgenommen worden.

Fazit

Die Auffassung über Deutungen als Behandlungstechnik und die Bedeutung von Einsicht als Wirkfaktor der Psychotherapie unterscheiden sich hinsichtlich der Behandlungstechnik im traditionellen psychoanalytischen und im mentalisierungsbasierten Prozedere. Der Aspekt der Deutung kommt im Behandlungskonzept der MBT zunächst nicht vor. Deutungen beziehen sich auf eine Inhaltsperspektive, die Haltung des Nicht-Wissens zielt auf die Prozessperspektive. Beide Perspektiven können sich ergänzen. Deutungen können einen unterschiedlichen Charakter haben. Als Interpretation und Hypothese, die den Charakter des Nicht-Wissens hat und sich vorzugsweise auf das Hier und Jetzt bezieht, kann eine Deutung mentalisierungsfördernd sein. Zentral und davon abgehoben steht aber in der Mentalisierungsbasierten Therapie der Standpunkt des Nicht-Wissens im Vordergrund.

5.4 Regression oder Arbeit im Hier und Jetzt

Regression

Psychoanalytisch wird Regression verstanden als die Veränderungen der psychischen Funktionen in Richtung vorangegangener Entwicklungszustände sowohl hinsichtlich der Ich-Funktionen, hinsichtlich der Bezogenheit aufeinander als auch in Bezug auf Wünsche und das Begehren (Ermann, 2004). Diese Definition grenzt sich ein Stück weit ab von dem ursprünglichen freudschen Konzept der Regression als Abwehrmechanismus.

In den von der klassischen Psychoanalyse abgeleiteten Behandlungsformen »Tiefenpsychologisch fundierte Psychotherapie« (nach der internationalen Sprachregelung »psychodynamische Therapie«) und »analytische Psychotherapie« unterscheiden die deutschen Psychotherapierichtlinien explizit hinsichtlich der Handhabung von Regression. In der »Tiefenpsychologisch fundierten Psychotherapie« soll die therapeutische Regression begrenzt werden. In der »analytischen Psychotherapie« hingegen sollen regressive Prozesse unter anderem durch die erhöhte Stundenfrequenz in begrenztem Maß gefördert und genutzt werden, um die Ebene des Grundkonflikts zu erreichen. Es geht jedoch nicht um eine allgemeine Regression wie in der Psychoanalyse (Diekmann et al., 2021).

Hinter der Forderung von Regression steht die Idee, dass das Aufweichen der pathogenen Strukturen notwendig ist, damit frühe Konflikte, frühes Begehren und bspw. frühe affektive Zustände in Zusammenhang mit alten Objektbeziehungserfahrungen bewusst werden und dann tiefgreifende Veränderungen durch den therapeutischen Prozess möglich werden. Nach den deutschen Psychotherapierichtlinien bezieht sich die Indikation für die beiden Verfahren auf Patient*innen mit höherem und mittlerem Strukturniveau. Modifikationen beider Verfahren auch hinsichtlich der Regression sind nach den Therapierichtlinien möglich bei strukturellen Störungen und Traumafolgen.

Die Förderung von Regression wird von therapeutischen Behandlungsverfahren, die sich vorzugsweise mit seelischen Störungen beschäftigen, die in Zusammenhang mit schwereren seelischen und sozialen Beeinträchtigungen stehen, deutlich in Frage gestellt. Dies ist nicht nur die Position der Mentalisierungsbasierten Therapie (MBT). Auch die Strukturbezogene Therapie (Rudolf, 2006), die Transference Focused Therapy (Taubner & Volkert, 2019; Lohmer & Schultz-Venrath, 2020) und die psychoanalytisch-interaktionelle Methode (Streek & Leichsenring, 2015) halten eine Förderung der Regression hier für kontraindiziert. Diese vier Ansätze werden auch als Methoden zur Modifikation der psychoanalytisch begründeten Verfahren im Kommentar zu den deutschen Psychotherapierichtlinien genannt und sind Modifikationen für Patient*innen mit Persönlichkeitsstörungen (Diekmann et al., 2021).

Regression ist aus zwei Gründen problematisch. Zum einen zeigen die Erfahrungen in der Behandlung von Borderline-Patienten*innen und Personen mit schweren Persönlichkeitsstörungen, dass intensive Regression die Mentalisierungsfähigkeiten einschränken kann und dass durch Regression kognitive Kontrollfunktionen massiv begrenzt werden können. Das sind Funktionen und Fähigkeiten, die diese Patienten meist dringend zur Lebensbewältigung brauchen. Dies ist z. B. der Fall, wenn durch Regression eine Nähe zu traumatischen Inhalten entsteht, die bedrohliche Affekte auslöst, die die kognitiven Funktionen weiter einschränken und Strukturen ins Wanken bringen, während zur Förderung der Mentalisierungsfähigkeiten Sicherheit und Struktur benötigt würden. Zum anderen gilt für die psychoanalytische Therapie die Regel bzw. das Ideal, dass der Patient innerhalb der Therapiestunde regredieren kann/soll und dass diese Regression am Stundenende aufgehoben wird. Dies ist für die meisten Patienten mit strukturellen Einschränkungen häufig unrealistisch. Diese Patienten verfügen oftmals nicht über diese Steuerungsfähigkeiten in ihrem Leben und verbleiben dann in der Regression. Eine regressionsfördernde Therapie birgt so die Gefahr, die mangelnde Steuerungsfähigkeit auch außerhalb der Therapiestunde zu verstärken.

Hier und Jetzt

Die Mentalisierungsbasierte Therapie fokussiert in den Sitzungen auf das Hier und Jetzt. Drei zentrale Behandlungstechniken, die im Hier und Jetzt verankert sind, werden im Folgenden beispielhaft dargestellt: die empathische Validierung des Erlebens und der Erfahrungen des Patienten, das Erkennen von nicht-mentalisierenden Modi und die Anregung zu konträrer Bewegung (Polaritäten).

Empathisches Validieren der Therapeut*innen

Empathisch validieren bedeutet mehr als empathisch sein. Empathisches Validieren heißt zwar auch empathisch zu beschreiben, offen zu bleiben, ohne zu verurteilen, geht aber darüber hinaus.

Empathisches Validieren heißt:

- jemandem mitzuteilen, dass das, was er fühlt, denkt, glaubt und erfährt, für ihn real und verstehbar ist, d. h. die Emotionen zu normalisieren;

- das vom Patienten Nichtbenannte zu benennen (z. B. die Gefühle zu benennen, wenn seine Kognitionen im Vordergrund stehen, und seine Gedanken zu benennen, wenn die Gefühle im Vordergrund stehen);
- anzuerkennen, dass es mehr als einen richtigen Weg gibt, die Dinge und Situationen zu sehen.

Der Therapeut kann mit den folgenden Fragen überprüfen, ob er den Patienten empathisch validiert:

- Kann ich die gegenwärtige innere Welt des Patienten richtig verstehen und dies ihm mitteilen?
- Kann ich die Affekte des Patienten identifizieren und die Wirkung beschreiben, die die Affekte auf ihn haben?

Um eine empathische validierende Haltung aufrechtzuerhalten, kann es hilfreich sein, sich bewusst zu machen,

- dass jede Sichtweise etwas Richtiges und Falsches hat;
- dass zwei Dinge das Gegenteil sein und doch beide richtig sein können;
- anzuerkennen, dass man von jedem etwas lernen kann.

Beim empathischen Validieren versetzt sich der Therapeut in die Lage des Patienten und sieht die Welt mit den Augen des Patienten. Empathisches Validieren drückt echtes Interesse an der Wahrnehmung des Patienten aus und betont die Affekte. Wirksam ist es beim Validieren, darauf zu achten, den Augenkontakt zum Patienten zu halten. Validieren klingt einfach, ist es aber nicht, besonders wenn das Gegenüber aktuell nicht effektiv mentalisiert, sondern z. B. paranoide oder stark feindselige Attribuierungen vornimmt. Es fällt schwer, einen nicht-wertenden Standpunkt innerlich und äußerlich beizubehalten, wenn der Patient eine extreme, wertende und dazu noch hochaffektive Aussage macht. Therapeut*innen fällt häufig das Validieren dann schwer, wenn sie mit dem Geäußerten nicht übereinstimmen und sie vielleicht Sorge haben, sie könnten damit Fehlwahrnehmungen oder ineffektives Mentalisieren bestätigen oder fördern.

Erkennen von ineffektivem Mentalisieren und Interventionen

Ineffektives Mentalisieren lässt sich durch die in Abbildung 5-2 beschriebenen sechs Bereiche charakterisieren, über die in diesem und im nächsten Kapitel berichtet wird.

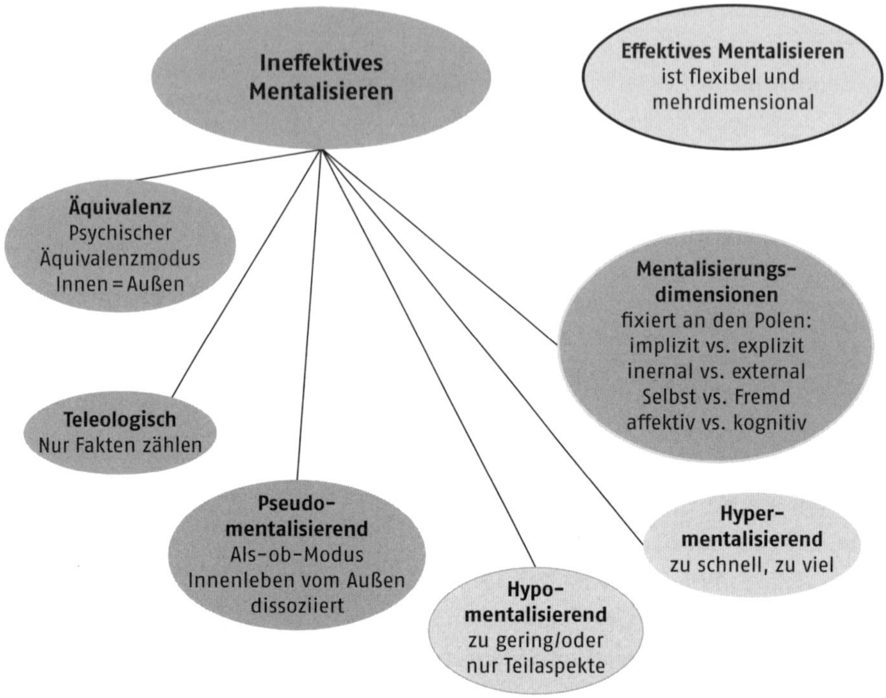

Abb. 5-2: Ineffektives und effektives Mentalisieren

Drei typische Formen von Mentalisierungsstörungen, der Äquivalenzmodus, der teleologische Modus und der pseudomentalisierende Modus, lassen sich unter entwicklungspsychologischen Gesichtspunkten verstehen. Die Modi greifen auf typische frühe Stufen der Entwicklung der Mentalisierung zurück: auf den Äquivalenzmodus, den teleologischen Modus und den Als-ob-Modus, der später als Pseudomentalisieren imponiert. Ein nicht-mentalisierender Modus kann in einer besonderen Situation auftreten (z. B. unter Stress, Angst). Auch kann der Modus von Situation zu Situation wechseln. Ein nicht-mentalisierender Modus kann aber auch charakteristisch für eine Person in dem Sinne sein, dass sie diesen Modus in ihrer Kommunikation mit anderen Personen, aber auch mit sich selbst häufig verwendet.

Pseudomentalisieren ist gekennzeichnet durch:
- Sprechen in einer psychologisierenden Sprache, ohne dass dabei der Zusammenhang zwischen innerem Prozess und äußerer Realität wirklich berührt wird;
- Idealisierung der Einsicht um ihrer selbst willen;
- Fehlen der Verbindung zwischen innerer und äußerer Realität. Die beiden Welten sind entkoppelt. Meist fehlt die »Bodenhaftung«. Das Narrativ kann dissoziativ wirken und auch so sein.

Eher unfruchtbare Interventionen der Therapeut*innen sind:
- Die Erkenntnisse des Patienten werden als »bare Münze« genommen;
- als Therapeut*in mit dem Patienten weiter klug reden und den Patienten dadurch bestärken, so weiter zu »forschen«.

Eher fruchtbare Interventionen der Therapeut*innen sind:
- für sich als Therapeut*in nachprüfen, ob man wirklich etwas verstanden hat oder ob man schönen Worten erliegt;
- eine Haltung des Nicht-Wissens einzunehmen, z.B. den Bezug zur äußeren Realität erfragen.

Der Äquivalenzmodus ist gekennzeichnet durch:
- Gleichsetzung der inneren mit der äußeren Welt: »Weil ich so fühle, ist es so!«, »Gesagt, getan!«, »Es ist so, wie es ist!«;
- Mangel an Aufmerksamkeit für die Gedanken, Gefühle und Wünsche anderer;
- Neigung zu massiven Generalisierungen, Vorurteilen und Schwarz-Weiß-Denken;
- Bericht über Zwischenmenschliches mit Hilfe von Fakten, Fakten, Fakten …
- Bericht voller Regeln, Verantwortlichkeiten, voller »Sollte …« und »Sollte nicht …«.

Eher unfruchtbare Interventionen der Therapeut*innen:
- als Therapeut*in weiter nach Fakten fragen, als Versuch, Probleme zu klären;
- Diskutieren mit dem Patienten, auch das Diskutieren über Gefühle;

Eher fruchtbare Interventionen der Therapeut*inen:
- empathisches Validieren;
- alternative Sichtweisen herausfordern oder ins Spiel bringen (»Challenging«);

- ein Thema suchen, das nicht so spannungsgeladen ist, bei dem das Reale mit dem Affektiven mentalisierend verbunden werden kann;
- Haltung des Nicht-Wissens, z. B. »Wie geht es Ihnen denn jetzt hier mit mir damit?«

Der teleologische Modus (Instrumentalisierung von Mentalisieren) ist gekennzeichnet durch:

- Motive anderer werden ausschließlich von deren Handlung abgelesen. (»Wenn Sie mir wirklich helfen wollen, dann tun sie dies: …«);
- Zwang ausüben gegenüber dem Therapeuten, dass etwas passieren muss;
- Mentalisierung wird eingesetzt, um das Verhalten eines anderen zu kontrollieren;
- Versuch, spezifische Gedanken und Gefühle bei einem anderen zu induzieren, z. B. Versuch eines Heiratsschwindlers, eine Person verliebt zu machen;
- absichtliche Unterwanderung der Denkfähigkeit eines anderen. Dies kann z. B. durch die Verursachung von Erregung erreicht werden;
- Ausschalten der eigenen Mentalisierung als Schutz vor schädigenden/bösartigen Absichten von Beziehungspersonen, z. B. die unerträgliche Vorstellung, dass eine mir vertraute Person mein Leben durch sexuelle Gewalt bedroht.

Eher unfruchtbare Interventionen der Therapeut*innen:

- dem Drängen vorschnell nachgeben mit der Hoffnung auf positive Veränderungen;
- ärgerlich werden, weil hinter dem Manipulativen die Not nicht sichtbar oder erlebbar wird.

Eher fruchtbare Interventionen der Therapeut*innen:

- empathisches Validieren der Not, dabei Affekte benennen, die zu dieser Not gehören;
- versuchen, die mit dem Nicht-Mentalisieren verbundenen Affekte zu explorieren.

Hypermentalisieren kennzeichnet die »Fähigkeit«, in sich selbst und den anderen zu viel hinein zu lesen. Dies ist häufig verbunden mit Spekulieren über Motive und Affekte. Hypermentalisieren geht einher mit Hypervigilanz, nicht hinterfragten Annahmen und unkontrolliertem exzessivem Schlussfolgern (Bateman & Fonagy, 2015). Hypermentalisierung hängt oft zusammen mit epistemischer Vigilanz/

epistemischem Misstrauen und hohem Arousal. Hypermentalisierung ist nicht einfach ein »zu viel an Mentalisieren«, d. h. zu viel des Guten.

Hypermentalisierung ist charakterisiert durch (Sharp et al., 2013):

- Misslingen der Differenzierung von Selbst und anderen Personen in Bezug auf die Zuschreibung eines mentalen Zustandes;
- Einschränkung der Fähigkeit zur Integration von Kognitionen und Affekten;
- Erschwerung im Wechsel zwischen automatischem und explizitem Mentalisieren in Abhängigkeit von den Erfordernissen bzw. dem Kontext.

Die mangelnde Selbst-Andere-Differenzierung, auch bezeichnet als Selbst-Andere-Diffusion, ist nach Luyten et al. charakteristisch für die Borderline-Persönlichkeitsstörung (Luyten et al., 2021).

Der therapeutische Umgang mit dem Modus Hypermentalisieren ist dem Umgang mit dem Modus des Pseudomentalisierens ähnlich.

Generelle Empfehlungen: Ziel der Interventionen des Therapeuten sollte es sein, Patient*innen aus dem nicht-mentalisierenden Modus zurück in das Mentalisieren zu bringen. Dazu ist es zunächst nötig, den Modus der Mentalisierungsstörung zu erkennen, um nicht in dasselbe Fahrwasser wie der Patient zu geraten, denn der Sog dahin ist oft groß. Wenn der Patient Fakten nach Fakten berichtet, sind wir oft dazu geneigt, weiter nach Fakten zu fragen, weil uns die Dinge unklar bleiben. Wenn der Patient klug daherredet, sind wir über die »Einsichten« erfreut und fördern das weitere Gespräch und merken dabei nicht, wie der Patient und wir selber allmählich die Bodenhaftung verlieren. Drängt der Patient uns in seiner Not zum Handeln, fühlen wir uns unbehaglich, geben dem Sicherheitsbedürfnis nach oder reagieren unwirsch und unempathisch. Dann ist es hilfreich, den Patienten zu stoppen, »den Pausenknopf zu drücken«. Dies kann nötig sein, wenn der Therapeut das Gefühl hat, er versteht nichts mehr, oder registriert, dass die Affekte zu hoch gehen, um selbst noch mentalisieren zu können. Der Therapeut kann dann z. B. sagen: »Können wir mal stoppen, wenn Sie so laut und heftig mit mir reden, dann bin ich überfordert, ich kann jetzt überhaupt nicht mehr klar denken.« Manchmal hilft es dann, den Patienten aufzufordern, den Punkt in der Stunde zu suchen, an dem noch ein gemeinsames Mentalisieren möglich war, und dann zu diesem Punkt in der Stunde zurückzukehren.

Anregung konträrer Bewegungen (Polaritäten)

Das aktuelle Mentalisieren eines Patienten kann in der Psychotherapiestunde in Hinblick auf vier verschiedene Dimensionen analysiert werden (s. Abb. 5-3). Jede Dimension lässt sich durch zwei entgegengesetzte Pole beschreiben. Effektives Mentalisierung findet in der Balance zwischen den beiden Polen statt, d.h. wenn beide Pole in der Kommunikation berücksichtigt werden. An welchem Punkt sich eine Person gerade befindet, kann von der Situation abhängen, aber auch von der Persönlichkeit.

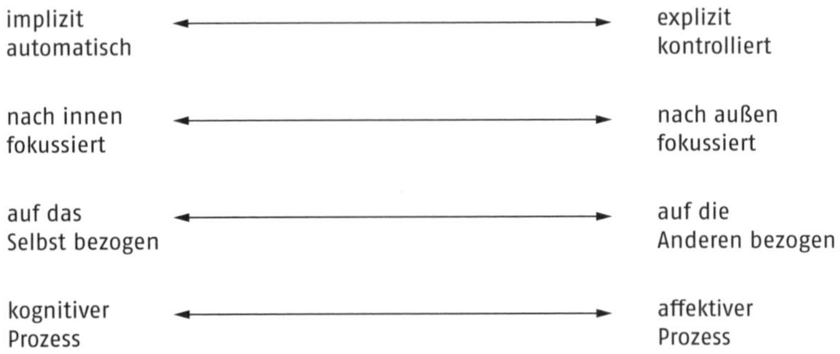

Abb. 5-3: Mentalisierungsdimensionen – Polaritäten

Die Pole werden wie folgt charakterisiert:

Implizit mentalisierend vs. explizit mentalisierend

Implizit: Es ist ein schnelles und reflexartiges Mentalisieren. Im Alltag mentalisieren wir meist so. Es ist gekennzeichnet durch eine hohe Sensitivität gegenüber nonverbalen Signalen, besonders in Hinsicht auf Erkennung der Intentionen anderer. Eine sichere Bindung ist eine gute Voraussetzung für ein gelingendes implizites Mentalisieren.

Explizit: Es ist gekennzeichnet durch: »langsam, alles der Reihe nach«. Es erfordert Reflexion, Aufmerksamkeit, Bemühen und ist eher verbal vermittelt. Es wird benötigt, wenn implizites Mentalisieren fehlschlägt, wenn Missverständnisse bei der Bewältigung von Angst und Ungewissheit erlebt werden. In der Therapie ist explizites und langsames Mentalisieren notwendig, wenn belastende Probleme, ungeklärte Konflikte oder schwer Belastendes besprochen werden.

Nach innen fokussiert vs. nach außen fokussiert

Innen: Es ist die Fähigkeit, Einschätzungen geben zu können auf der Grundlage der inneren Wahrnehmung, bei sich und anderen.

Außen: Hierzu gehören eine hohe Sensitivität gegenüber nonverbalen Botschaften und eine starke Tendenz, auf der Basis von externalen Eigenschaften und Beobachtungen zu urteilen. Hier besteht aber die Gefahr, vorschnelle Annahmen zu treffen, ohne sie innerlich zu überprüfen.

Zum Selbst orientiert vs. zum anderen orientiert

Selbst: Bei Überbetonung dieses Pols besteht die Gefahr der Fixierung auf die eigene Wahrnehmung oder ein begrenztes Interesse an der Wahrnehmung der mentalen Verfassung des anderen. Sie verführt zu Selbstinszenierungen und Größenphantasien.

Andere: Bei Überbetonung existiert oft eine hohe Anfälligkeit für affektive Ansteckung, verbunden mit der Fähigkeit, sich in andere hineinzuversetzen, und der Gefahr, die eigene innere Welt zu verlieren. Die Überbetonung der Orientierung am anderen kann zu eigener Ausbeutung/Missbrauch führen, aber auch als andere Seite der Medaille – zu versteckter Ausbeutung/Missbrauch von anderen.

Kognitiv orientiert vs. affektiv orientiert

Kognitiv: Die Überbetonung dieses Pols ist häufig verbunden mit geringer emotionaler Empathie. Das Verstehen hat den Schwerpunkt im Intellektuellen, im Rationalen oder Konkretisitischen. Es besteht hier die Gefahr, dass das Verstehen zu einem kriminalistischen, überzogenen oder aussagenlogischen Verständnis eingeengt wird. Zu diesem Pol gehören Personen, die sich bemühen, über ein persönliches Problem nur auf sachliche Weise zu sprechen. Das Phänomen findet sich in einer anderen Form bei antisozialen Persönlichkeiten. Hier ist bei guten kognitiven Leistungen die Empathie für den Mitmenschen meist blockiert, die Affekte bleiben künstlich, sind erzeugt oder gespielt.

Affektiv: Personen, die sich an diesem Pole befinden, sind hochsensibel für affektive Signale. Sie haben eine hohe Anfälligkeit für affektive Ansteckung und eine Tendenz, von Affekten überwältigt zu werden, wenn die eigene innere Welt oder die eines anderen zum Fokus wird.

Generelle Empfehlungen: Es ist die Aufgabe von Therapeut*innen, zunächst herauszufinden, wo Patient*innen in der Therapiestunde hinsichtlich der einzelnen Pole zu verorten sind. Ein oder zwei Dimenionen können dabei besonders erhellend sein, weil sie besonders aus der Balance sind. Wenn der Patient dann z. B. sehr stark in seinem Sprechen dem kognitiven Pol zugeordnet ist, ist es die Aufgabe des Therapeuten, den affektiven Pol in die Interaktion zu holen, denn effektives Mentalisieren findet statt, wenn beide Pole Berücksichtigung finden. Bei dem Versuch, den Patienten zum affektiven Pol hinzubewegen, geht es nicht darum, den Patienten zu verändern, sondern um die Entwicklung einer vernachlässigten Dimension. Die Entwicklung kann dabei z. B. durch Anregungen, die die affektiven Reaktionen des Patienten herausfordern (»Challenging«), geschehen.

Challenging

Mit »Challenging« werden Interventionen charakterisiert, die versuchen, Patient*innen auf eine überraschende und kreative Weise herauszufordern. Ein Challenging soll das Nicht-Mentalisieren des Patienten unterbrechen, ihn ein wenig vom eingefahrenen Weg schubsen und zu einem Perspektivwechsel anregen. Dadurch soll sich die Chance erhöhen, wieder in das Mentalisieren zu kommen.

Wie kann ein Challenging geschehen? Zum Beispiel dadurch, dass die Intervention außerhalb des vom Patienten erwarteten Rahmens liegt, den Patienten ein wenig irritiert. Dabei sollten die Interventionen nicht wertend, eher spielerisch und vielleicht mit Humor verbunden sein. Eine herausfordernde Intervention ist ein Risiko, sie kann auch schief gehen, misslingen oder den Patienten verletzen. Deshalb sollte der Therapeut die Größe und Fähigkeit haben, um Entschuldigung bitten zu können. Es muss auch eine gewisse vertrauensvolle Beziehung zwischen Patient*in und Therapeut*in bereits vorhanden sein, damit dieses Wagnis gelingt.

Ein Beispiel: Eine Patientin, die sehr leistungsorientiert ist und sehr streng mit sich umgeht, sagt zum Therapeuten: »Sie strengen sich heute hier überhaupt nicht an!« Der Therapeut: »Ich weiß. Sorry. Ich bin ein fauler Mensch.« Die Patientin: »Und das ist so in Ordnung für Sie?« Der Therapeut: »Ja. Und für Sie nicht?«

Was sollen Therapeut*innen tun?

- Einfache und kurze Interventionen vornehmen;
- auf das Hier und Jetzt zentrieren und weitere Explorationen anregen;
- auf den Affekt fokussieren;

- eine mittlere Intensität emotionaler Beteiligung fördern, die nicht zu nah am Feuer und nicht zu weit weg ist, die weder zu »kalt« noch zu »heiß« ist;
- Bereitstellen von Erfahrungen einer sicheren Basis, die dem Patienten die Exploration der inneren Zustände erleichtert;
- den Patienten dafür gewinnen, Interaktionen und eigene Erfahrungen aus verschiedenen Perspektiven zu betrachten.

Was soll der Therapeut nicht tun?

- Beim mentalisierungsbasierten Vorgehen ist es nicht die Aufgabe des Therapeuten, dem Patienten zu sagen, wie er fühlt, was er denkt und wie er sich verhalten soll.
- Es ist nicht die Aufgabe, dem Patienten zu sagen, was die dahinterliegenden Gründe für seine Schwierigkeiten sind, seien sie bewusst oder unbewusst.
- Jeder Versuch in Richtung: »Ich weiß, wie der Patient ist« oder »Ich weiß, wie er sich verhalten und denken soll, und warum er so ist, wie er ist«, kann für den Patienten schädigend sein. Dies gilt besonders bei Patienten mit strukturellen Störungen, bei Borderline-Patienten, bei Patienten mit längeren traumatischen Erfahrungen oder Verwahrlosung. Um diesen Versuchungen nicht zu erliegen, hilft die Haltung des Nicht-Wissens.

Fazit

Die Behandlungstechniken von Patient*innen mit schweren strukturellen Beeinträchtigungen und Persönlichkeitsstörungen sind im traditionellen psychoanalytischen und im mentalisierungsbasierten Prozedere unterschiedlich bezogen auf »Regressionsförderung« versus Arbeit im »Hier und Jetzt«.

Unterschiede gibt es auch in puncto Gewichtung von Vergangenheit versus Gegenwart. Zwar finden sowohl die Perspektive der Vergangenheit als auch die Perspektive der Gegenwart in beiden Behandlungsformen Berücksichtigung, und beide Perspektiven schließen sich gegenseitig nicht aus, können als flexibler Wechsel von Hintergrund und Vordergrund verstanden werden, aber die Gewichtung der beiden Perspektiven ist unterschiedlich. Die Mentalisierungsbasierte Therapie fokussiert vom Konzept und der Behandlungstechnik her auf kommunikative Prozesse, die im Hier und Jetzt stattfinden, während die traditionelle Psychoanalyse sich in der Behandlung stärker auf die Geschichte des Patienten bezieht.

5.5 Abwehr und Widerstand

In der Psychoanalyse beziehen sich Abwehr und Widerstand auf die Psychodynamik der Regulation intrapsychischer und interpersonaler Konflikte. Während der Widerstand meist bewusst und als Erscheinungsform für den Beobachter oder Therapeuten wahrnehmbar ist, kann die Abwehr nur als unbewusstes Muster erschlossen werden. Die Abwehr entwickelt sich gegen bewusste, meist aber vorbewusste oder unbewusste Inhalte, die häufig mit starken und bedrohlichen Affekten verbunden sind. Die Abwehr bedient sich dabei der Abwehrmechanismen, wie z. B. der Verdrängung, Spaltung oder projektiver Identifikation. Die zur seelischen Regulation notwendige Abwehr kann zu einer gesunden seelischen Entwicklung beitragen, die Abwehr kann aber auch zu hohen seelischen Kosten führen, zu schwerer psychopathologischer Symptomatik, psychischer und psychosomatischer Erkrankung.

Eine Voraussetzung für die aus der klassischen Psychoanalyse stammenden Abwehranalyse und die Veränderung der Abwehrkonstellationen durch Deutungen ist die Annahme, dass eine Person ein ausreichendes Strukturniveau besitzt. Dieses setzt z. B. hinreichende Fähigkeiten zur Affektwahrnehmung, Affektdifferenzierung und Fähigkeiten zur Symbolisierung von Affekten voraus. Sind diese Voraussetzungen (die auch Voraussetzungen von effektivem Mentalisieren sind) nicht gegeben, sind Hindernisse in der therapeutischen Arbeit nicht auf eine nach dem klassischen psychoanalytischen Modell verstandene Abwehr von Konflikten rückführbar und können nicht deutend bearbeitet werden. Die Hindernisse sind dann auf die Voraussetzungen zum effektiven Mentalisieren zurückzuführen. Wird dann von einer psychoanalytisch verstandenen Abwehr ausgegangen, können sich Missverständnisse ergeben, die zu starken negativen Affekten (z. B. Angst, Ärger oder Unverständnis) führen und nicht in Zusammenhang mit der Abwehr stehen. Diese negativen Affekte dann in Zusammenhang mit der Abwehr zu sehen und zu deuten, ist problematisch, weil der Begriff suggeriert, dass der Patient (aus unbewussten Gründen) einen Widerstand hat, wo in Wirklichkeit Defizite sind.

Obwohl das Konzept von Abwehr und Widerstand in der Mentalisierungsbasierten Therapie keine Erwähnung findet und die Terminologie vermieden wird, zeigt sich doch, dass das Konzept der psychodynamischen Abwehr einige Aspekte in der Mentalisierungsbasierten Therapie gut verstehbar macht und ein erweitertes Verständnis der Psychodynamik von Mentalisierungsstörungen ermöglicht. Um dies an zwei Aspekten zu zeigen, wird Bezug genommen auf ein

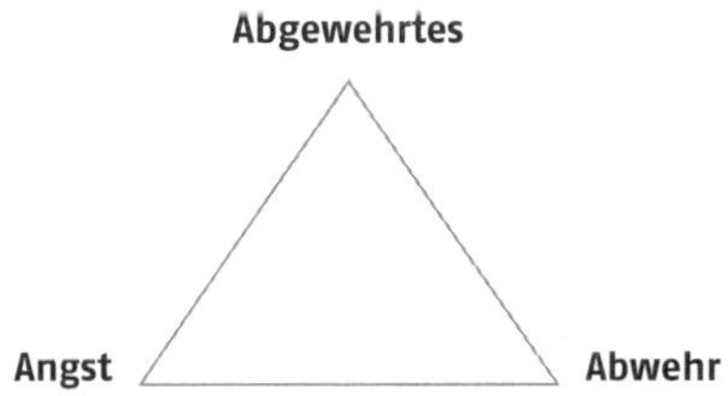

Abb. 5-4: Der psychodynamische Fokus – Dreieck des Konflikts, nach Menninger & Holzman, 1958

viel zitiertes Modell zur psychoanalytischen Fokusformulierung von Menninger und Holzman, auf das sich auch Klüwer bezieht, das »Dreieck des Konflikts« (Menninger & Holzman, 1958; Klüwer, 1995). Das Dreieck verdichtet Aspekte der grundlegenden psychoanalytischen Theorie auf das klinisch Wesentliche (s. Abb. 5-4).

Alle drei Aspekte können unbewusst sein, die Angst, das »Abgewehrte« (z. B. konflikthafte Impulse, traumatische Erinnerungen, Scham oder Schuld) und die Abwehr, die durch die bekannten Abwehrmechanismen (z. B. Verdrängung) beschrieben wird. Klüwer schreibt zur Erklärung und zum therapeutischen Prozedere: »Mit welcher Abwehr kann welche Angst unterdrückt bleiben, die welche Impulse fernhält? Der Deutungsprozess beginnt mit der Abwehr, verknüpft bei deren Labilisierung die Abwehr mit der Angst, schreitet fort zu einer Verknüpfung der Abwehr mit der Angst und schließlich dem Abgewehrten« (Klüwer, 2004, S. 30).

Das Modell lässt sich auch gut auf einen Patienten beziehen, der ausschließlich in einer intellektualisierten und abgehobenen Sprache über affektiv bedeutende Beziehungen spricht, wie sie durch den prämentalisierenden Modus des Pseudomentalisierens charakterisiert sind. Die Abwehr ist in diesem Beispiel der Abwehrmechanismus der Intellektualisierung. Die Angst ist zunächst unbewusst, wird aber lebendig, wenn die Abwehr, d. h. die unangemessen intellektuelle Sprache angesprochen wird. Die Angst weist dann den Weg zum Abgewehrten, z. B. Scham über ein erlebtes traumatisches Ereignis.

Die Abwehr ist das Tor zur Veränderung. Dies gilt für die Sichtweise der klassischen Psychoanalyse wie für die Mentalisierungsbasierte Therapie. Die Exploration der Abwehr wird im ersten Schritt eng verbunden mit den Affekten des Patienten. Psychoanalytiker*innen, die diesem Modell folgen, legen zuerst ihr Augenmerk auf die Intellektualisierung. Auch mentalisierungsbasiert arbeitende Therapeut*innen tun dies, indem sie auf das Pseudomentalisieren fokussieren. Unterschiede bestehen jedoch darin, dass der mentalisierungsbasiert arbeitende

Therapeut dann weiter auf den Prozess fokussiert, während der sich an diesem Modell orientierende psychoanalytisch arbeitende Therapeut hier eher deutet und dadurch mehr auf inhaltliche Aspekte Bezug nehmen wird. Die Grenzen des Dreieck-Modells liegen zudem dort, wo das Pseudomentalisieren nicht eine Abwehr ist, sondern aus Defiziten in den Mentalisierungsfähigkeiten resultiert. Beides, das Vorhandensein einer Abwehr oder ein Defizit in den Mentalisierungsfähigkeiten, ist theoretisch möglich, in Erwägung zu ziehen und im praktischen Fall abzuwägen.

Ein weiteres Beispiel für den Nutzen des Abwehrbegriffs für die Mentalisierungsbasierte Therapie betrifft die interpersonale Psychodynamik hinsichtlich des »Fremden Selbst«. Eine psychodynamische Abwehr kann darin bestehen, dass eine Person durch die Projektion inkohärenter »fremder Selbstanteile« in eine andere Person eine gewisse Kohärenz im eigenen Selbst erzeugen kann. Der Abwehrmechanismus ist zunächst die Projektion. Die Abwehr dient dabei wie im Dreieck des Konflikts der Abwehr von massiver, möglicherweise diffuser Angst/ Bedrohung, von Gefühlen unerträglicher Leere und innerer Spannung, die durch die Inkohärenz von Selbst und Fremdem Selbst erzeugt wird. Die Abwehr ist nach den klinischen Erfahrungen jedoch zudem mit schwereren Komplikationen verbunden und über den Abwehrmechanismus der projektiven Identifizierung zu verstehen, da die Abwehr meist weiter zu einer starken Abhängigkeit von der Person führt, in die die negativen Anteile projiziert werden.

Entgegen der Annahme der klassischen Psychoanalyse, dass das Abgewehrte ein Konflikt ist, kann auch angenommen werden, dass ein bedrohlich erlebter Affekt (in Zusammenhang mit einer bedrohlichen Erfahrung, z. B. eine traumatische Erfahrung) das Abgewehrte ist. Die Abwehr bezieht sich dann auf das Bewusstwerden von bedrohlich erlebten Affekten und einer Bedrohung der Selbststrukturen bei schweren strukturellen Einschränkungen. Unter dieser Annahme kann das psychoanalytische Konzept der Abwehr die Schwierigkeiten bei dem Prozess der Affektelaboration in der Mentalisierungsbasierten Therapie verstehbar machen. Dabei bleiben jedoch die behandlungstechnischen Konsequenzen eher gleich. Der Psychoanalytiker, der den Empfehlungen von Klüwer folgt (Klüwer, 2004), beginnt bei der Abwehr, verbindet die durch die Labilisierung entstehenden Affekte mit der Abwehr, um zum Abgewehrten zu kommen. Das Auftauchen des prämentalisierenden Modus muss auch in einem solchen Fall nicht immer als Defizit verstanden werden, sondern als Auftauchen einer Abwehr, eines Abwehrmechanismus. Durch die Verwendung des Äquivalenzmodus wehrt der Patient dann durch die alleinige Beschäftigung mit dem Sachlichen und Konkreten bspw. bedrohlich empfundene Affekte ab. Der mentalisierungsorientiert arbeitende Therapeut, der z. B. in der Unfähigkeit des Patienten, seine Affekte wahrzunehmen und zu reflektieren, eine Einschränkung der Mentalisierung durch den Äquivalenzmodus erkennen könnte, wird dann ebenso die Abwehr (den prämentalisierenden Modus) zum Fokus machen, um ein effektiveres Mentalisieren im Prozess zu ermöglichen. Die Interventionen zielen in beiden Fällen auf die Affektelaboration. Auch wenn im Hintergrund unterschiedliche Annahmen (Defizit oder Konflikt) stehen, zielen die Interventionen beider Therapeuten zunächst auf die Affektelaboration und die Veränderung der eingeschränkten Mentalisierung. Unterschiede sind auch hier wieder, dass mentalisierungsorientierte Therapeut*innen im Prozess bleiben, während klassische Psychoanalytiker*innen eher deuten.

Fazit

Das mentalisierungsbasierte Behandlungskonzept übt große Zurückhaltung gegenüber der Terminologie von Abwehr und Widerstand. Dennoch kann das psychoanalytische Abwehrkonzept spezielle Aspekte der mentalisierungsorientierten Behandlungstechnik gut erklären und die Sichtweisen auf die Psychodynamik bereichern. Unterschiede bestehen dann aber im weiteren behandlungstechnischen Vorgehen: der mentalisierungsorientierte Therapeut bleibt im Prozess, der klassische Psychoanalytiker wird inhaltliche Aspekte durch Deutungen erhellen.

5.6 Freie Assoziation oder Strukturierung

Freie Assoziation

Die freie Assoziation des Patienten und das Pendant der gleichschwebenden Aufmerksamkeit des Psychotherapeuten sind in der klassischen Psychoanalyse die methodische Grundlage zur Analyse unbewusster Prozesse. *»Das Verfahren der freien Assoziation ist für die psychoanalytische Technik konstitutiv […]«* (Laplanche & Pontalis, 1972, S. 77). Gegen das freie Assoziieren entstehen in Patient*innen Widerstände, die dann selbst Gegenstand der Bearbeitung werden. Zwar hat die Methode des freien Assoziierens im Laufe der Geschichte der Psychoanalyse Differenzierungen und Einschränkungen erfahren, aber sie ist für die Psychoanalyse immer zentral geblieben und wird als psychoanalytische Grundregel mit der Aufforderung verbunden, dem Analytiker möglichst alles mitzuteilen, was einem in den Sinn kommt, und nicht zwischen Unwichtigem und

Wichtigem zu unterscheiden. Auf diese Weise wird ein intensiver zwischenmenschlicher Bezug hergestellt, denn der Patient teilt dem Psychoanalytiker etwas mit, und es stellt sich dem Patienten immer wieder die Frage, wie weit er dem Psychoanalytiker dabei trauen kann. Zwar sind die Einfälle des Patienten nicht zufällig und stehen in Zusammenhang mit den Problemen des Patienten, aber die Aufforderung, auch Unwichtiges mitzuteilen, führt dazu, dass Patient*in und Therapeut*in sich nicht zu sehr auf bestimmte Themen fokussieren. Die Auflösung von Strukturen ist in dieser Hinsicht gewollt, um Unbewusstem, das an die Oberfläche drängt, Raum zu geben. In dieser Hinsicht sind Strukturen, die sich auf die Inhalte der Behandlung beziehen, Hindernisse, denn die Strukturen geben auch an, wo Patient*in und Therapeut*in zu suchen haben. Hingegen gilt für den klassischen Psychoanalytiker: *»Ich suche nicht, ich finde.«* (Klüwer, persönliche Mitteilung).

Die freie Assoziation wurde von Freud als bedeutende Technik zum Zugang zu unbewusstem Material in seiner Psychoanalyse angewandt, die in der Regel fünf Stunden in der Woche stattfand. Heute, in einer Zeit, in der ein- bis zweistündige Behandlungen auch für psychoanalytische Behandlungen die Regel sind, ist der Raum für die freien Assoziationen zeitlich deutlich eingeschränkt. Bedeutendes aus dem Alltagserlebnis und das Bedürfnis, über bewusstseinsnahe Erfahrungen zu sprechen, drängen bei geringer Stundenfrequenz mehr in die Behandlungsstunden. Ungeachtet dessen bleiben aber der freie Einfall des Patienten, die freie Assoziation und die gleichschwebende Aufmerksamkeit des Therapeuten weiter ein wertvolles Agens im Behandlungsprozess psychodynamischer und psychoanalytischer Psychotherapie, um nicht nur da zu suchen, wo Licht ist, sondern auch noch im Dunkeln und Unbekannten.

Die Bedeutung des Konzepts der freien Assoziation ist ein Grund für die bestehende Zurückhaltung hinsichtlich der Strukturierung der Behandlung in den von der Psychoanalyse abgeleiteten Behandlungsformen. Die Zurückhaltung des Analytikers impliziert dabei manchmal auch die unausgesprochene Ansicht, dass die Einhaltung des Settings und die Regel der freien Assoziation quasi ausreichend sind für einen erfolgreichen Behandlungsprozess. Dabei herrscht Zurückhaltung oder Ablehnung gegenüber Fokuskonzepten, die ein strukturierendes Prinzip in den therapeutischen Prozess einführen. Ebenso herrscht Zurückhaltung gegenüber einer strukturierten Patienteninformation über die verwendete Methodik, einer Psychoedukation sowie der Klärung von Therapiezielen gemeinsam mit dem Patienten.

Der »Mythos der freien Assoziation« ist im Laufe seiner Geschichte mehrfach kritisiert worden, z. B. von Fonagy und Mitchell als Vertreter der Intersubjektiven Psychoanalyse (Fonagy, 2003a; Mitchell, 1988). Beide sehen die dialogische Struktur der psychoanalytischen Therapie in der Priorisierung der freien Assoziation als Behandlungsmethode ausgeblendet.

Während in der traditionellen psychoanalytischen Behandlung die Strukturierung des psychoanalytischen Behandlungsprozesses weiter dem spontanen freien assoziativen Fluss folgt, so auch bei Bion (Bion, 2006 [1970]), fokussiert die Mentalisierungsbasierte Therapie auf eine aktive Unterstützung des Patienten durch Strukturierungen des therapeutischen Rahmens und der Behandlung selbst.

Strukturierung

Die Strukturierung der Behandlung in der MBT lässt sich an einer Reihe von Elementen festmachen: an der therapeutischen Haltung, an der aktiven Gestaltung des Arbeitsbündnisses, der Psychoedukation, der Fokusbildung innerhalb einer Therapiestunde oder einer Behandlungsphase sowie dem Krisenplan. Zur therapeutischen Haltung, zur Fokusformulierung und Fokusbearbeitung innerhalb einer Stunde (Mentalisierungsloop) wurde bereits in Zusammenhang mit dem MBT-Kernmodell (Kap. 3) informiert.

Psychoedukation in der ambulanten Einzeltherapie

Psychoedukation fördert Transparenz und liefert dem Patienten Sicherheit. Gemäß dem Konzept der Psychotherapie als dreifaches Kommunikationssystem wird der Patient über die grundlegenden Annahmen des Therapeuten informiert. Der Patient erhält Informationen über das Behandlungskonzept und darüber, wie der Therapeut sich die Entstehung der Symptomatik vorstellt und wodurch er eine positive Veränderung erwartet. Der Patient wird darüber informiert, welche Aufgabe der Therapeut und welche Aufgabe der Patient in der Behandlung haben werden.

In teambasierten Einrichtungen, die nach dem MBT-Konzept arbeiten, erfolgt die Psychoedukation meist über mehrere einstündige Seminare in Gruppen. Jedes Seminar hat ein eigenes Thema und verbindet Information mit Rollenspielen und Übungen, die die Teilnehmer einbinden. Eine ausführliche Beschreibung einzelner Themen, Übungen und Rollenspiele für eine Edukation findet sich bei Allen, O'Malley, Freeman, Batemen, Haslam-Hopwood, Stein und Bleiberg (Allen et al., 2015; Allen et al., 2011; Haslam-Hopwood et al., 2009).

In der ambulanten Therapie in freien Praxen kann eine kurze schriftliche Information zum Mentalisierungskonzept hinsichtlich der Themen Mentalisieren,

Stress, Bindung und Affekt für Patient*innen hilfreich sein. Im Verlauf der Behandlung können dann Informationen zum Mentalisierungskonzept in Inhalt und Modus dem Patienten angepasst mitgeteilt werden. In der Anfangsphase der Behandlung, z. B. bei der Fokusformulierung, bieten sich Gelegenheiten, die vom Patienten berichtete zentrale Problematik und seine Therapieziele mit einigen Aspekten des Mentalisierungskonzepts zu verbinden. Auf diese Weise werden Anker gesetzt, auf die im Verlaufe der Behandlung wieder Bezug genommen werden kann (s. Abb. 5-5).

Ein Beispiel: *In einer Liebesbeziehung geraten Sie in einen Zustand von großer Panik, Verzweiflung oder Wut, wenn Ihr Partner Ihnen nach einer WhatsApp nicht innerhalb eines halben Tages antwortet. Sie tun dann Dinge, die Ihnen hinterher leidtun. Z. B. drohen sie Ihrem Partner, sich mit einer Tinder-Bekanntschaft zu verabreden. In diesen Situationen, in denen Sie auch eine starke Angst haben, Ihren Partner zu verlieren, geraten Sie in Panik und verlieren Ihre Reflexionsfähigkeit. Wir nennen dies einen »Mentalisierungszusammenbruch«. Die Mentalisierungsfähigkeit wird unter anderem durch Ihren starken Stress eingeschränkt. Wir sollten dies in den nächsten Therapiestunden genauer untersuchen, um herauszufinden, wie Sie später mit einer solchen Situation besser umgehen können.*

Eine weitere Möglichkeit ist es, den Patienten anzuregen, spielerische Erfahrungen rund um das Mentalisierungskonzept zu machen, z. B.:

- sich zwischen den Stunden Erlebnisse aufzuschreiben, in denen meine Mentalisierungsfähigkeit beeinträchtigt wurde;
- ein Erlebnis zu notieren, bei dem ich eine starke negative Emotion herunter regeln konnte.

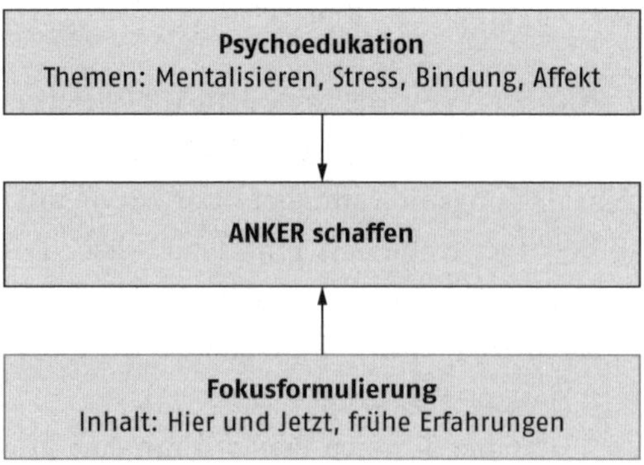

Abb. 5-5: Psychoedukation – ambulant

Der Patient sollte dabei das Augenmerk darauf legen zu beobachten, wie er das gemacht hat, und es dann minutiös beschreiben.

Fokusformulierung

Die Wirksamkeit eines mentalisierungsorientierten Vorgehens hängt von der Strukturierung des therapeutischen Prozesses ab, sowohl der Strukturierung innerhalb der Therapie als auch innerhalb einer Stunde (Bateman et al., 2019, S. 104). Die Strukturierung ist neben dem »Standpunkt des Nicht-Wissens« die zweite zentrale Säule der Mentalisierungsbasierten Therapie. Bei gut strukturierten Patient*innen ergibt sich der rote Faden in einer Therapiestunde weitgehend von selbst. Meist bewegt sich die Therapiestunde dahin, wo die Angst ist. Oder sie entwickelt sich dorthin, wie oben im »Dreieck des Konflikts« aus psychoanalytischer Sichtweise beschrieben, wo die Angst in Verbindung mit der Abwehr gesehen wird (Kap. 5.5). Bei eher gering strukturierten Patienten*innen und bei Patienten*innen mit schweren Persönlichkeitsstörungen sowie bei Personen, die langandauernd traumatisiert worden sind, ist es jedoch häufig nötig, dass der Therapeut sich gemeinsam mit dem Patienten um eine Struktur in der Behandlung bemühen muss. Die Strukturierung der Behandlung schließt die Erarbeitung eines Fokus innerhalb der Stunde und einen Fokus für jeweils einen Behandlungsabschnitt mit ein. Der Fokus sollte vom Therapeuten gemeinsam mit dem Patienten gefunden und schriftlich formuliert werden. Es ist immer eine vorläufige Formulierung, die im Prozess korrigiert und überarbeitet werden kann.

Fokusformulierung zu Behandlungsbeginn

Der Therapeut versucht mit dem Patienten gemeinsam, einen interpersonalen Fokus zu finden, der die charakteristischen interpersonalen Beziehungen beschreibt, die häufig problematisch sind. Damit diese Aufgabe für den Patienten einsichtig und sinnvoll erlebt wird, braucht der Patient Kenntnisse über das Mentalisierungskonzept, z. B. über den Zusammenhang von Bindung und Mentalisierung und den Zusammenhang mit der Affektregulierung. Eine vorhergehende Psychoedukation schafft die Voraussetzung, um gemeinsam einen Fokus zu formulieren. Die Erarbeitung des Fokus mit dem Patienten bezieht sich in der Mentalisierungsbasierten Therapie auf die aktuellen Beziehungen. Ein Blick zurück in die Kindheit kann dabei hilfreich sein, um Vulnerabilitäten zu erkennen, zentral ist aber die Gegenwart. Als Hilfe bei der Fokusformulierung schlagen Bateman et al. die Orientierung an dem interpersonalen Kreismodell von Bartholomew und Horowitz vor (Bateman et al., 2019, S. 103; Bartholomew & Horowitz, 1991). Es erfasst das interpersonale Verhalten mit Hilfe der beiden Achsen Bindungsangst und Bindungsvermeidung (s. Abb. 5-6).

Die horizontale Achse »Bindungsangst« steht dabei mehr für das eigene Selbst des Patienten, während sich die vertikale Achse »Bindungsvermeidung« eher auf die Beziehung zu anderen bezieht. Die Beziehungen zu einzelnen Personen können in dieses Muster eingetragen werden. Ein Muster wird dabei durch einen Punkt charakterisiert. So mag jemand im beruflichen Umfeld hoch abweisend sein, aber wenig Angst in diesen Beziehungen haben (X). Auf der anderen Seite hat er in seiner Liebesbeziehung große Angst vor Verlust und ist in der Beziehung höchst ambivalent (Y). Wie das Beispiel zeigt, ist es durchaus möglich, dass eine Person zu unterschiedlichen Personen ein unterschiedliches Muster haben kann. Der so elaborierte Fokus kann auch dazu dienen, einen Blick auf das zu werfen, was in der Therapie und in der therapeutischen Beziehung von Patient*innen und Therapeut*innen erwartet werden kann.

Der Therapeut wird mit dem Patienten bei der Fokusformulierung dann bspw. so vorgehen:

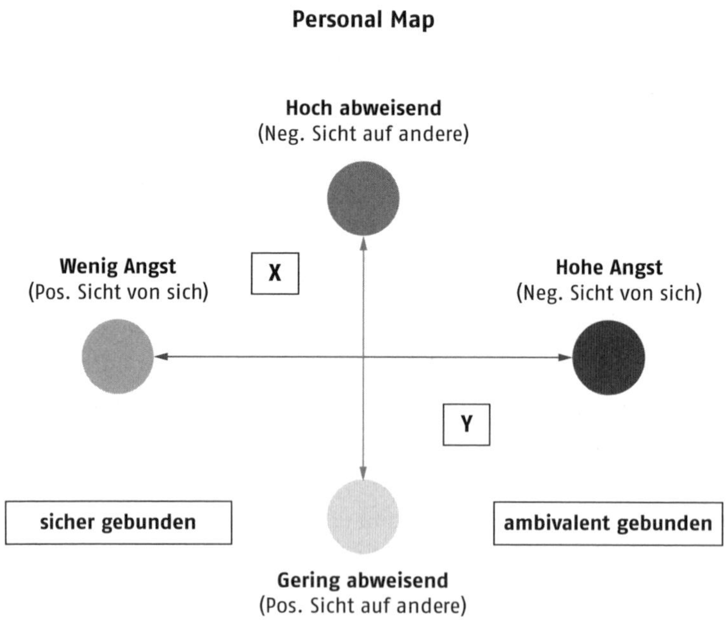

Abb. 5-6: Das interpersonale Kreismodell als Teil einer Fokusformulierung, nach Bateman et al., 2019, S. 107

- über Bindung und Bindungsangst den Patienten aufklären (Psychoedukation);
- zunächst frei von dem theoretischen Gerüst die Vulnerabilitäten und problematischen interpersonalen Themen mit dem Patienten versuchen zu explorieren;
- versuchen, die Erkenntnisse hinsichtlich der Person selbst (vertikale Achse) und der Beziehung zu anderen (horizontale Achse) in dem Koordinatensystem des interpersonalen Kreismodells zu verorten;
- Konsequenzen herausarbeiten, die das interpersonale Muster hat, z. B. Einsamkeit bei starker Vermeidung von persönlichen Beziehungen (Abb. 5-6, X-Achse);
- Bezug herstellen, wie das Muster sich in der therapeutischen Beziehung niederschlagen wird und welche gemeinsamen Schwierigkeiten sich daraus in der Therapie ergeben könnten.

Das Kreismodell von Bartholomew und Horowitz ist eine mögliche Hilfe zur Fokusformulierung (Bartholomew & Horowitz, 1991). Andere sind auch möglich, sollten sich aber auf das interpersonale Geschehen und Aspekte im Hier und Jetzt beschränken und keine tiefgreifenden psychodynamischen Hypothesen enthalten. Es geht in diesem Modell der Fokusformulierung nicht darum, spezifische Abwehrmechanismen zu identifizieren, die eingesetzt werden, um die Angst in Schach zu halten. Das würde über dieses Modell hinausführen, denn die Beschäftigung mit interpersonalen Mustern dient in der Mentalisierungsbasierten Therapie nicht der Identifizierung von Kausalitäten und der Vermittlung von Einsicht, sondern der Strukturierung der Behandlung und der gemeinsamen Orientierung im therapeutischen Prozess.

Die Elaboration eines Fokus ist eine weitgehend kognitive Leistung. Sie berührt das affektive Erleben nur am Rand. Die Erwartung einer Einsicht, die über den beschriebenen Rahmen hinausgeht, ist deshalb unrealistisch. Die Elaboration regt aber den Patienten an, sich mit der eigenen Perspektive und der Perspektive der anderen auseinanderzusetzen, und wird so Teil einer Förderung von Mentalisierungsprozessen. Die Erstellung eines Fokus erfolgt in den Fallbeispielen bei Sven A. (s. Kap. 6.1).

Fokus innerhalb der Therapiestunde: Der Mentalisierungsloop

Die Bildung eines Fokus innerhalb einer Psychotherapiestunde geschieht vorzugsweise durch den »Mentalisierungsloop«. Zu Beginn ist es die Aufgabe des Therapeuten, mit dem Patienten einen Fokus für die Stunde zu finden. Der Therapeut ist dabei aktiv, er hört zu, gibt Anregungen und strukturiert, stülpt dem Patienten aber kein Thema über. Ist ein Ereignis, etwas, was der Patient erlebt hat, gefunden, wird der Fokus erarbeitet. Zu Beginn steht das Narrativ des Ereignisses. Dann steht das Erleben während der Ereignisse im Fokus. Davon getrennt folgt dann der Fokus auf das Erleben, wie es ist, in der Therapie jetzt darüber zu sprechen. Den Endpunkt bildet die Herausforderung, alternative Sichtweisen möglich zu machen. Der differenzierte Verlauf des »Mentalisierungsloops« ist zusammen mit einem Beispiel in Kap. 3 beschrieben.

Therapiezielformulierung

Neben der Formulierung eines interpersonalen Fokus ist eine Therapiezielformulierung zur Strukturierung der Behandlung sinnvoll. Die Therapieziele sollten dabei möglichst konkret formuliert werden, damit ein Behandlungserfolg für Patient*innen und Therapeut*innen auch sichtbar bzw. einschätzbar wird. So ist z. B. das Therapieziel »Selbstwert verbessern« zu wenig konkret, besser wäre die Therapiezielformulierung »Anzahl der Selbstverletzungen reduzieren« oder »Zeitraum, in dem sich mein Freund bei mir am Tag nicht melden braucht, erhöhen«.

Krisenplan

Es ist ratsam, bei schwer belasteten Patient*innen bereits in der ersten Behandlungsphase gemeinsam mit dem Patienten einen Krisenplan zu erarbeiten. Nicht in allen Behandlungsfällen kommt es zum Notfall, aber auch hier ist ein Krisenplan nützlich. Die individualisierte Vertiefung der einzelnen Punkte hat therapeutisch dort einen Wert, wo der Krisenplan den Patienten anregt, über die Situationen und die sie begleitenden mentalen Zustände, die eine Krise auslösen, nachzudenken und zu überlegen, welche Maßnahmen zu seiner Stabilisierung in der Krise selbst beitragen können. Es besteht dabei die Chance, über diese Punkte in einer nicht krisenhaften Phase das Mentalisieren zu üben, in einem eher ruhigen Moment über sonst überwältigende und undifferenzierte Gefühlszustände nachzudenken und sie in wichtige Aspekte zu zerlegen (Bales & Bateman, 2015). Dies ist auch nützlich, weil Patient*innen häufig keine genauen Vorstellungen von ihren inneren Zuständen haben und sich schnell von intensiven Gefühlen überwältigt fühlen. Es erinnert an das Auftauchen eines Ufos und den bekannten »Ufo-Effekt«: plötzlich taucht das Ufo auf. Es kam aus dem nirgendwo. Der Vorschlag für einen strukturierten Krisenplan findet sich in folgendem Kasten.

Leitfaden: Krisenplan

Was kann der Patient selbst in der Krise tun?

- Dinge, die ich tun kann, wenn ich in der Krise bin;
- Dinge, die ich nicht tun sollte, wenn ich in der Krise bin.

Was kann der Therapeut tun und was nicht?

- Dinge, die ich mir vom Therapeuten wünsche, die mir helfen, wenn ich in der Krise bin;
- Dinge, die der Therapeut getan hat, die in der Vergangenheit nicht hilfreich waren.

Unmittelbare Hilfe, die in der Vergangenheit wirksam war

- Informationen für den Arzt oder andere Fachkräfte;
- Kontaktadressen von denen, die den Notfallplan haben.

Fazit

Die freie Assoziation des Patienten und die damit verbundene Technik der gleichschwebenden Aufmerksamkeit des Therapeuten sind die methodische Grundlage der traditionellen Psychoanalyse zur Analyse unbewusster Prozesse. Sie hat einen tiefen Einfluss auch auf die von der Psychoanalyse abgeleiteten Behandlungsformen genommen und trägt auch heute noch zur Begründung der Zurückhaltung und Skepsis gegenüber Strukturierung in den von der Psychoanalyse abgeleiteten Behandlungsformen bei. Die aus den Strukturierungen entstehenden Einschränkungen, so die Skepsis, schränkt die offene Sicht des Analytikers und seine Neutralität ein. Auf der anderen Seite sind bei Patient*innen mit strukturellen Einschränkungen und schweren Persönlichkeitsstörungen Modifikationen hinsichtlich ergänzender Strukturierungen der Behandlungen notwendig. Dies zeigen die Behandlungsformen, die eine Evidenzbasierung für die Behandlung von Borderline-Persönlichkeitsstörungen erreichen konnten wie TFP oder MBT. Dies legt auch die Strukturbezogene Psychotherapie dar, die weitestgehend Einzug in die theoretischen und praktischen Überlegungen von psychodynamischen und psychoanalytischen Therapeut*innen gehalten hat. Die Strukturierung wird realisiert unter anderem durch Psychoedukation, gemeinsame Überlegungen zu den Behandlungszielen und die Fokusformulierungen. Sie zeigt sich dabei auch in der aktiven Haltung des Therapeuten, wie sie im MBT-Kernmodell beschrieben wird (s. Kap. 3).

5.7 Ein integratives Behandlungsmodell

Mentalisieren in der psychodynamischen und psychoanalytisch begründeten Langzeittherapie umfasst zwei Aspekte: den Prozessfokus und den inhaltlichen Fokus.

> **Prozessfokus:** Förderung der Mentalisierung
>
> **Inhaltlicher Fokus:** Formulierungen und Interpretationen zu den interpersonalen bewussten und unbewussten Mustern

Der Prozessfokus bezieht sich auf die Förderung der Mentalisierung nach dem Mentalisierungskonzept und der daraus abgeleiteten Behandlungstechnik. Der inhaltliche Fokus, die Formulierungen und Interpretationen des Therapeuten zu den interpersonalen bewussten und unbewussten Mustern, greift auf die psychoanalytischen Objektbeziehungstheorien zurück. Dieses Modell geht auf die Vorschläge von Lemma et al. in Bezug auf die »Brief Dynamic Interpersonal Therapy« (DIT) und Aussagen zur Implementierung des Mentalisierungskonzepts in psychodynamischen Settings von Vermote et al. zurück (Lemma et al., 2011; Vermote et al., 2015). Die Grundlage der Integration ist das Konzept der Mentalisierung. Es hat den Vorteil gegenüber den älteren psychoanalytischen Konzepten, dass es nicht so viel metapsychologischen Ballast mit sich trägt und mehr die neueren Quellen außerhalb der Psychoanalyse rezipiert (Jurist, 2018, S. 90).

Unabhängig von der Diagnose ist Mentalisierungsbasierte Therapie in der psychodynamischen und psychoanalytischen Therapie nach dem hier vorgeschlagenen Modell indiziert:

a) für Patient*innen, die strukturelle Einschränkungen bzw. schwere funktionelle Einschränkungen haben. Ein niedriges Strukturniveau scheint dabei mit Einschränkungen in der Mentalisierungsfähigkeit verbunden zu sein (Zettl et al., 2020);
b) für Patient*innen, die Schwierigkeiten in der Affektregulation haben, die in Verbindung mit Mentalisierungsproblemen stehen und bei denen z. B. eine Erweiterung der mentalisierten Affektivität zu einem psychischen Puffer zwischen Erleben und Handlung führen kann.

Der Prozessfokus: Förderung von Mentalisierung

Die Förderung der Mentalisierung orientiert sich einerseits an der Förderung des Mentalisierens, wie sie in der Behandlungstechnik des MBT-Kernmodells (Kap. 3) beschrieben wurde, und andererseits an der mentalisierungsbasierten Behandlungstechnik hinsichtlich ihrer Vereinbarkeit mit traditionellen psychoanalytischen Behandlungskonzepten (Kap. 5).

1. Wie Mentalisieren fördern?

- Der »Standpunkt des Nicht-Wissens« ist die zentrale Behandlungstechnik zur Förderung der Mentalisierung. Der Therapeut realisiert diese Haltung durch offene Fragen zusammen mit einem authentischen Interesse an den Gefühlen und Erfahrungen des Patienten. Er stellt Wie-Fragen statt Warum-Fragen und kann zwischen angemessenem Wissen und Nicht-Wissen unterscheiden (Kap. 3 und Kap. 5.3).
- Das Erkennen von ineffektivem Mentalisieren ist für die Förderung des Mentalisierens zentral. Um im therapeutischen Prozess ineffektives Mentalisieren unterbrechen zu können und effektives Mentalisieren anzuregen, ist die Kenntnis der nicht-mentalisierenden Modi, des teleologischen Modus, des Äquivalenzmodus, des Als-ob-Modus und des Hypermentalisierens sowie der Mentalisierungsdimensionen notwendig (Kap. 5.4).
- »Effektives Mentalisieren« kann durch den Therapeuten gefördert werden durch die Beachtung der vier Polaritäten des Mentalisierens: »implizit mentalisierend vs. explizit mentalisierend«, »kognitiv orientiert vs. affektiv orientiert«, »zum Selbst orientiert vs. zum anderen orientiert« und »nach außen fokussiert vs. nach innen fokussiert«. Verweilt der Patient zu sehr bei einem Pol, kann der Therapeut mit einer Gegenbewegung Anregungen in Hinblick auf die vernachlässigte Polarität geben, denn effektives Mentalisieren spielt sich in der Balance zwischen den Polen ab (Kap. 5.4).
- »Mentalisierte Affektivität« ist das zentrale Ziel. Der Therapeut unterstützt den Patienten dabei, in Hinsicht auf sein inneres Erleben oder in Hinsicht auf ein äußeres Erleben die Affekte zu explorieren, die Affekte zu identifizieren, sie zu modulieren und auszudrücken (Kap. 5.1).
- »Mentalisieren anerkennen«. Der Therapeut meldet dem Patienten zurück, wenn dieser mentalisiert, und ermutigt ihn, so fortzufahren.
- »Empathisches Validieren« heißt die Welt aus den Augen des Patienten zu sehen und ihm mitzuteilen, dass seine Sichtweise verstehbar ist (Kap. 5.4).

2. Mentalisieren – Die Struktur der Behandlung und die Struktur der Stunde

In welchem Maß die Behandlung vom Therapeuten strukturiert werden sollte, hängt von den strukturellen Einschränkungen des Patienten und der Schwere seiner Persönlichkeitsstörung ab. Das Maß der äußeren Strukturierung durch den Therapeuten ist deshalb von Fall zu Fall unterschiedlich. Für die Förderung der Mentalisierung nach dem mentalisierungsbasierten Therapiemodell ist eine Strukturierung essentiell und im Vergleich zu den traditionellen psychodynamischen und psychoanalytischen Behandlungsansätzen in der Regel größer. Gleichwohl konzipierten auch Thomä und Kächele in ihrem Lehrbuch die psychoanalytische Psychotherapie als eine Aneinanderreihung von Foki (Thomä & Kächele, 1985). Die Fokussierung auf die beteiligten Perspektiven, Motive und Gefühle und auf die Analyse ihrer zugehörigen vorbewussten und bewussten Prozesse schränkt dabei die freie Assoziation auf den gemeinsam gewählten Fokus ein.

Zur »Strukturierung der Behandlung« gehören eine aktive Haltung und Transparenz des Therapeuten, die dem Patienten Sicherheit liefert. Der Therapeut reguliert gegebenenfalls mit dem Patienten den Stress, denn ein hoher Stresspegel schränkt die Mentalisierungsfähigkeiten stark ein. Für die Strukturierung der Behandlung ist ein gemeinsam erarbeiteter interpersonaler Fokus bedeutsam. Dazu ist eine Information des Patienten über das vom Therapeuten verfolgte Mentalisierungskonzept (Psychoedukation) hilfreich wie auch gegebenenfalls ein Krisenplan (Kap. 5.6). Zur Behandlungsstruktur gehört auch ein Feedback, z. B. vom Patienten durch Fragebogen oder Supervision unter Verwendung von Videoaufnahmen oder Rollenspielen (s. Kap. 5.2).

»Strukturierung der Stunde«: Der Therapeut bemüht sich mit dem Patienten, einen Fokus für die Stunde zu identifizieren. Das zum Fokus gehörige Ereignis wird exploriert, die Affekte identifiziert und nach alternativen Sichtweisen gesucht (»Mentalisierungsloop«, s. Kap. 3).

3. Mentalisieren der therapeutischen Beziehung

Der Mentalisierungsansatz umgeht den Übertragungs- und Gegenübertragungsbegriff, um Missverständnisse zu vermeiden. Dennoch sind die gemeinsamen Wurzeln und die Überschneidungen mit dem psychoanalytisch begründeten Konzept deutlich. Beide Behandlungsformen messen der Reflexion der therapeutischen Beziehung bzw. Übertragung große Bedeutung bei. Dabei wird zunächst das Erleben des Patienten, d. h. wie er die therapeutische Beziehung erlebt, empathisch validiert, erst dann werden die Erfahrungen des Patienten gemeinsam exploriert und wesentlich später wird die Gegenübertragung als eigene Erfahrung des Therapeuten markiert und ins Spiel gebracht (Kap. 5.2).

Der inhaltliche Fokus: Interpretation bewusster und unbewusster Muster

Neben dem Prozessfokus, realisiert durch die Förderung des Mentalisierens mit den typischen Interventionen der Mentalisierungsbasierten Therapie, enthält der inhaltliche Fokus Kommentare und Interpretationen des Therapeuten zu den interpersonalen bewussten und unbewussten Mustern, insbesondere zu deren affektiven Anteilen. Der inhaltliche Fokus hilft dem Patienten, ein tieferes Verständnis hinsichtlich der Verbindungen zwischen Symptomatik, den zwischenmenschlichen Erfahrungen und seiner eigenen Geschichte zu entwickeln.

Die Interpretation bewusster und unbewusster Muster folgt dabei entlang der Objektbeziehungstheorien. Die bekannten Objektbeziehungstheorien von M. Klein, W. Fairbairn, O. Kernberg sowie M. Balint, D. W. Winnicott und H. Kohut sind auf den ersten Blick sehr kontrovers (Klein, 2019; Fairbairn, 2000 [1952]; Kernberg, 1988; Balint, 2003; Winnicott, 1974; Kohut, 1981), haben aber eine Reihe von Gemeinsamkeiten (nach Lemma et al., 2011). So folgt nach den Vorstellungen aller Objektbeziehungstheorien die Entwicklung der Objektbeziehungen inneren, kulturunabhängigen Reifungsschritten, die z. B. durch traumatische oder hochaffektive Erlebnisse gestört werden können. Dabei werden die Beziehungsmuster mit zunehmender Entwicklung einer Person komplexer, und die frühen Muster in den Objektbeziehungen neigen dann dazu, sich im weiteren Leben zu wiederholen. Letztlich begünstigen die Beeinträchtigungen in der Entwicklung der Objektbeziehungen den Weg in eine mögliche spätere Psychopathologie. In Abgrenzung zur freudschen Konzeption der Psychoanalyse wird bei allen Objektbeziehungstheorien in Zusammenhang mit den beschriebenen Psychopathologien (z. B. schweren Persönlichkeitsstörungen) ein präödipaler Ursprung gesehen. Zu den Gemeinsamkeiten der Objektbeziehungstheorien gehört auch, dass die Wahrnehmung von Übertragungsmustern in der Psychotherapie einen Blick auf die Muster der frühen Objektbeziehungen eröffnet. Die neuen Sichtweisen wurden auch notwendig, weil eine Reihe von Patient*innen, die Hilfe in psychoanalytischer Psychotherapie suchten, mit der aus den alten Konzepten stammenden Methodik nicht erreichbar war und als nicht behandelbar galt.

Die Objektbeziehungstheorien sind nicht auf einige einheitliche, konsensfähige Aussagen zu reduzieren, sie können aber nach verschiedenen Dimensionen charakterisiert werden (Lemma et al., 2011). Während in einigen Objektbeziehungstheorien die Triebtheorie keine Bedeutung mehr hat, z.B. in der intersubjektiven-relationalen Psychoanalyse (Mitchel & Black, 1995), verbinden andere die Triebtheorie mit der Objektbeziehungstheorie (Kernberg, 1988). Nach Friedman lassen sich »harte« und »weiche« Objektbeziehungstheorien unterscheiden (Friedman, 1988, zitiert nach Fonagy, 1988). »Harte« Theorien, die Theorien von M. Klein, W. Fairbairn und O. Kernberg, betonen Hass, Neid und Destruktion und verwenden Techniken, die den Patienten mit den unbewussten zerstörerischen Impulsen konfrontieren. In ihrem Modell der psychosozialen Entwicklung werden Persönlichkeitsstörungen auf dem Hintergrund der begrenzten Fähigkeiten des Kleinkindes gesehen, intrapsychische Konflikte zu verarbeiten. Sie führen zu defensiver Desintegration (Entwicklung von Teilobjekten) und frühen Abwehrmechanismen (Spaltung, projektive Identifikation). Die »weichen« Objektbeziehungstheorien, die Theorien von M. Balint, D. W. Winnicott und M. Kohut, betonen Liebe, Wachstum und Kreativität. Sie verwenden therapeutische Techniken, die das Wachsen und die eigenen Ressourcen, aber auch die Regression fördern. Während die »harten« Theorien die Psychopathologie dabei weitgehend aus unbewussten Konflikten heraus verstehen, begreifen die »weichen« Objektbeziehungstheorien die Pathologie eher aus den Umweltbedingungen des Kindes. Bessere Umweltbedingungen innerhalb und außerhalb der Psychotherapie können aus Sicht dieser Theorien auch zu relevanten Veränderungen führen. Lemma, Target und Fonagy als führende Theoretiker auf dem Gebiet des Mentalisierungskonzepts ordnen sich selbst zwischen diesen Extremen ein (Lemma et al., 2011, S. 37).

Eine allgemeine Vorstellung über die Bildung eines interpersonalen Fokus, der in Bezug zu der zentralen Problematik des Patienten steht, liefert Abbildung 5-7. Der Behandlungsfokus bezieht die Objektbeziehungstheorien unter Betonung der affektiven Anteile mit ein. Je nach Einschätzung der strukturellen Einschrän-

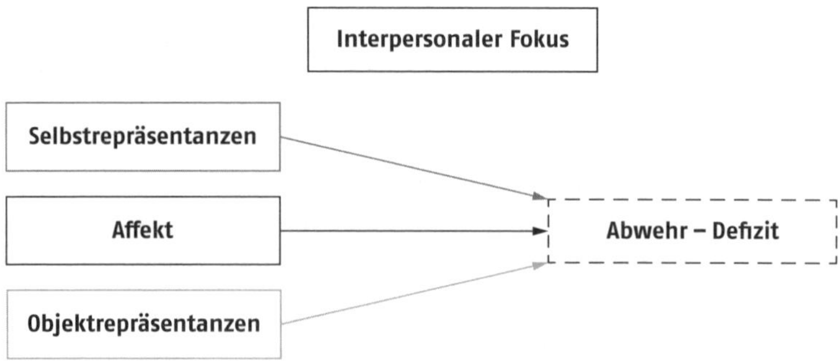

Abb. 5-7: Der interpersonale Fokus

kungen des Patienten, der Schwere der Persönlichkeitsstörung oder den situativen Gegebenheiten (z.B. aktuelle Belastung) kann die Störung den Charakter der Abwehr oder den eines Mentalisierungsdefizits haben (s. Kap. 5.5).

Ein Beispiel für die Anteile des interpersonalen Fokus

Eine sich beim Kind entwickelnde Selbstrepräsentation: »Ich bin meinem Vater als einer bedeutenden Bindungsperson hilflos ausgeliefert.«

Sich beim Kind entwickelnde Objektrepräsentation: »Mein Vater ist unberechenbar, manchmal feindlich, manchmal freundlich.«

Affekt: »Ich habe Angst, ich bin verwirrt und traue keinem.«

Abwehr im Erwachsenenalter: z.B. Abwehrmechanismus der »Spaltung«: Erleben und Bewerten eines anderen als völlig gut und dann als ganz schlecht, wechselnd je nach innerer Gefühlslage, ohne dies als widersprüchlich zu erleben. Oder Abwehrmechanismus der Rationalisierung: »Alles halb so schlimm!«

Defizit im Erwachsenenalter: Verlust oder Einschränkungen in der Fähigkeit, seine Affekte zu mentalisieren, rasches Wechseln in den Äquivalenzmodus oder frühes Wechseln in den Kampfmodus.

Für dieses Modell spricht seine Kohärenz mit dem Mentalisierungskonzept. Es ist ein Modell und nicht die Realität. Ein zu starres Festhalten an einem Modell kann in die Irre führen, manchmal sogar schädlich sein.[11] In diesem Sinn ist auch die Bemerkung von H. Kächele zu verstehen: »Hüten Sie sich vor Therapeuten, die nur eine Therapiemethode kennen.« (persönliche Mitteilung).

Damit sich die Behandlung in einem kohärenten Kontext bewegt, ist es günstig, dass bei einem mentalisierungsfördernden Prozessfokus die Interpretationen den folgenden Charakter haben (Lemma et al., 2011).

Die Interpretationen sollen:

- sich primär (aber nicht ausschließlich) auf das Vorbewusste und weniger auf das tiefe Unbewusste beziehen;
- zur Entwicklung einer unterschiedlichen Sichtweise (Challenging) anregen;
- die Angst in Zusammenhang mit Abwehr und Abgewehrtem fokussieren (s. Dreieck des Konflikts, Kap. 5.5);

11 Auch in der Physik arbeitet man erfolgreich mit mehreren Modellen. Z.B. gab es lange Zeit bei der Erklärung des Phänomens »Licht« den Welle-Teilchen-Dualismus. (Er wurde zwar später durch die Quantenmechanik abgelöst, gilt aber noch heute in der Physik als gutes Erklärungsmodell.)

- auf die Selbst- und Objektrepräsentationen zur Sichtbarmachung von positiven und negativen Anteilen hinweisen;
- darauf aufmerksam machen, was unklar, verwirrend oder widersprüchlich ist.

Die Hypothesen sollten dabei als Hypothesen des Therapeuten gekennzeichnet sein, d. h. als eine mögliche Weise, Zusammenhänge zu verstehen. Der Therapeut sagt bei dieser Sichtweise am Ende seiner Aussage z. B.: »Macht das einen Sinn für Sie? Was meinen Sie dazu?«

Die Interpretationen bewusster und unbewusster Muster sollten Bezug zu einem Fokus haben. Eine längere Psychotherapie, die diesem Modell folgt, kann als eine Aufeinanderfolge von verschiedenen prozessualen und inhaltlichen Foki (Thomä & Kächele, 1985) verstanden werden. Die Fokusformulierungen werden gemeinsam mit dem Patienten erarbeitet. Die Formulierungen haben erkennbar die Form von Hypothesen, denn ihr Wahrheitsgehalt ist intersubjektiv und vorläufig. Der Fokus ist weitgehend auf das Hier und Jetzt gerichtet, und die affektiven Anteile stehen im Vordergrund.

Der interpersonale Fokus sollte eine Formulierung des Problems oder der Schwierigkeiten beinhalten, den Zusammenhang zum Kontext des Problems (z. B. zur aktuellen Lebenssituation) berücksichtigen, eine Verbindung zwischen den interpersonalen Repräsentationen und dem Problem oder den Schwierigkeiten des Patienten formulieren und den defensiven Charakter der interpersonalen Repräsentationen identifizieren.

Im Prozessteil war bereits die Formulierung eines Behandlungsfokus vorgeschlagen worden (Kap. 5.6). Der Prozessfokus und der inhaltliche Fokus überschneiden sich in ihren Inhalten, und es kann bereichernd sein, beide Ansätze in einer gemeinsamen Fokusformulierung zu berücksichtigen. Es bleibt aber auch eine Einschätzung des Therapeuten, welchen Schwerpunkt er in einer Phase der Behandlung setzen will. In der Behandlungstechnik gibt es dabei wenige Unterschied, wenn der inhaltliche Fokus in der therapeutischen Interaktion eher sparsam dazu genutzt wird, die aus dem psychoanalytischen Modell abgeleiteten Hypothesen in Interpretationen (Deutungen) für den Patienten umzuwandeln. Es entspricht der therapeutischen Haltung des mentalisierungsorientierten Therapeuten, den Patienten an seinen Gedanken in geeignetem Maß teilhaben zu lassen, auch hinsichtlich seiner Gedanken, die seinem Therapiemodell entspringen. Ein Therapeut wird deshalb Interpretationen und Kommentierungen nicht ausklammern. In welchem Ausmaß der Prozessaspekt (die Förderung des Mentalisierens) und in welchem Ausmaß der inhaltliche Aspekt im Vordergrund stehen, bestimmen zwei Faktoren: Einerseits werden die strukturellen, generellen oder situativen Begrenzungen in den Mentalisierungsfähigkeiten den Schwerpunkt begründen, anderseits wird der Prozessaspekt durch die Überzeugungen des Therapeuten (und dadurch, welches Therapiemodell zu seiner persönlichen Entwicklung passt) begründet sein. Das Weitere sollten die zukünftigen Ergebnisse der Psychotherapieforschung zeigen.

KAPITEL 6

Fallbeispiele

Das Ziel dieses Kapitels ist es, die MBT-Behandlungstechnik bei der Einbindung in psychodynamische oder psychoanalytische Behandlungen zu zeigen. Ein abschließender Kommentar interpretiert jeweils eine Episode und geht auf die Gemeinsamkeiten und Unterschiede zwischen dem MBT-Konzept und den traditionellen psychodynamischen bzw. psychoanalytischen Konzepten ein. Die Fallvorstellungen sind thematisch an zentralen Aspekten der Mentalisierungstheorie und ihrer praktischen Anwendung orientiert.

Unter Gesichtspunkten des Mentalisierungskonzepts sind traumatische Erfahrungen ein »transdiagnostisches Phänomen« (Luyten & Fonagy, 2019). Traumatische Erfahrungen sind mit vielen Diagnosen verbunden und oft von Folgeerfahrungen, die zu epistemischem Misstrauen führen, schwer abgrenzbar. Schwere, längere Vernachlässigung in der Kindheit ist z. B. eine der schwersten traumatischen Erfahrungen, die sich in verschiedenen Symptomen ausdrücken kann. Das Mentalisierungskonzept ist mit dem transdiagnostischen Behandlungsansatz verbunden. Es bezieht sich auf Prozesse, die für die Entstehung und Aufrechterhaltung einer Vielzahl von psychischen Störungen relevant sind. Traumaspezifische Anteile und Aspekte finden sich daher bei allen vier Fallbeispielen.

Der Prozessfokus und der inhaltliche Fokus

Das von uns vorgeschlagene Modell hat einen zweifachen Fokus:

a) Prozessfokus: Förderung der Mentalisierung mit den typischen MBT-Interventionen: Versuche, Gefühle zu erkennen, Mithilfe bei der Affektregulation, Gefühle von Handlungen zu differenzieren und neue Verbindungen zwischen Gefühlen und Handlungen zu erkennen.
b) Inhaltlicher Fokus: Exploration und Interpretationen des Therapeuten zu den interpersonalen, bewussten und unbewussten Mustern, insbesondere zu deren affektiven Anteilen; der Fokus ist weitgehend auf das Hier und Jetzt gerichtet.

In den folgenden Darstellungen schlägt sich nieder, dass die geschilderten Episoden nicht »Musterbeispiele« aus einem MBT-Behandlungsprogramm sind, sondern Fallbeispiele aus psychoanalytischen bzw. psychodynamischen Langzeitbehandlungen (s. Kap. 5.7).

Die therapeutischen Interventionen folgen in den Episoden weitgehend dem Prozessfokus, erst in den abschließenden Bemerkungen wird auf den inhaltlichen Fokus eingegangen. Die beiden Aspekte getrennt zu betrachten hat eher didaktische Gründe. Das psychodynamische Denken und die Umsetzung in inhaltliche Deutungen sind nach unseren Erfahrungen aus Fortbildungsveranstaltungen den meisten Therapeut*innen recht vertraut, sodass wir hier den Blick besonders auf den Prozessfokus und die Mentalisierung richten.

Die Fallbeispiele werden unter verschiedenen Überschriften und Perspektiven betrachtet, die das aktuelle Thema des Patienten mehr oder weniger gut repräsentieren. Natürlich werden auch andere Themen angesprochen, weil es reale Episoden sind und keine künstlichen Lehrstücke. So ist z. B. das Thema epistemisches Vertrauen in mehreren Fallbeispielen präsent.

Die Personen, die persönlichen Daten und Orte in den Episoden wurden so geändert, dass eine Identifizierung der Personen nicht möglich wird, aber doch wesentliche Elemente erhalten blieben. Dabei wurden auch die Dialoge in den einzelnen Episoden sprachlich geglättet und gekürzt, um die Lesbarkeit zu gewährleisten. An einigen Stellen der wiedergegebenen Dialoge werden in einem Kommentar die Interventionen nach dem MBT-Modell charakterisiert.

6.1 Mentalisierte Affektivität

In Kürze

Ein zentrales Therapieziel der Mentalisierungsbasierten Therapie ist nach dem Mentalisierungskonzept die »mentalisierte Affektivität«. Sie wird verstanden als eine Form von Affektregulation, die die Neubewertung und Modulation der Affekte beinhaltet (Fonagy et al., 2018) und letztlich zur besseren Steuerung des Verhaltens führen soll. Bei der mentalisierten Affektivität werden Affekte und Mentalisierung wahrgenommen und betrachtet. Die Erfahrung zeigt, starke Affekte zu haben und dann noch mentalisieren zu können ist nicht einfach. Bei der klassischen Sicht zur Affektregulation (wie sie z. B. von der Kognitiven Verhaltenstherapie vertreten wird) steht die Kontrolle der Kognitionen über die Affekte im Vordergrund, vermittelt durch eine kognitive Distanzierung zu den Affekten.

Das Ziel der mentalisierten Affektivität ist hingegen, eine Person in die Lage zu versetzen, Affekte bewusst zu erleben und den Affekten eine Bedeutung sowohl im Hier und Jetzt als auch hinsichtlich vergangener Erfahrungen zu geben. Die Person gewinnt dadurch eine reifere psychodynamische Regulation, Kontrolle über das Ausleben von Affekten und Steuerungsfunktionen hinsichtlich des Verhaltens.

Greenberg et al. unterscheiden drei Phasen des therapeutischen Prozesses:
1. Identifizierung der Affekte,
2. Prozessierung der Affekte (Modulation und Differenzierung),
3. Kommunikation nach innen und außen.

Die Autoren differenzieren zwischen der Identifikation der Affekte, d.h. der Benennung der Affekte und der Kommunikation der Affekte, zu der auch die Interpretation der Affekte im sozialen Kontext gehört (Greenberg et al., 2017). Sie ist häufig die Kernproblematik bei Patienten, z.B. bei Borderline-Patienten (s.a. Kap. 5.1).

Die Förderung der mentalisierten Affektivität ist auch Fokus bei höher strukturierten Patienten, die nur konfliktbedingt und in spezifischen Situationen ihre Mentalisierungsfähigkeiten verlieren. Wenn Mentalisieren gelingt, geht es mehr um Konflikte und Inhalte, wenn die Mentalisierung zusammenbricht, um die Wiederherstellung von Mentalisierung und Affektregulierung. Man kann dies bildlich gesprochen als ein Phänomen von Vordergrund (Konflikte) und Hintergrund (Mentalisieren) verstehen.

Eine besondere Bedeutung gewinnt die Affektelaboration auch in der Langzeitpsychotherapie, in der ausreichend Zeit für die Prozesse des Nachspürens von Affekten, ihrer Verbalisierung und ihrer Verarbeitung ist. Die Affektelaboration kann hier zu einem Fokus und roten Faden der Behandlung werden.

Für die Förderung der Mentalisierung von Affekten lassen sich zunächst zwei verschiedene Richtungen unterscheiden. Eine Person kann im therapeutischen Prozess zu sehr »kognitionslastig« oder zu sehr »affektlastig« sein. Ein Impulsdurchbruch kann z.B. Folge einer zu starken Kognitionslastigkeit sein. Die Affekte sind dem Patienten möglicherweise nicht zugänglich oder nicht präsent, sie kommen »wie ein Ufo« ohne Ankündigung. Der Patient berichtet z.B.: »Es passiert mir einfach. Plötzlich war es da. Die Gefühle kommen aus dem Nichts!«. Hier wird es darum gehen, den implizit ablaufenden Prozess durch Beobachtungen auf der Mikroebene zu einem expliziten Prozess werden zu lassen.

Ein Impulsdurchbruch kann aber auch die Folge langandauernder und schwer zu ertragender Affekte sein. Die Kontrolle über die Affekte geht in einem Moment dann endgültig verloren. Die Förderung der Mentalisierung geht im therapeutischen Prozess jeweils in die Richtung des Pols, der im aktuellen Prozess zu wenig präsent ist. Diese Unterschiede finden sich im Folgenden auch in den Fallbeispielen.

Sven A.

Sven A. (34 Jahre) ist Wirtschaftsökonom in einer renommierten Unternehmensberatung. Er ist sehr leistungsorientiert. Hinsichtlich der Polaritäten des Mentalisierens (s. Kap. 5.4) ist Sven A. eher kognitiv und eher auf andere orientiert, eher auf die Wahrnehmung externaler Signale fokussiert und weniger auf internale Signale, die er bei sich und dem anderen wahrnehmen oder erschließen müsste. Sven A. hat Impulsdurchbrüche, vor allem in seiner Beziehung zu seiner Partnerin, die aus Südamerika stammt und Managerin bei einer Fluggesellschaft ist. Er hat sich lange nicht auf eine feste Beziehung eingelassen. Zudem hat er Ängste vor Meetings, bei denen mehr als zehn Personen anwesend sind. Häufig nimmt er sein für Notfälle verschriebenes angstreduzierendes Medikament. Die Ängste haben sich im Laufe der bisher zweijährigen Psychotherapie gemildert, auf das Medikament kann er jetzt fast immer verzichten.

Seine Mutter litt darunter, nach ihrem Studium als Soziologin nur schwer beruflich Fuß gefasst zu haben. Sie hatte sich Hoffnungen auf eine Karriere gemacht. Soweit sich Sven A. zurück erinnern kann, hatte seine Mutter starke Schmerzen, die sie mit Medikamenten betäubte, und wurde medikamentenabhängig. Ihre Gedanken kreisten um sich und die verpasste Karriere. Der Vater war hochdekorierter und weitgereister Juraprofessor. In Publikationen, die er zusammen mit seiner Frau verfasst hatte, ging es um Ethik und Recht. Der Vater wird zu Hause als passiv, liebenswert und schwach erinnert, er lebte zurückgezogen und ertrug seine Frau stoisch. Er unterstütze Sven, aber war wenig präsent.

Die Behandlung fand als psychoanalytische Langzeittherapie statt. Nach den Psychotherapierichtlinien im Deutschen Gesundheitssystem wurde die Behandlung als analytische Psychotherapie beantragt.

Strukturelle Störungsanteile in den Bereichen Impulssteuerung/Affektregulierung sowie Selbstwahrnehmung/Objektwahrnehmung (Arbeitskreis OPD, 2006) wurden als zentral betrachtet. Auf der Symptomebene wurden depressive Anteile und soziale Angst diagnostiziert. Gleichzeitig hat Sven A. ein eher hohes allgemeines psychosoziales Funktionsniveau, auf das in der Psychotherapie zurückgegriffen werden konnte. Dies erleichterte am Anfang auch den Aufbau eines stabilen Arbeitsbündnisses. Psychodynamisch wurde angenommen, dass die Eltern sich stark auf sich bezogen, die Mutter in einer narzisstischen Kränkung gefangen war und verführerische Andeutungen machte. Sie brachte z. B. ihren eigenen Körper erotisch in Bezug zu den schwärmerischen Aussagen des Jugendlichen gegenüber einer begehrten Mitschülerin. Der Vater war für das Kind in einer anderen Welt. Das Gefühl, allein gelassen zu werden, führte bei Sven A. in intensiven Beziehungen zu einem eher vermeidenden Bindungsstil. Es ist anzunehmen, dass das Kind kaum kohärente Affektspiegelung und Affektresonanz in der beschriebenen Konstellation erfuhr. Übertragung und Gegenübertragung waren von einer milden positiven Vaterübertragung gekennzeichnet. Es tat ihm offensichtlich gut, von einem älteren Mann, der in seinen Augen eine Autorität war, freundlich wahrgenommen zu werden.

Mit dem Patienten wurde in der ersten Stunde über die gemeinsamen Ziele der Behandlung gesprochen. Als ein erstes gemeinsames Ziel wurde die Erweiterung der Impuls- und Affektkontrolle festgehalten; als ein weiteres Ziel die Reduzierung der ständigen Selbstzweifel und der Angst vor anderen Menschen, vor allem in größeren Gruppen.

Mit Sven A. wurde zur Fokusformulierung im Laufe der ersten Stunden gemeinsam eine »Personal Map« erstellt. Die Personal Map ist ein Versuch, das interpersonale Verhalten mit Hilfe der beiden Achsen Bindungsangst und Bindungsvermeidung zu formulieren (s. Kap. 5.6). Es wurde zwischen dem Therapeuten und Sven A. eine gemeinsame Einschätzung Y gefunden, wie sie die Markierung Y in Abbildung 6-1 zeigt. Sven A. wurde (im Konsens zwischen Sven A. und dem Therapeuten) als eher abweisend und sozial ängstlich eingeschätzt, bei einer starken sachlichen Orientierung und einer hohen Leistungsorientierung.

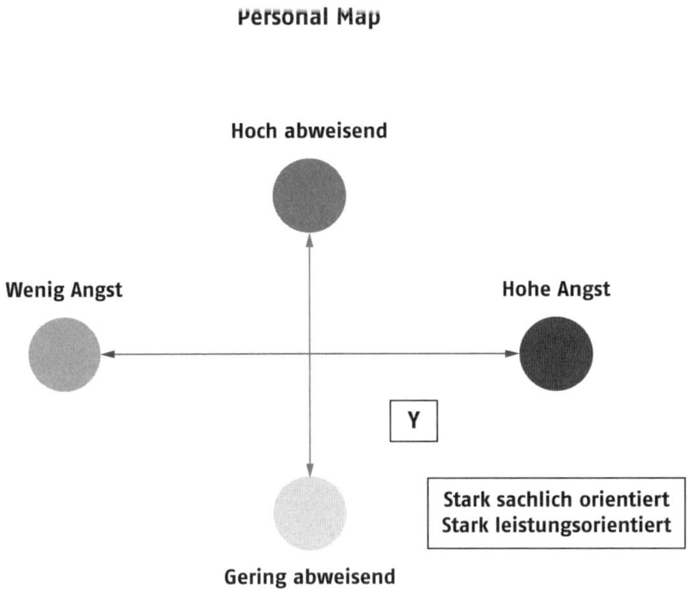

Abb. 6-1: Das interpersonale Kreismodell als Teil einer Fokusformulierung, nach Bateman et al., 2019, S. 107

1. Episode

Nach ca. einem Jahr psychoanalytischer Langzeitpsychotherapie.

P: *(resigniert)* In den letzten Tagen kam es wieder zum Eklat mit meiner Freundin.

T: Was war passiert?

P: So aus heiterem Himmel habe ich sie angegriffen.

T: Aus heiterem Himmel?

P: Ich kriege es schon besser hin, da aber wieder nicht.

T: Warten Sie, können Sie es erstmal genauer schildern.

Anregung, das Ereignis konkret zu berichten, ein ausführliches Narrativ zu entwickeln. Der Therapeut verlangsamt die Interaktion durch die Intervention »Stop and Stand« und geht mehr zum expliziten Pol und fördert dadurch explizites Mentalisieren: »Was ist wirklich passiert?« Es ist der Beginn des »Mentalisierungsloops« (s. u.). Der Therapeut tut dies auch, um später erkennen zu können, welche Einschränkungen in der Mentalisierung erkennbar sind.

P: Ich bin spät nach Hause gekommen. Ich hatte mich mit einem guten Freund, einem alten Freund getroffen. Auf dem Weg nach Hause stieg die

Unzufriedenheit mit meiner Freundin schon in mir hoch, ihr ständiges Arbeiten und immer ist sie müde!

T: Wie war denn der Abend mit ihrem Freund?

P: Es war ok. Er ist ziemlich gut drauf. Er hat von seiner neuen Freundin geredet. Und dass es mit ihr ziemlich aufregend ist. Wir waren gemeinsam ziemlich gut drauf an dem Abend.

T: Auf dem Weg nach Hause kam dann diese Unzufriedenheit in Ihnen hoch. Was passierte dann weiter?

Anregung, das konkrete Ereignis weiter zu explorieren.

P: Ich habe mich bei meiner Freundin ins Bett gelegt. Sie hat nur noch schlafend »Hallo« gesagt. Ich lag dann wach, und sie schlief. Ich konnte nicht einschlafen. Das regte mich dann mehr und mehr auf. Ich sagte mir: Hör auf! Aber ich bin dann letztlich ausgeflippt. Ich habe sie angeschrien.

T: (*ungläubig*) So aus heiterem Himmel?

P: Nein, ich habe erst versucht, mit ihr zu reden.

T: Und dann?

P: (*aufgeregt*) Und ich habe sie dann angeschrien!

T: (*mit ruhiger Stimme*) Langsam. Noch mal zurück: Wie hatte sie denn reagiert, als Sie versucht haben, mit ihr zu reden?

Der Therapeut geht wieder ein Stück zurück, versucht, den aufsteigenden Affekt zu mildern, und folgt dem Standpunkt des Nicht-Wissens. Mit der Technik des »Stop, Rewind und Explore« können Aspekte mentalisiert werden, die zuvor unmentalisiert waren.

P: Gar nicht, sie hat sich weggedreht.

T: Das war sicher hart für Sie. Und dann?

Der Therapeut nimmt einen empathischen Standpunkt ein, der zum »Arousal-Management« beiträgt und Mentalisieren fördert.

P: Ich habe dann versucht, mit ihr weiter zu reden.

T: Also sie hatten noch nicht aufgegeben. Hat das funktioniert?

P: Sie hat gesagt: »Sven hör auf! Ich muss morgen früh wieder fit sein!« oder so was.

T: Und wie ging es dann weiter?

P: Ich habe ihr dann gesagt, dass ich den wenigen Sex auf Dauer nicht ertrage. Immer vertröstet zu werden. In drei Monaten wird es besser, sie brauche dafür weniger Stress, und ich sollte sie nicht immer unter Druck setzen. Mir hat es in diesem Moment einfach gereicht! Ich sagte, wir sollten uns besser trennen. Ich weiß, ich hätte es nicht tun sollen! Ich hatte es mir vorgenommen, es nicht wieder zu sagen.

T: Ok. Ok. An welchem Punkt haben Sie denn da die Kontrolle verloren?

Der Therapeut verlangsamt den Prozess weiter. Es ist die Anregung zu einer konträren Bewegung vom impliziten Pol zum expliziten Pol und vom affektiven Pol zum kognitiven Pol.

P: Sie schlief, und ich lag da und konnte nicht schlafen.

T: Und was war das für ein Gefühl?

Erst jetzt fokussiert der Therapeut auf den Affekt, da der Patient jetzt weniger Arousal zeigt.

P: Was weiß ich!?

T: Ok. Ok. Das ist schon hart. Wenn Sie sich da noch einmal hineinversetzen. Welches Gefühl war es? Versuchen Sie es mal, lassen Sie sich Zeit.

P: Wut? – – Ja wahrscheinlich Wut.

T: *(suchend)* Sie haben Wut gespürt. Wut worüber?

Der Therapeut versucht, den Patienten bei dem Affekt zu halten. Als der Patient sich dem Explorieren widersetzt, kann er über empathisches Validieren zur Affektidentifikation ermutigt werden.

P: Wie ich sagte. Sie sagte: »Sei vernünftig, morgen tut es dir wieder leid!«

T: Und wie haben Sie darauf reagiert?

P: Ich habe geschrien.

T: Was ging da in Ihnen vor?

Weiterer Versuch des Therapeuten, die Selbstbeobachtung des Patienten anzuregen durch eine Reflexion seines Erlebens während der Interaktion mit der Partnerin.

P: Es passiert plötzlich. In den entscheidenden Situationen verliere ich die Kontrolle.

Die Reaktion des Patienten ist ein typisches »Ufo-Phänomen«. Das Geschehen kommt für Sven A. »Out of the blue.«

T: Bleiben Sie noch einen Moment in der Situation.

P: Ich kann mich nicht mehr daran erinnern. Es ist weg.

T: Was erinnern Sie als Letztes?

Es war dem Therapeuten zunächst wichtig, die Fakten zu klären, um weiter einzuschätzen zu können, wo und welche Verzerrungen durch eingeschränkte Mentalisierung passiert sind. Der Therapeut fragt deshalb zunächst weiter nach den konkreten detaillierten Fakten. Erst dann beginnt die Elaboration der Affekte.

P: Sie hat mich in die Enge getrieben. Ich habe so eine Wut auf sie gekriegt.

T: Lassen Sie uns noch einmal zurückgehen. Welche Gefühle hatten Sie denn, als Sie sich zu ihr ins Bett legten.

Therapeut geht jetzt auf die Affekte in der Situation ein (»Stop, Rewind and Explore«). Aber wieder von Beginn der Situation an.

P: Ich wollte Sex mit ihr.

T: Sie waren erotisiert?

P: Ja … So … Schon …

T: *(irritiert, unsicher)* Wieso denn?

P: Eigentlich nicht so wirklich – ich wollte mehr, dass sie sich mit mir beschäftigt.

Affektdifferenzierung.

T: Und?

P: Nur Frust. Ich dachte: Sie lässt mich wieder hängen: »Du bist so was von unattraktiv – du Opfer!«

T: Was ist das stärkste Gefühl von den beiden gewesen?

Suche nach dem zentralen Affekt.

P: »Du Opfer!«

T: Unattraktiv, eine lächerliche Figur?

P: Ich war voller Zorn, ich habe draufgehauen.

T: Können Sie das genauer sagen?

P: Ich fühlte mich abhängig von ihr, und sie bringt es nicht!

T: Abhängig und sie ist ein Looser? Was ist das Zentrale?

Versuch weiterer Affektdifferenzierung.

P: Weiß nicht.

T: Wenn Sie abhängig sind, sind Sie schwach. Wenn sie ein Looser ist, ist sie schwach und Sie stark. Ist das zu viel interpretiert?

P: Abhängigkeit ist nicht mein Ding.

T: Wie war es in dieser Situation?

P: Sie ist so vernünftig! Aber das war mir scheißegal!

T: Das war Ihnen scheißegal.

P: Ich dachte, bei einer anderen Frau wäre es anders!

T: Was machte Sie so wütend?

P: Dieses scheiß Rationale! Oh Gott.

T: Dieses scheiß Vernünftige!

Validierung durch den Therapeuten.

P: Ich brauche mehr Leben, sie vertröstet mich immer!

Die Affekte werden elaboriert.

T: Was meinten Sie in dem Moment in der Nacht, was in ihrer Freundin vorging, als sie sich weggedreht hat, was hat sie gedacht?

Der Therapeut regt einen Perspektivwechsel an. Es ist eine konträre Bewegung vom Pol »Selbst« hin zum Pol »die anderen«.

P: Ich weiß es nicht.

T: Wäre aber vielleicht ganz interessant gewesen, es präsent zu haben.

P: Sie hat sicher gedacht: »Lass mich in Ruhe!«

T: Ach ja. Und dann?

P: Ich dachte: Du Opfer!

T: Was hätten Sie denn lieber gedacht?

P: Ich wäre gerne liebevoll und empathisch gewesen.

T: Also auch mehr sie präsent zu haben.

Der Therapeut versucht in dieser Sequenz Sven anzuregen, seine Freundin zu mentalisieren: Sich von sich wegzubewegen in Richtung Freundin, da Sven zunächst stark auf sich selbst zentriert ist.

T: Und was geht in Ihnen jetzt vor, wenn wir darüber sprechen?

P: Sie hatte recht gehabt. Am nächsten Morgen habe ich mich mies gefühlt, klein und schuldbewusst. Ich hatte die Kontrolle verloren.

Der Therapeut versucht, den Affekt auf das Hier und Jetzt zu fokussieren.

T: Und wie geht es Ihnen jetzt?

P: Ich schäme mich ein bisschen dafür. Aber es erleichtert mich, hier darüber zu reden. Ich will da rauskommen.

T: Ok. Nicht gut gelaufen. Da rauskommen und irgendwie ihre eigenen Bedürfnisse besser zu vertreten. Das ist noch eine weitere Aufgabe. Oder?

Abschließender Kommentar

Der Therapeut versucht, dem »Mentalisierungsloop« (Kap. 3.7) zu folgen. Ebenso versucht er, die Polaritäten »kognitiv vs. affektiv, implizit; intern vs. extern und selbst vs. andere« (s. Kap. 5.4) zu berücksichtigen, d. h., jeweils den vernachlässigten Pol ins Bewusstsein und den Dialog zu bringen.

Die Mentalisierung ist in dieser Episode bei Sven A. stark eingeschränkt, er kann keine kohärente Geschichte erzählen. Das emotionale Arousal ist hoch. Der Therapeut hilft, durch Validieren und Explorieren ein Narrativ und die dazu gehörigen Affekte zu entwickeln. Dazu ist die Intervention »Stop and Rewind« häufig hilfreich. Sven A. ist zunächst sehr kognitiv orientiert und distanziert sich von der emotionalen Intensität. Er erlebt starke Affekte, die zum Verlust von Kontrolle führen. Der Therapeut fordert Sven A. auf, nach seinen Gefühlen in den Momenten vor dem Verlust der Kontrolle zu suchen, seine Gefühle zu identifizieren und zu benennen.

Es ist nicht ganz untypisch, dass sich die Gefühle während der Suche nach Identifikation differenzieren und verändern. In dieser Episode wird sichtbar, wie Sven A. die Gefühle von Abgewiesenwerden, Alleinsein und Sich-abhängig-Fühlen im nahen sozialen Kontakt schwer aushalten kann. Sie passen nicht zu seinem Selbstbild, passen aber zu der Biografie und den zentralen Hypothesen des Psychoanalytikers zur Psychodynamik. Da Sven A. stark auf sich zentriert ist, versucht der Therapeut am Schluss den Perspektivwechsel herauszufordern, sich in seine Freundin hineinzuversetzen.

Mögliche Gemeinsamkeiten und Unterschiede zum psychoanalytischen Vorgehen

Der Therapeut verzichtet weitgehend auf Deutungen. In einer klassischen psychoanalytischen Behandlung wäre neben der Klarifikation früher eine Verbindung zur Biografie (Wiederholung) und Übertragung angesprochen worden. Z. B. der passive Vater hilft dem Kind nicht, sich aus der enttäuschenden, engen Beziehung zur Mutter zu lösen.

Der Psychoanalytiker hätte die Elaboration der Affekte mit Interpretationen unterstützt, z. B. der Wünsche von Sven A., nicht allein zu sein, nach Sex, seiner Enttäuschung, Wut und seiner Gefühle von Abhängigkeit. Er hätte sich mehr auf die Überlegungen zur Psychodynamik bezogen und die Abwehr der negativen Affekte (z. B. Alleinsein und Enttäuschungen) beachtet. Er hätte den Bezug zur Kindheit gefördert und sich wiederholende Muster der Erfahrungen angesprochen, interpretiert und gedeutet. Dadurch hätte er aber wahrscheinlich mehr auf die Kognitionen zentriert und wäre weniger im Hier und Jetzt geblieben. Er wäre eher inhaltlich fokussiert gewesen und weniger als der mentalisierungsorientierte Therapeut auf das Erleben und die Denkstrukturen eingegangen. Diese Sichtweise hätte möglicherweise auch dazu geführt, dass das, was hier als strukturelle Störung angesehen wird, vom Psychoanalytiker als eine Konfliktdynamik verstanden werden würde. Die unterschiedlichen Sichtweisen hängen eng mit der Frage zusammen, ob es sich bei Sven A. in diesem Moment des Mentalisierungszusammenbruchs um eine Abwehr oder um eine strukturelle Schwäche handelt.

Zur Differenzierung der Schwerpunkte in den verschiedenen Behandlungsformen lässt sich zusammenfassend sagen: In der klassischen psychoanalytischen Therapie hätte es vermutlich mehr Widerstandsdeutungen oder Übertragungsdeutungen gegeben und weniger Arousal-Management. In der tiefenpsychologisch fundierten Therapie hatte vermutlich der Fokus mehr auf dem Therapieziel gelegen. Sie hätte Anregungen enthalten, über Verhaltensalternativen nachzudenken. Die Strukturbezogene Therapie nach Rudolf versteht sich als tiefenpsychologisch fundierte Psychotherapie und würde deshalb (vermutlich) auch eher inhaltlich vorstrukturieren (Rudolf, 2006). Im Mentalisierungsansatz würde ebenso wie in der klassischen psychoanalytischen Therapie durch das Arbeiten in der Übertragung der Prozessaspekt zentraler sein (was hier nicht gezeigt wird). Der Prozessaspekt würde in der klassischen psychoanalytischen Therapie jedoch stärker mit dem Inhalt verknüpft werden.

2. Episode

Eine weitere Stunde nach einem Jahr psychoanalytischer Langzeitpsychotherapie.

P: Ich bin in den letzten Tagen ständig angespannt. Ich muss Ihnen da was erzählen.

T: Ok. (*freundlich, interessiert*) Um was geht es da?

P: Ich ging über die Straße zur Kantine, und mir kamen zwei Kollegen entgegen. Es waren eine Frau vom Einstellungsinterview und ein älterer Kollege, den ich oberflächlich auch kenne. Ich hatte den Eindruck, die reden über mich. Sie sagte zu ihm: »Das ist der, den ich eingestellt habe, der bringt's irgendwie nicht.« Und er sagte: »Ja, den kenne ich.« Aber ich habe es nicht wirklich so gehört.

T: Wollen Sie damit sagen, Sie sind sich nicht sicher, dass Sie das so gehört haben?

P: Die haben mich angeschaut und dann gegrüßt.

T: Was erinnern Sie denn noch genau über diese Situation?

P: Nicht so viel. Es war Mittag, die Sonne schien. Ich habe die beiden kommen sehen. Sie haben gegrüßt. Und ich war allein.

T: Und weiter?

P: Die Frau war eigentlich im Vorstellungsgespräch ganz ok. Wenn sie nicht für mich gewesen wäre, wäre ich sicher nicht in die nächste Runde des Auswahlverfahrens gekommen.

Der Therapeut versucht, die Fakten zu klären.

T: Wenn Sie jetzt noch einmal zurückkehren, in welcher Stimmung waren Sie, als Sie so auf der Straße so entlang gingen. Es war Mittagszeit.

P: Es schien die Sonne.

T: Und Ihre Stimmung?

P: Nichts Besonderes.

T: Nicht besonders. Wie war sie denn?

Der Therapeut versucht, Sven A. zu animieren, die Situation, die zeitlich vor der beunruhigenden Wahrnehmung lag, zu explorieren.

P: Die übliche Anspannung. Ach ja, in dem Moment vorher habe ich angenehm registriert, wie der Blick einer attraktiven Frau an mir hängen blieb – während die auf mich zukamen.

T: Und dann?

P: Dann sah ich die beiden.

T: Und was war das für ein Gefühl?

Weitere Zentrierung auf den Affekt.

P: Ich kriegte einen leichten Schrecken.

T: Und dort in der Situation, die Sie erinnern, wie war es da? Gefühlsmäßig?

Der Therapeut elaboriert die Affekte im »Damals« und noch nicht im »Hier und Jetzt«.

P: Es war eigentlich ganz normal.

T: Können Sie das genauer sagen, was heißt »ganz normal«?

P: Es war mir etwas unangenehm, dass die sahen, dass mich die attraktive Frau anschaute und ich zurückschaute, während die es sahen.

T: Was heißt unangenehm?

P: Dass die mich deswegen negativ sehen. (*Pause*)

T: Wie geht es Ihnen jetzt, wenn wir darüber sprechen?

P: Ich war mir ziemlich sicher, dass die das sagten.

T: Das ist kein Gefühl, das ist mehr ihr Verstand. Wie geht es Ihnen jetzt?

Der Therapeut fokussiert weiter auf den Affekt, jetzt nicht im »Damals«, sondern versucht, den Zugang zu den Affekten im »Hier und Jetzt« zu finden.

P: Weiß nicht. Da ist kein Gefühl.

T: Mir fällt auf, dass Sie mit dem Bein heftig hin und her wippen?

P: Das kann sein, das mach ich öfter so und ist mir unangenehm.

T: Entschuldigen Sie, wenn ich Ihnen da so spontan zu nahe getreten bin. Ich wollte Sie damit nicht kritisieren. Ich rede manchmal einfach so unüberlegt.

P: Nein, Nein. Es ist gut, dass Sie das sagen. Ja so merken die Leute, dass etwas mit mir nicht ok ist. Mir ist es sehr unangenehm, aber ich habe in solchen Situationen wie jetzt und wie bei der Begegnung mit der Frau, die mich eingestellt hat, und dem Kollegen keinen Zugang zu meinen Gefühlen.

T: Wie ist es, kein Gefühl zu den Gefühlen zu haben?

P: Ich bin irgendwie davon abgeschnitten. Ich denke nur.

T: Erzählen Sie mehr darüber, wie es ist, von den Gefühlen abgeschnitten zu sein.

P: Ich bin irgendwie … hilflos … Es macht unsicher.

T: … unsicher … hilflos …

P: Ja … was …

T: Können wir dabei bleiben … unsicher … hilflos …

P: (*unruhiger*) Das Ganze macht irgendwie Angst.

T: Können Sie mehr davon sagen.

P: Angst ich zerfalle, kriege Dinge nicht mehr mit, wie damals in der wilden Haschisch- und Drogenzeit.

T: Es ist eine Angst, Sie verlieren sich oder den Überblick?

P: Es erinnert mich an die Situation in dem renommierten Büro in den USA. Ich fühlte mich zunehmend unter Druck, wie alle dort. Ich fühlte, als ob alle möglichen Leute über mich redeten.

T: Sie hatten vor einigen Stunde davon erzählt, da war ein außerordentlicher Druck. Nur absolutes Engagement über 12–14 Stunden, vom Auslandsflug am selben Tag wieder ins Büro. Furchtbar damals. Wie haben Sie das ausgehalten?

P: Dann hörten die Phantasien nicht mehr auf. Ich war froh, als ich da weggehen konnte. Ich war da fast psychotisch oder nahe dran oder … ich weiß nicht.

T: Die Angst und der Druck. Wenn wir noch einmal zurückgehen in die Situation, als sie die beiden Vorgesetzten trafen und nahezu zeitgleich sich die Blicke mit einer attraktiven Frau trafen. Was fühlen Sie da jetzt?

Erneutes Fokussieren auf die zentrale Situation im Hier und Jetzt.

P: Ich habe mich geschämt – irgendwie.

Der Patient antwortet wieder im »Damals«.

T: Eine blöde Situation. Sie werden da beobachtet und fühlten sich ertappt oder?

Validierung.

P: Ja so … wenn ich daran denke … ja es ist wohl so, dass ich ängstlich … auch dafür …, dass die wegen der Frau über mich schlecht denken.

T: Wie geht es Ihnen jetzt?

Fokussierung auf das Hier und Jetzt.

P: Ach, ist jetzt schon ok. Ich steigere mich da jetzt nicht rein. Wenn ich jetzt mit Ihnen darüber spreche, beruhigt mich das.

T: Was ist daran beruhigend?

P: Ich hab mich ertappt gefühlt und dann Angst gekriegt, die reden über mich.

Sven. A. mentalisiert.

T: Ja gut. Das verstehe ich.

P: *(Affekt ist gesunken)* Ich mache eigentlich jetzt bei G & K (d.h. bei seiner Tätigkeit in der aktuellen Firma) keine unangenehmen schlechten Erfahrungen, nicht so wie damals in den USA.

T: Wenn wir in die beschriebene Situation noch einmal zurückgehen. Sie waren ja in der Situation ganz mit Angst, Scham und ihren Phantasien beschäftigt. Was meinen Sie jetzt: Wenn Sie sich in die beiden Kollegen, die Ihnen entgegenkamen, hineinversetzen, was ist in denen vorgegangen?

Versuch des Therapeuten, Sven A. dazu anzuregen, die berichtete Situation mit jetzt geringerem Affekt und im Hier und Jetzt zu betrachten.

P: *(eher entspannter)* Ich war für die wahrscheinlich nur am Rande wichtig. Die haben zunächst über etwas ganz anderes gesprochen. Denen war das nicht so wichtig. Und so prüde sind die wahrscheinlich auch nicht.

T: Ja das klingt ganz gut so.

Abschließender Kommentar

Der Therapeut versucht auch in dieser Episode, dem »Mentalisierungsloop« (Kap. 3.7) zu folgen. Ebenso versucht er, die Polaritäten »kognitiv vs. affektiv, implizit vs. explizit; intern vs. extern; selbst vs. andere« (s. Kap. 5.4) zu berücksichtigen, d.h., jeweils den vernachlässigten Pol ins Bewusstsein und den Dialog zu bringen. Der Fokus der Episode liegt auf der sozialen Angst von Sven A., die sich im beruflichen Umfeld zeigt, so auch hier.

Sven A. ist in einer Anspannung, verbunden mit unterschwelligen Gefühlen von Angst und Scham gefangen. Dadurch wird die Welt draußen in diesem Moment als bedrohlich erlebt. Möglicherweise können sie als Folge von Projektionen/Externalisierung fremder Selbstanteile verstanden werden. In Wirklichkeit ist die Welt aber dadurch, dass er so fühlt, nicht bedrohlicher geworden.

Der Patient befindet sich im Modus der psychischen Äquivalenz: Ich fühle mich ängstlich und beschämt, die Welt wird bedrohlich. Die Mentalisierung ist zu diesem Zeitpunkt stark eingeschränkt. Im Mentalisierungsloop geht der Therapeut zunächst auf die Fakten ein, um zu sehen, welche Bedingungen zur Einschränkung der Mentalisierung führten, sodass es dem Patienten gelingt, eine neue Perspektive auf die Situation zu entwickeln.

Mögliche Gemeinsamkeiten und Unterschiede zum psychoanalytischen Vorgehen

Der Therapeut zentriert auf die Affekte, regt eine intensive Exploration an und fokussiert auf das »Wie«, den Prozess im Hier und Jetzt. Er hat auch die Hoffnung, dass die vom Therapeuten markiert gespiegelten Affekte beim Patienten dazu beitragen, ein kohärentes Bild der Situation zu entwickeln.

Traditionelle psychoanalytische bzw. psychodynamische Interventionen wären möglicherweise mehr auf die Inhalte und die Abwehr eingegangen. Der Therapeut hätte mehr die Projektion von Leistungsansprüchen gedeutet oder die Aktivierung einer sonst abgewehrten Scham gegen sein triebhaftes Begehren in Erwägung gezogen. Da die starke soziale Angst nahezu ausschließlich im beruflichen Umfeld auftritt, würde der Psychoanalytiker sich und Sven A. möglicherweise fragen, inwieweit die Ängste mit den mütterlichen (und väterlichen) Leistungsansprüchen zu tun haben, die Sven A. internalisiert hat, zu einem unbewussten Ich-Ideal wurden und situativ auf seine Arbeitskolleg*innen projiziert werden.

Bei der Übertragung könnte sich der Therapeut fragen, ob der Patient nun väterlichen Beistand beim Analytiker in der emotionalen Verunsicherung gegenüber verführerischen und begehrten Frauen sucht. Er hofft, in der therapeutischen Beziehung vom Therapeuten nicht wie früher vom passiven Vater mit seinen Gefühlen gegenüber der verführerischen und anspruchsvollen Mutter alleine gelassen zu werden. Es wiederholt sich in der Begegnung auf der Straße seine Angst vor einer Verurteilung seiner Schaulust, er erwartet sie von den/der ihm begegnenden Kolleg*in. Die Übertragung ist so eine unbewusste Reinszenierung, geprägt von Leistungsängsten und abgewehrter Scham. Dies kann die paranoiden Anteile bei der Annahme verstehbar machen, dass hier eher reifere Strukturanteilen angesprochen sind. Bei der Annahme eher geringer struktureller Integration könnten die Ängste auch mit einer Bedrohung der Kohärenz im Selbst verstehbar sein. Die im Therapeuten ausgelösten Gefühle können hier zur Differenzierung eine Hilfe sein. In dieser Episode fühlten sich aber die Ängste für den Therapeuten nicht so an.

Zusammenfassend lässt sich sagen: Diese Episoden und die Interventionen des Analytikers zeigen deutlich eine aktive therapeutische Haltung, eine Orientierung auf das Hier und Jetzt sowie auf die Prozesse des Erlebens und Denkens und weniger auf die Inhalte und Konflikte. Vor dem Hintergrund einer Fixierung auf einigen Polen der mehrdimensionalen Mentalisierung interveniert der Therapeut in die entgegengesetzte Richtung entsprechend dem MBT-Modell. Das bedeutet aber auch, dass auf Deutungen und Interpretationen weitgehend verzichtet wird und stattdessen eine interessierte fragende Haltung realisiert wird. Einsicht in innere Konflikte wird (zunächst) nicht angestrebt, sondern der Patient wird durch kontrolliertes Mentalisieren angeregt, seinen eigenen ›psychischen Binnenraum‹ differenzieren zu lernen, d. h. hier vor allem Affekte und Emotionen besser wahrzunehmen und zu differenzieren und damit neue Perspektiven zu entwickeln, die durchaus auch Einsicht in Bezug auf die eigenen Muster oder Interpretationsfolien enthalten können. Eine damit verbundene Hypothese ist, dass diese die Reflexion anregenden Interventionen die Korrektur der sekundären, symbolisierten Repräsentanzen unterstützen.

Der Mentalisierungsansatz fördert den Patienten darin, Neugierde in der Selbst- und Fremdexploration zu entwickeln, die Bedeutung seiner Affekte ernster zu nehmen und sich darüber bewusst zu werden, welchen Bias er in den Interpretationen seiner sozialen Erfahrung hat. Wenn er dadurch wohlwollender mit sich und den anderen umgehen kann, steigt sein Selbstwert und die sozialen Ängste sinken. Auch der Modus der psychischen Äquivalenz wird abnehmen, der für den Patienten mitunter zu seiner bedrohlichen Wahrnehmung beiträgt. Dadurch wird er flexibler in sozialen Beziehungen. Mentalisierungsorientiert arbeitet der Patient an den eigenen Einsichten, in der klassischen psychodynamischen und psychoanalytischen Therapie arbeitet der Therapeut mehr am Inhalt. Der mentalisierungsbasierte Ansatz, so die Annahme, ist dadurch wirksamer als eine Behandlungsmethodik, die den äthio-pathogenetischen Zusammenhang, der durch Deutungen erkannt werden soll, in den Mittelpunkt stellt. Dieser Anspruch ist jedoch der Diskussion würdig. Es ist die Frage, inwieweit mentalisierte Affektivität wirksamer die Einsichtsfähigkeit und die psychische Flexibilität fördert als Deutungen.

6.2 Epistemisches Vertrauen

In Kürze

Epistemisches Vertrauen ist in Hinsicht auf Psychotherapie »die Bereitschaft eines Individuums, die Kommunikation, die das Wissen einer vertrauenswürdigen Person vermittelt, als für die eigene Person verallgemeinerbar und relevant zu betrachten« (Fonagy & Luyten, 2016, S. 726; Übers. JB).

»Vertrauen kommt aus dem Empfinden, sich emotional und kognitiv von einer anderen Person verstanden zu fühlen.« (Interview mit Peter Fonagy, in: Duschinsky et al. 2019b, S. 224; Übers. JB)

Epistemisches Vertrauen entsteht aus Sicht des Mentalisierungskonzepts zunächst in frühen sicheren Beziehungserfahrungen, kann sich aber auch durch Beziehungserfahrungen, die eine Person in ihrer weiteren Lebensgeschichte macht, ändern (z. B. können traumatische Erfahrungen das Vertrauen erschüttern). Epistemisches Vertrauen entwickelt sich im sozialen Kontext, später beeinflusst durch die interpersonalen Kompetenzen der Person. In der therapeutischen Beziehung entsteht epistemisches Vertrauen durch das »epistemische Match«, der epistemischen Passung zwischen Patient und Therapeut (s. Kap. 5.2).

Cornelia L.

Cornelia L. war eine 40-jährige Personalreferentin in einer großen Institution. Sie funktionierte in ihrer Arbeit perfekt. Hierdurch hielt sie ihren tiefen depressiven Affekt in Schach und konnte ihn im sozialen Kontakt weitgehend überspielen.

Ihre Kindheit war durch eine Mutter geprägt, die sie als massiv feindselig und gewalttätig erlebt hat. Die Mutter war impulsiv und wenig einfühlsam, wenn sie es überhaupt einmal war. Sie griff das Kind manchmal gewaltsam körperlich an. Die Patientin erinnert die Mutter sagen: »Es wäre besser, dich gäbe es nicht!« Cornelia L. las schon vor dem Schulanfang viel und flüchtete sich in ihre eigene Welt. Das begabte Kind weckte dadurch das aggressive Unverständnis bei ihrer wenig gebildeten Mutter. Der Vater war Journalist und ihr zugetan. Er freute sich heimlich über das gescheite Kind, das sich nichts gefallen ließ, schützte sie aber nicht offen vor den Aggressionen der Mutter. Später, seit der Pubertät interessierte er sich nicht mehr viel für sie. In der Schule wurde Cornelia von einem Lehrer in ihren Fähigkeiten erkannt. Schließlich ging Cornelia L. zum Jugendamt und bemühte sich, in ein Heim zu kommen. Sie hatte jetzt phasenweise mit einer Anorexie zu kämpfen. Mit 16 Jahren zog sie in eine therapeutische Wohngruppe und begann einen erfolgreichen Lebensweg. Zu Therapiebeginn waren die Beziehungen von Cornelia L. zu Männern durch intellektuelle und kulturelle Themen geprägt. Dies änderte sich während der psychotherapeutischen Langzeitbehandlung.

Cornelia war in Beruf und Freundschaften stark kognitiv orientiert und sehr autonom. In einer während der Behandlung begonnenen Liebesbeziehung erlebte Cornelia oft starke Emotionen. Mal war sie erleichtert, mal spürte sie tiefe Verlassenheit und Einsamkeit. Sie war nun stark auf eine andere Person orientiert und spürte die Bedrohung, die davon ausgeht, dass der Verlust einer intensiven Beziehung möglich ist.

In Hinsicht auf die Bindungserfahrungen von Cornelia L. wurde zunächst ein vermeidendes Bindungsmuster angenommen. Bei der längeren Erfahrung in der Psychotherapie wurde jedoch deutlich, dass Cornelia Schutz vor intensiven emotionalen Beziehungserfahrungen aufbaute, was ein dahinterliegendes ambivalentes Bindungsmuster überdeckte. Während im ersten Teil der Behandlung das autonome Verhalten im Vordergrund stand, erlebte sie im zweiten Teil der Behandlung in einer sich intensivierenden Bindung große Ängste, jemandem zu vertrauen. Wenn sie vertraute, hatte sie Ängste, lächerlich gemacht zu werden.

Ihre Mentalisierungsfähigkeiten waren im beruflichen Bereich auf einem hohen Niveau. Dies zeigte sich in ihrem beruflichen Erfolg und ihrer Beliebtheit. Indem sie starke Affekte von der eigenen Person fernhielt, aber gleichzeitig Empathie und Feinfühligkeit gegenüber anderen aufrechterhielt, war ihr Stresslevel meist gering. Dies wiederum stabilisierte ihre Mentalisierungsfähigkeiten.

In der ersten Stunde berichtete Cornelia L. jedoch: »Manchmal habe ich heftige Angst, die mich in kritischen beruflichen Verhandlungen überfällt. Ich kann mir die Angst nicht erklären.« Durch die Unerklärlichkeit sei die Angst erst recht bedrohlich, denn sie wisse nie, wann die Ängste auftreten würden. Sie wolle sich auch nicht auf eine Liebesbeziehung einlassen. Cornelia L.: »Dann funktioniere ich nicht mehr richtig. Dann läuft alles schief. Ich kann keine Beziehungen leben, dann gefährde ich mich und andere, auch beruflich. Deshalb lebe ich alleine, aber das ist eigentlich bis zum Lebensende auch furchtbar.« Bei der Symptomatik wurden zunächst die soziale Angst als starker Affekt bewusst und das hohe globale psychische Funktionsniveau bestätigt.

Die Behandlung fand als psychoanalytische Langzeittherapie mit einer Frequenz von 1–2 Stunden pro Woche im Sitzen statt. Beide Seiten, Psychoanalytiker und Cornelia L., waren sich einig, dass die Behandlung nicht im Liegen durchgeführt werden sollte und Augenkontakt der bessere Weg sei, um Sicherheit und Vertrauen zu schaffen. Nach den deutschen Psychotherapierichtlinien wurde die Behandlung als analytische Psychotherapie beantragt.

Der Fokus der Behandlung lag auf den strukturellen Aspekten von Selbstkohärenz und belastbaren Selbst- und Objektrepräsentanzen und der damit verbundenen Affektsteuerung. In Bindungsbeziehungen wurde ein epistemisches Misstrauen erwartet, das sich in der therapeutischen Beziehung niederschlagen könnte (Übertragungsaspekt). Die strukturellen Störungsanteile resultierten aus der frühen traumatischen Beziehung zur Mutter. Sie erklärten ein tiefes epistemisches Misstrauen, dass sich in den beruflichen Kontakten nicht äußerte, aber in anderen Bereichen das Leben der Patientin beeinflusste. Dies zeigte sich sowohl im Laufe der Therapie (1. Episode) als auch in der Schilderung einer Liebesbeziehung (2. Episode). Aus den traumatischen Erfahrungen resultieren auch die Angstattacken, die für Cornelia L. »Out of the blue« kommen. Sie waren aus den traumatischen Erfahrungen verstehbar. Auf diesem Hintergrund wurden die strukturellen Aspekte von Affektregulierung und Bindung als Fokus betrachtet.

1. Episode

Nach ca. 1½ Jahren psychoanalytischer Langzeitpsychotherapie.

Stundenbeginn

T: Wie geht es Ihnen?

P: Und wie geht es Ihnen?

T: *(etwas unsicher, aber die Patientin fragt nicht das erste Mal so)* Na ja – ok soweit, so gut heute. Ich bin einigermaßen ausgeschlafen – und wie geht es Ihnen?

Der Therapeut weist die Frage nicht zurück. Er weiß nicht wirklich, welche Motive Cornelia heute zu dieser Frage bewegen. Sorgt Cornelia sich um ihn? Will sie ablenken? Will sie provozieren? Der Therapeut entschließt sich, die Frage authentisch, aber nicht zu tief zu beantworten.

P: Wenn ich hierherkomme, geht es mir in letzter Zeit schlecht. Es fängt in der Nacht schon an. Es wird auch nicht besser mit der Zeit.

T: Es hat mit dem Hierherkommen zu tun?

Der Therapeut regt Cornelia an, die Situation genauer zu beschreiben.

P: Ich weiß auch nicht.

T: Können Sie es näher beschreiben, was da mit Ihnen passiert?

P: Ich weiß es nicht, es ist diffus, Unruhe, es geht mir schlecht, diffus, irgendwie bedroht.

T: *(empathisch interessiert)* Erzählen Sie mehr darüber.

Standpunkt des Nicht-Wissens.

P: Ich habe Angst, es ist wie Panikzustände.

T: Angst? Das klingt furchtbar. Was ist das für eine Angst?

P: Ja, Angst vielleicht. Wenn ich länger hier bin, nimmt es ab.

T: Es nimmt ab. Haben Sie eine Idee, was es ist, dass es abnimmt?

P: Weiß nicht.

T: Wie geht es Ihnen jetzt?

*Der Therapeut bleibt im Hier und Jetzt.
Er hält den Standpunkt des Nicht-Wissens aufrecht.*

P: Es überwiegt die Unruhe.

T: Kann ich etwas tun, damit diese Unruhe weniger wird?

*Der Therapeut fragt nach etwas, was den Affekt reduzieren könnte.
Die Frage, die Fürsorge ausdrückt, könnte schon beruhigend sein,
bleibt jedoch hier erfolglos.*

P: Sie verstehen mich nicht wirklich.

T: Ok. Ahh … Wieso verstehe ich Sie nicht?

P: *(eher verzweifelt)* Habe ich doch schon mal gesagt. Es ist immer dasselbe.

T: Können Sie es mir bitte noch einmal sagen?

P: Sie finden mich schwierig.

T: Sie haben Angst, dass ich Sie schwierig finde?

P: Dass Sie mich nicht mögen. – Ich bin eine Belastung für Sie.

T: *(verwirrt)* Ich verstehe das nicht. Was habe ich denn gesagt oder getan, dass Sie zu diesen Überzeugungen kommen.

Aufrechterhaltung des Standpunkts des Nicht-Wissens. Der Therapeut versucht, die eher diffusen Gefühle an etwas Konkretem festzumachen. Arbeit am Affektfokus und Mentalisierung der Beziehung zwischen Therapeut und Patientin.

-- Schweigen --

P: Ärgern Sie sich über mich?

T: *(verwirrt)* Das verstehe ich jetzt auch nicht. Was meinen Sie: Was sollte mich ärgern?

P: Weiß nicht.

T: Was ist es denn?

Aufrechterhaltung des Standpunkts des Nicht-Wissens.

P: Ich fühle mich allein und irgendwie bedroht.

T: »Irgendwie bedroht« ist für mich ein unklares Gefühl. Spüren Sie die Bedrohung jetzt?

P: Sie ist jetzt eher schwächer als heute vor der Stunde.

-- Schweigen --

T: Was bedroht Sie denn hier. Ist es etwas im Raum? Ist es etwas an mir oder etwas anderes?

*Ein weiterer Versuch des Therapeuten, die Affekte mit konkreten Auslösern
in der therapeutischen Beziehung zu verbinden.*

P: Nach der Stunde fällt mir ein, was ich Ihnen sagen wollte. Hinterher weiß ich es. Jetzt fällt es mir nicht ein.

-- Schweigen --

T: Ich frage mich noch, ob Sie etwas finden, was Sie als Zeichen deuten können, dass Sie hier bedroht werden.

Therapeut animiert die Patientin, weiter danach zu schauen, was in der Beziehung diese Affekte auslöst.

P: Manchmal sind Sie wenig empathisch, wenn ich etwas erzählt habe.

Ein Bruch (»Rupture«) in der therapeutischen Beziehung wird von der Patientin angesprochen.

T: Was meinen Sie mit »ich bin wenig empathisch«? Können Sie das genauer sagen.

P: Ich fühle mich in meinem Leiden nicht ernst genommen, Sie sehen es oberflächlich.

T: *(zögernd)* … Ja … Ist das so? … Ok. Woran machen Sie das denn fest?

P: Sie hören nicht wirklich zu.

T: Ja, kann sein, dass ich zwischendurch unkonzentriert bin. Tut mir leid. Manchmal bin ich auch zu distanziert. Ich schütze mich vielleicht.

Therapeut teilt seine mentalen Prozesse mit und bearbeitet das »Rupture« in der Realbeziehung, indem er Verantwortung für das Empfinden der Patientin übernimmt, in dem Sinne, dass sie etwas Wichtiges in der Beziehung wahrgenommen hat.

P: *(lächelnd)* Jetzt sind Sie wenigstens mal ehrlich!

T: *(lächelnd)* Ok … Aber wie kann mein Unkonzentriert- und Unempathisch-sein dazu führen, dass Sie sich bedroht fühlen? … Enttäuscht ja … verstehe ich … aber bedroht?

Versuch einer Klarifikation. Allerdings verpasst der Therapeut die Chance, seine Empathielosigkeit gemeinsam zu verstehen. Liegt es an der Art der Erzählung? Am Gezwungenwerden in die psychische Äquivalenz?

P: Ist aber so.

T: Erzählen Sie mehr darüber.

P: Ich fühle nichts im Moment.

T: Wie ist das »Ich fühle nichts« jetzt.

P: *(nach längerem Schweigen und Zögern)* Ich fühle mich alleine.

T: Sie fühlen sich alleingelassen – auch von mir?

-- Schweigen --

P: Ich sagte ja, manches verstehen Sie einfach nicht. Es kann ja auch an mir liegen. Ich kann es vielleicht nicht richtig ausdrücken.

-- Schweigen --

T: Ich denke gerade: Ich lasse Sie alleine. – Ich verstehe Sie nicht wirklich.

Der Therapeut lässt die Patientin an seiner inneren Welt, seinen Gedanken teilhaben. Vertrauen entsteht durch das Gefühl, dass der andere einen versteht. Es ist ein Eingeständnis des Therapeuten, dass er so an dem entstandenen Misstrauen der Patientin im Hier und Jetzt beteiligt ist. Der Therapeut unterbricht hier auch das Schweigen, das für die Patientin bedrohlich sein könnte.

-- Schweigen --

P: *(emotional)* Wissen Sie, meine Mutter wollte meinen Willen brechen. Sie war sehr gewalttätig. Das war sehr schlimm! Ich kann nicht mehr. Sie glauben das nicht so.

T: *(irritiert)* Ja doch ... Sie sind misstrauisch ... ich glaube das nicht ... ok ...

P: Es gehört dazu, dass ich mich bedroht fühle, ich wurde allein gelassen.

T: Auch von Ihrem Vater, wenn Ihre Mutter gewalttätig war.

P: Aber ich habe ihr den Gefallen nicht getan. Ich habe extra meinen Willen gehabt.

T: *(erleichtert):* Sie haben sich bedroht gefühlt, alleingelassen, aber Ihren Willen nicht brechen lassen!

P: Ich habe sie damit provoziert. Ich wollte sie auch provozieren.

T: Ihr zeigen, du brichst meinen Willen nicht? Mich kriegst du nicht klein!

P: Ich verstehe nicht, wie andere sich das gefallen lassen!

T: Sie lassen sich das auf jeden Fall nicht gefallen. Gut so.

P: Ja. Das geht mir auch in Verhandlungen heute so!

T: *(erleichtert)* Ja, so ist es!

-- Schweigen --

P: Ich bin allein und einsam, was nützt es? Es ist so anstrengend. Die Einsamkeit hört nie auf.

T: Sie sind allein und einsam.

Der Therapeut versucht, empathisch zu sein.

P: Ich habe mir die Videoaufnahme der vorletzten Stunde, die Sie mir zur Verfügung gestellt haben, noch mal angesehen. Ich habe in der letzten Stunde an verschiedenen Stellen das Gefühl gehabt, dass Sie mir feindselig oder reserviert gegenüber waren, die Dinge, die Feindseligkeit und Reserviertheit, die ich da erinnert habe, die trafen beim Beobachten des Videos überhaupt nicht mehr zu.

Der Therapeut macht mit Einwilligung der Patientin Videoaufnahmen. Cornelia L. hatte den Wunsch geäußert, die Stunden sich auch zu Hause anschauen zu dürfen. Der Therapeut hatte zugestimmt. Die Patientin ist gedanklich wieder bei ihrem Misstrauen, kann aber jetzt auch eine andere Sichtweise annehmen.

T: *(erleichtert)* Das ist wirklich gut. Wie geht es Ihnen damit?

Der Therapeut hofft, dass die Patientin diese Erfahrungen mit ihren Affekten verbinden kann.

P: Ja, das erleichterte mich dann.

T: Was erleichtert sie dabei?

P: Meine Befürchtung, dass sie mich in der Stunde abgelehnt haben, wurden zerstreut.

T: Und jetzt, wie geht es Ihnen jetzt?

Die Differenz zwischen Erinnerung und Video wäre weiterer Exploration wert gewesen: Was war anders? Was haben Sie in der Situation erlebt? Was wird erinnert und was jetzt beobachtet? Die Kreativität und Neugier des Therapeuten waren leider eingeschränkt.

P: Ich fühle mich einsam. Es ist immer so. Es hört nie auf. Das wird sich nicht ändern. Es ist ja mein ganzes Leben so.

T: Wieso sind Sie sich da so sicher, dass es nicht aufhört?

P: Sie sind auch nur da, weil sie beruflich hier sind. Sie sind kein wirklicher Freund.

Die Patientin kehrt zum Thema zurück: Misstrauen in Beziehungen.

T: Ja, es bleibt schwierig für Sie?

P: Es ist ja nicht so, dass ich ihnen nicht vertraue, und dass ich das Ihnen sagen kann, ist ja auch schon etwas. Ich habe vorher nicht gedacht, dass mich Therapie so mitnimmt.

Abschließender Kommentar

Es ist ein Ringen um epistemisches Vertrauen. Die Affekte sind wechselnd. Der Therapeut unterstützt Cornelia L. dabei zu versuchen, die Affekte an etwas festzumachen. Die Patientin ist zunächst in einem Prozess des Mentalisierens und wird vom Therapeuten darin unterstützt. Das Thema epistemisches Vertrauen wird nicht fokussiert bearbeitet, es wird umkreist.

Mögliche Gemeinsamkeiten und Unterschiede zum psychoanalytischen Vorgehen

Auch der traditionelle Psychoanalytiker sieht die therapeutische Beziehung als eine Beziehung, in der alte Bindungsmuster wiederbelebt werden, sich bedeutende lebensgeschichtliche Erfahrungen im »Hier und Jetzt« brechen. Die Affekte und die Einfälle der Patientin sind dabei wichtig. Das epistemische Vertrauen steht hier in enger Beziehung zur Übertragung. Beides sind Aspekte der therapeutischen Beziehung. Das epistemische Vertrauen rückt die kommunikativen Aspekte in den Vordergrund. Es sind zwei Sichtweisen, die ergänzend und bereichernd sein können. Der Unterschied liegt in der Behandlungstechnik. Der Unterschied zum klassischen psychoanalytischen Vorgehen ist, dass beim mentalisierungsorientierten Vorgehen dieses Verständnis aus der Beziehung heraus erarbeitet und nicht gedeutet wird. Der Therapeut nimmt die Dynamik ganz auf sich (»unkonzentriert«, »distanziert«). Der Therapeut hätte noch einen weiteren Schritt machen können, indem er Cornelia gefragt hätte, wie die Empathielosigkeit des Therapeuten gemeinsam zu verstehen sei. Es wäre ein Versuch gewesen, das »Rupture« aus der Beziehung heraus zu verstehen.

Psychoanalytisch gesehen stehen eine Übertragung(-sverzerrung) und negative Übertragungsaspekte im Vordergrund. Der Therapeut geht in diesem Ausschnitt nicht deutend auf die Übertragung/Reflexion der Beziehung ein, sondern bleibt bei der Exploration der Übertragungsauslöser und Affekte. Er lässt die Patientin insofern alleine, als er keine bereichernden Deutungen gibt.

Der Psychoanalytiker hätte möglicherweise die Übertragung und Gegenübertragung im Hier und Jetzt bearbeitet. Er hätte die Erwartung, dass, indem er Unbewusstes oder Vorbewusstes vorsichtig deutet, im Patienten Einsicht entsteht. Aus Sicht des MBT-Therapeuten besteht aber die Gefahr, dass gerade bei Patienten*innen in Situationen mit starker Beeinträchtigung die »Sichtweisen« des Therapeuten vom Patienten nicht neutral, sondern als Sichtweisen einer psychoanalytischen Autorität wahrgenommen wird. Dies gilt sicher auch, wenn der Analytiker seine Deutung nur vorsichtig fragend formuliert. Der MBT-Therapeut verzichtet deshalb weitgehend auf Deutungen, auch auf Deutungen in Bezug zur Kindheit oder zu unbewussten/vorbewussten Strebungen. Ihm geht es eher um die Wahrnehmung der beteiligten Gefühle und die Thematisierung der Verzerrung im Hier und Jetzt.

2. Episode

Nach 2½ Jahren psychoanalytischer Langzeitpsychotherapie.

Cornelia L. ein Jahr später. Sie hat sich verliebt.

P: Wenn ich alleine lebe, habe ich mein Leben im Griff. Dann ist alles ok. Dann bin ich stabil und habe gute freundschaftliche Beziehungen. Wenn ich mich verliebe, läuft alles immer schief. Ich werde total … Jetzt ist es so. Ich bringe es nicht fertig, ihn nicht ständig anzurufen und auf seine Antwort zu warten.

T: Was heißt in diesem Zusammenhang ständig?

P: Wenn ich nichts von ihm gehört habe, so alle paar Stunden. Aber wenn ich mich mal per WhatsApp gemeldet habe und er nicht in der nächsten Zeit antwortet, wird es schlimm. Ich halte es dann manchmal keine Stunde aus.

T: Keine Stunde … Und dann passiert was?

Aufforderung zu explorieren.

P: Ich drehe fast durch.

T: Nach einer Stunde?

P: Naja, weil wir uns wieder gestritten haben.

T: Erzählen Sie mehr darüber.

P: Ich brauchte dann eine Notfallnummer. So wie es eine ärztliche Notfallnummer braucht.

T: Das verstehe ich jetzt nicht. Können Sie es mir von Anfang an erklären?

P: (*Die Erregung ist angestiegen*) Aber warum geht er dann nicht ans Telefon oder schreibt zurück? Das hat doch einen Grund.

T: Langsam. Haben Sie eine konkrete Situation aus den letzten Tagen.

Die Mentalisierung ist zusammengebrochen. Der Therapeut versucht, die Situation ins Konkrete zurückzuholen, um die Auslöser für den hohen Affekt und die Verzerrungen in den Kognitionen erkennbar zu machen. Gleichzeitig versucht er, die Situation zu beruhigen.

P: Ja, mein Freund ist zu einem Seminar nach Berlin gefahren. Erst hat er mal nicht geantwortet.

T: Wie war das denn für Sie?

Die Situation wird in kleine Schritte unterteilt. Der Therapeut verlangsamt den Prozess durch Fragen nach Details. Die Verlangsamung fördert den Wechsel vom impliziten zum expliziten Mentalisieren.

P: Als er dann geantwortet hat, war ich schon ärgerlich. Zuerst war seine Stimme ganz freundlich, als ich ihn erreichte.

T: Und dann?

P: Ich war ärgerlich und habe ihm Vorwürfe gemacht, dass er sich nicht gemeldet hat. Er wurde dann sehr gereizt.

T: Und wie ging es Ihnen dann?

P: Es ist mir peinlich, aber in diesen Momenten habe ich ernstlich daran gezweifelt, ob er wirklich in Berlin ist und ob ich ihm glaube, und er hintergeht mich. Ich bin die Naive.

T: Was passierte dann in Ihnen? Können Sie es beschreiben?

Anregung, auf die eigene innere Welt zu fokussieren, da Cornelia L. auf ihren Freund fokussiert ist (Pole selbst vs. andere).

P: Ich werde immer misstrauischer.

T: Machte sich das Misstrauen noch an etwas anderem fest?

P: Es ist meine Erfahrung. Wegen dieser Streitereien zerbricht ja oft die Beziehung.

T: Wenn ich das richtig verstehe, kommen bei Ihnen Phantasien auf, was er da macht. Sie können sich nicht mehr sicher sein, dass er zu Ihnen steht.

P: Er wird ärgerlich. Warum wird er ärgerlich? Er will was verbergen.

T: Sie sind sehr aufgeregt. Sie brauchen ziemlich schnelle und konkrete Beweise, finden Sie nicht auch?

P: Die brauche ich.

T: Wieso denn?

P: Ich weiß, ich bin misstrauisch, aber ich kann nicht anders?

T: Es drängt sie. Es ist wie ein Tunnel – es gibt nur diesen Weg. Ist es so?

Validierung durch den Therapeuten.

P: Weil er nicht da ist.

Teleologischer Modus: Gesucht wird der konkrete Beweis, um aus dem Verhalten aufs Innere schließen zu können. Es wird von der Patientin ein Druck zum Handeln (Anrufe) aufgebaut.

T: Was könnten Sie anders machen, um da rauszukommen, aus dem Tunnel?

P: Ich müsste irgendwie lernen, die Spannung und Unsicherheiten auszuhalten, ich weiß ja nicht immer, was mit dem anderen los ist.

T: Das klingt gut.

Abschließender Kommentar

In dieser Episode versuchen der Therapeut und Cornelia, die Affekte zu evaluieren und das Misstrauen an Auslösern festzumachen. Zu den Auslösern gehört: Die Patientin ist in einem teleologischen Modus gefangen: »Er ist nicht mehr da.

Nur wenn er da ist, liebt er mich.« Das hohe Arousal bei hoher Aktivierung des Bindungssystem führt zum Zusammenbruch der Mentalisierung. Gleichzeitig werden enttäuschende Objekterfahrungen aktiviert, die das epistemische Vertrauen beeinträchtigen. Ein epistemisches Vertrauen, das nötig wäre, um die Mentalisierungsfähigkeiten wieder zu stabilisieren, fehlt – ein Kreislauf der in Kap. 2.4 beschrieben wird. In dieser Szene geht es um epistemisches Vertrauen (aus sozialen Beziehungen lernen), aber auch um allgemeines Vertrauen in sich selbst (Selbstwert) und die Angst vor dem Verlassenwerden.

Mögliche Gemeinsamkeiten und Unterschiede zum psychoanalytischen Vorgehen

Die traditionelle Psychoanalytikerin kennt zwar die Modi der Mentalisierungsstörungen nicht (hier den teleologischen Modus), aber sie würde wohl auch ein Unbehagen in der Kommunikation spüren. Sie würde das Verhalten als Agieren betrachten und möglicherweise den Versuch der Symbolisierung unternehmen. Die ist dem Mentalisierungsansatz sehr nah. Die Psychoanalytikerin würde ebenso zunächst klarifizieren, dann aber auf die Abwehr und das Abgewehrte fokussieren und die Angst in Zusammenhang mit der Aktivierung innerer Objektbeziehungen verstehen, d. h. als eine Verzerrung des gegenwärtigen Erlebens aus dem Vergangenheits-Unbewussten des Patienten. Sie wird dies vorsichtig deuten und erwarten, dass auf längere Sicht und zusammen mit der Erfahrung in der Übertragung die Einsicht des Patienten in diese Zusammenhänge seine Angst auflöst. Die Vorgehensweise der mentalisierungsorientierten Therapeutin ist hier anders. Sie adressiert erst den teleologischen Modus und regt dann Versuche an zu mentalisieren, zu symbolisieren. Der Prozess wird dabei strukturierter gesteuert.

Die mentalisierungsorientiert arbeitende Therapeutin wird durch das Erkennen des teleologischen Modus gewarnt sein, Cornelia L. nicht im teleologischen Modus zu folgen. Sie wird nicht erwarten, dass, so lange Cornelia L. in diesem Modus verharrt, aus Deutungen echte Erkenntnisse bei der Patientin erwachsen. Das Erkennen des Nicht-Mentalisierens fordert dazu auf zu versuchen, mit der Patientin wieder zur Mentalisierung zurückzukehren. Die Psychoanalytikerin würde den Fokus mehr auf die vorbewussten und unbewussten Dynamiken legen, die neue Erfahrungen verhindern: Die wiederbelebte frühe Objektbeziehung (Mutter) verhindert, stabile sichere innere Bilder von Menschen zu entwickeln und so unabhängig von ihrer äußeren/faktischen Präsenz zu sein. Strukturell ist dies unter dem Aspekt der Internalisierung von Bindungserfahrungen zu verstehen. Wiederbelebt werden die frühen Bindungserfahrungen durch die aktuelle Angst und Unsicherheit. Die Angst triggert die frühen traumatischen Erfahrungen. Der traditionellen Psychoanalytikerin kann es mit diesem Verständnis gelingen, die Erfahrungen der Patientin empathisch zu »containen« und Cornelia L. ein Stück weit ihr Verständnis davon näher zu bringen. Das heißt, dass Cornelias Affekte und Kognitionen aus dem »Dort und Damals« verstehbar sind, dort und damals, als sie einen Sinn machten. Nicht ganz unähnlich dazu, jedoch stärker auf kommunikative Aspekte und das »Hier und Jetzt« bezogen, hat der mentalisierungsbasiert arbeitende Therapeut interveniert.

6.3 Das Fremde Selbst

In Kürze

Das Fremde Selbst sind Anteile im Selbst, die der eigenen Person fremd sind. Sie werden von der Person als weitgehend nicht zur Person gehörig erlebt. Diese Anteile können wenig symbolisiert, vorbewusst oder unbewusst sein. Sie zeigen sich in Affekten oder Handlungen, die von der Person als in einem anderen Zustand, als der eigenen Person nicht zugehörig erlebt werden. Fremde Selbstanteile stehen oft in Spannung zu den bewussten, der Reflexion zugänglichen Anteilen des Selbst. Diese Inkohärenz erzeugt unerträgliche Gefühle von Anspannung, Leere und Angst.

Jede Person hat fremde Selbstanteile, Anteile, die z.T. entstanden sind durch längere misslungene oder fehlerhafte Affektspiegelungen mit Bindungspersonen in der Kindheit oder durch traumatische Erfahrungen, die sich tief in die Selbststruktur eingegraben haben und als nicht kohärent zu anderen Selbstanteilen erlebt werden können (s. Kap. 2.6).

Claudius D.

Der 35-jährige Claudius D. ist zur Zeit arbeitslos, er war vorher mehrere Jahre im Messebau und für Fluggesellschaften tätig. Seine Familie lebt/e in sehr armen Verhältnissen in einem südeuropäischen Land. Manchmal hatte die Familie nicht genug zu essen. Claudius D. war in seiner Kindheit ein Opfer massiver psychischer und physischer Gewalt, von Verwahrlosung und sexuellem Missbrauch. Sein Vater bedrohte und quälte ihn ebenso wie er es seiner Mutter antat. Manchmal hatte er Angst, dass sein Vater wirklich seine Mutter umbringt. Die Angst war nicht unbegründet. Er war das Lieblingskind seiner Mutter, die ihm gegenüber ebenso sexuell missbräuchlich war.

Claudius D. war in den vergangenen zehn Jahren mehrmals in Kliniken, ausgelöst durch Krisen nach dem Verlust einer vertrauten Person oder einem Jobverlust. In seiner Vorgeschichte gibt es keinen Suizidversuch, keinen Drogenmissbrauch, aber phasenweise Selbstverletzungen. Dank seiner freundlichen Art und kommunikativen Fähigkeiten konnte er immer wieder schnell in expandierenden Wirtschaftszweigen gute Arbeitsbedingungen finden.

Wenn er soziale Erfahrungen von starker Kritik oder Einschränkung seiner Autonomie macht, ist er in der Gefahr, von Phantasien überschwemmt zu werden und sich selbst zu verlieren. Er hatte eine Partnerschaft in der Vorgeschichte, in der er viele leidvolle Erfahrungen machte. Er hatte sich völlig abhängig von einem Mann gemacht, der ihn schlecht behandelte, ihn sexuell und finanziell ausnutzte. Als er sich von ihm trennte, kam es nicht zur inneren Erleichterung. Die Trennung stürzte Claudius D. in eine schwere Krise, die zu einem Klinikaufenthalt führte. Er ist bereits länger in der Therapie, die einmal in der Woche stattfindet. Trotz der längeren Zeit ist er der niederfrequenten psychoanalytischen Therapie gegenüber äußerst ambivalent. Er lebt heute mit einem Mann in einer Wohngemeinschaft. Es ist eine freundschaftliche Beziehung, in der es keine gemeinsam gelebte Sexualität gibt.

Der Patient ist in seinem allgemeinen psychischen Funktionsniveau und strukturell stark beeinträchtigt. Die frühen und schweren Traumatisierungen machen seine Symptomatik verständlich. Am Anfang der Behandlung waren Panikattacken sehr belastend und traten auch in den Therapiestunden auf. Diese reduzierten sich im Laufe der Behandlung deutlich, selbstverletzende Handlungen traten nicht mehr auf. Das berufliche Feld war bzw. ist weiter durch die psychischen Belastungen schwierig, vor allem durch die immer wieder auftretenden interpersonalen Konflikte und seine sozialen Ängste.

Die Behandlung war als niederfrequente psychoanalytische Behandlung beantragt. In den beiden folgenden Episoden ist Claudius D. stark auf sich bezogen. Das Fremde Selbst und die weitgehend gesunden Teile des Selbst sind voneinander getrennt. Die fremden Selbstanteile beeinflussen in unterschiedlichen Phasen seine interpersonellen Erfahrungen oder drohen sie zu beherrschen.

1. Episode

Nach ca. 1 Jahr psychoanalytischer Langzeitpsychotherapie.

P: *(gereizt)* Es geht mir nicht gut.

T: Ohh … Was ist los?

-- Schweigen --

P: *(genervt)* Ich schweige hier, weil Sie mir eh nicht glauben. Ich habe es schon mehrmals gesagt: Sie verteidigen immer die anderen.

T: Ich habe in Erinnerung, in der letzten Stunde vor einer Woche konnten wir uns noch gut verständigen.

P: Da haben wir nur über oberflächliche Themen geredet.

T: *(irritiert)* Wirklich? Das erinnere ich nicht so. … Ok. … Aber was ist denn jetzt los?

P: Habe ich schon gesagt.

T: Können Sie es mir noch etwas näher erklären?

P: *(weiter ärgerlich und insistierend)* Sie sagten, ich hätte damals im Job den Lukas vielleicht hart kritisiert, dass er deshalb so reagiert hat.

T: Ja, das habe ich so gesagt.

P: Sie glauben denen mehr als mir!

T: *(irritiert und etwas schuldbewusst)* Das ist ein Missverständnis, das ich da ausgelöst habe. So habe ich das nicht gemeint. Sorry.

P: *(ironisch, lächelnd)* Die kleine Schwester von Scheiße ist »gut gemeint«.

Der Patient ist auf Konfrontationskurs und der Therapeut stark irritiert.

T: … Ok … Meine Aufgabe ist, Ihnen zu helfen, da sind mir die anderen, die Sie nannten, ganz egal. Ganz ehrlich.

P: Der Lukas hat in der Auseinandersetzung mit der Faust auf den Tisch geschlagen. 20 cm von meinem Kopf entfernt. Das haben Sie alles verstanden? Und warum dann ihre Aussage: »Der arme Lukas!!«

T: *(irritiert, nach einem klaren Gedanken suchen)* Das habe ich so nach meiner Erinnerung nicht gesagt. So dramatisch habe ich die Szene damals auch nicht erlebt … in dieser Weise so nicht in Erinnerung. Sie haben das aber so erlebt?

P: *(ironisch und wütend)* Nicht so erlebt? Es war so!

T: Ok, es war so, mag sein.

Der Therapeut ist weiter irritiert, akzeptiert aber zögernd die Sichtweise des Patienten »Es war so«. Es ist ein Aspekt des Validierens.

P: Sie erinnern die Dinge dann immer nicht!

T: Mag sein. Sie sind sehr wütend auf mich, und ich bin etwas überrascht von dem jetzt hier.

P: Sie sagten auch mal in einer ähnlichen Situation, ich reagiere wie meine Mutter. Ich bin immer der Aggressive. Es kommt aus mir.

T: *(eher schuldbewusst)* Ja so was Ähnliches habe ich damals gesagt, hätte ich nicht sagen sollen. War nicht gut. Entschuldigung.

Der Patient spricht hier ein »Rupture« in der therapeutischen Beziehung an. Der Therapeut übernimmt die Verantwortung für die Beziehung und den Bruch im Mentalisieren.

P: Ja .... nein. Ich glaube das nicht, Sie denken das so!!

T: Sie denken, ich stehe auf der Seite der anderen, nicht auf Ihrer. Ist es so?

P: *(offensiv)* Sie haben unrecht. Meine Mutter war viel schlimmer zu mir als ich zu Ihnen.

T: *(etwas erleichtert)* Ja, da haben Sie völlig recht. Das ist keine Frage. Und Sie waren ein Kind, wir sind beide Erwachsene.

Der Therapeut validiert jetzt authentisch und empathisch die Erfahrung von Claudius D.

P: Da ist es schon wieder so. Sie relativieren alles.

T: *(versuchend auch mit der Stimme, Ruhe in das Geschehen zu bringen)* Ok ... Sie legen aber meine Worte auf die Goldwaage. Sie sind sehr wütend auf mich, oder? Können Sie versuchen, von den heftigen Gefühlen etwas runterzukommen? Sonst ist es schwer für mich, darüber nachzudenken.

Der Therapeut adressiert das hohe Arousal des Patienten.

P: Da ist es ja schon wieder. *(ironisch, leicht lachend)* Oh nein, Sie halten sich für einen großen Therapeuten!

T: Na ja, Sie sagen – und da ist ja auch was dran – ich vergesse Dinge, stelle mich auf die Seite der anderen, verstehe Sie nicht.

Der Therapeut validiert die Erfahrungen des Patienten.

P: Tun Sie auch!

T: Ok. Aber ich wehre mich gegen das, was Sie sagen, weil ich bei Ihnen auch nicht untergehen will mit meiner Wahrnehmung.

Eine Selbstoffenbarung des Therapeuten.

P: *(etwas weicher ruhiger einfühlsamer)* Sollen Sie auch nicht. Sie haben ja recht – sonst hätte ich ja nicht die Schwierigkeiten. Die anderen haben meistens recht.

T: Ok ... ich weiß aber nicht, ob das so stimmt, dass die anderen meistens recht haben.

Der Therapeut versucht, die Spaltung von »Gut« und »Böse« anzusprechen.

P: *(die Stimmung kippt)* Ich bin ein Versager. Den schlimmsten Hass habe ich gegen mich.

T: *(emotional)* Dieser Hass gegen sich ist schwer zu ertragen.

Der Therapeut validiert.

-- Schweigen --

Es ist jetzt emotional sehr dicht.

P: *(erregt, wütend, verzweifelt?)* Ich greife mich ja auch selbst an, verletze mich, schlage mit dem Kopf wie blöd an die Wand. Es hat hier alles keinen Zweck.

Es ist einmal ein Angriff auf sich selbst, dann ein Angriff auf die Therapie.

T: *(eher sachlich)* Ja furchtbar. … Lassen Sie uns schauen, wie Sie den Hass und den Selbsthass unter Kontrolle kriegen können. Es ist ja ein Anteil, der Ihr Leben beschädigt und bedroht.

Der Therapeut fordert den Patienten heraus, sich vom affektiven Pol hin zum kognitiven Pol zu bewegen. Die Intervention enthält einen interpretativen Anteil, der sich auf bewusstseinsnahe Aspekte bezieht.

P: *(gefasst)* Ja, aber ich halte das auch nicht aus, wenn Sie freundlich mir gegenüber sind.

T: *(mitfühlend)* Ja, das ist schwer auszuhalten. Es ist aber wichtig, das zu erkennen und es auszusprechen.

Der Therapeut versucht, empathisch die Affekte und Erkenntnis des Patienten zu validieren.

P: Ich weiß auch nicht, wenn ich hier bin, bin ich immer anders als draußen. Draußen kann ich mich normal unterhalten. Draußen tut es mir dann wieder leid, wie ich hier war. Draußen sind ganz andere Gespräche möglich, ich schäme mich dann, wie ich hier bin.

T: Aber Sie können das jetzt hier sagen. Das ist gut so. Beides ist eben da. Das Aggressive, der Hass, das Zerstörerische und Selbstzerstörerische und das Freundliche und Zugewandte.

Die Intervention des Therapeuten ist eine Klarifizierung, man kann es auch als Deutung zur Überwindung der Spaltung verstehen. Die Deutung bleibt bei bewusstseinsnahen Anteilen.

P: Ich gehe jetzt.

T: Wenn Sie es nicht mehr aushalten können, können Sie natürlich gehen, aber ich würde vorschlagen: Bleiben Sie noch einen Moment, wenn Sie es aushalten können.

Der Therapeut versteht, dass der Patient jetzt alleine sein will, Distanz zur therapeutischen Beziehung haben will, um so seine Affekte herunter zu regeln. Vielleicht ist der Patient aber durch die Erlaubnis in der Lage zu bleiben.

P: Sie haben ja gar nicht unrecht. In mir sieht es so schlimm aus. Ich schäme mich nach den Stunden oft, dass ich mich hier so verhalte. Draußen bin ich ganz anders. Dann schäme ich mich … Ich will das Alles nicht ertragen.

T: Es ist schon ok so, wie Sie sind, und gut, dass Sie es sagen können. Es ist sicher schwer auszuhalten.

Der Therapeut validiert empathisch die Erfahrungen des Patienten. Die Lösung liegt in der »radikalen Akzeptanz«, will heißen: »Es ist so, wie es ist«.

P: Manchmal schreibe ich Ihnen eine Email, dass ich nicht mehr komme, und schreibe alle Gründe dafür auf. Es ist nur schwierig, und ich schäme mich über mich selbst. Es macht mich fertig. Dann schicke ich es nicht ab. Dann lese ich es nach ein paar Stunden noch mal und streiche alles weg, weil ich dann der Überzeugung bin, dass es nicht gilt, und versichere mich bei Ihnen, ob der nächste Termin steht.

T: Ok, es gibt auch freundliche Anteile. Die habe ich mit Ihnen auch erlebt. Und gleichzeitig schämen Sie sich dann über das, wie Sie hier sind. Wir sollten darüber weiterreden.

Claudius D. kann mitteilen, dass er sich schämt, wie er manchmal ist. Dieser Anteil scheint seiner Kontrolle nicht zu unterliegen. Der Anteil ist ihm fremd, und er schämt sich dafür.

Abschließender Kommentar

Die wechselnden Anteile (Selbst vs. Fremdes Selbst) erfährt Claudius D. in dieser Episode. Er nimmt in dieser Phase der Therapie die Teile zunächst nur indirekt und schwach als ihm fremde und zerstörerische Anteile war. Die fremden, bösen und feindseligen Anteile werden auf den Therapeuten projiziert: Der Therapeut wird als feindselig und böse erlebt. Es ist der Versuch der Externalisierung der fremden Selbstanteil in den Therapeuten. Das Ziel ist dabei die Herstellung von Selbstkohärenz. Dann kippt die Szene. Er erlebt diesen Anteil aus dem kohärenten Anteil des Selbst heraus als fremd und seiner Kontrolle entzogen. Claudius D. wird dabei selbst Opfer seines Hasses. Der Kontakt zum Therapeuten wird dabei jetzt mehr vom kohärenten Selbst bestimmt.

In dieser Szene herrschen starke Affekte, die zum Fokus gemacht werden. Im Gegensatz zur Übertragungsfokussierten Therapie TFP (Yeomans et al., 2016) stehen nicht Konfrontation und Deutungen im Vordergrund, sondern die Validierung von Erfahrungen. Nach dem Mentalisierungsansatz ist das therapeutische Ziel, eine bessere Strategie im Umgang mit den fremden Selbstanteilen zu gewinnen. Z. B. im Sinn von: Es sind Teile von mir, aber es gibt auch andere Teile in mir, und so kann ich es aushalten.

Mögliche Gemeinsamkeiten und Unterschiede zum psychoanalytischen Vorgehen

Der Therapeut versucht, die Anteile im Hier und Jetzt anzusprechen. Er hilft, die Intensität der Affekte zur regulieren. Er ringt selbst mit seiner Mentalisierungsfähigkeit und bezieht den Patienten in diesen Prozess mit ein. Das epistemische Misstrauen führt zu einer negativen Übertragung, in welcher der Therapeut als Täter wahrgenommen wird. Dabei spielen Projektionen eine bedeutsame Rolle. Diese können vor dem Hintergrund eines Fremden Selbst verstanden werden, das eine unerträgliche Spannung erzeugt und externalisiert werden muss. Durch die empathische Validierung und Hilfe bei der Regulierung des emotionalen Arousals rücken die Anteile näher aneinander und können besser symbolisiert oder mentalisiert werden. Dadurch nimmt der Handlungsdruck ab. Das Bemühen beider Personen ist in psychoanalytischer Terminologie Arbeit in der Übertragung, nicht Arbeit an der Übertragung. Es ist ein Mentalisieren der Beziehung (s. Kap. 5.2).

Das Vorgehen nach Bions Modell Container-Contained oder Kleins Modell der paranoid-schizoiden und der depressiven Position zeigt gewisse Ähnlichkeiten zum beschriebenen Prozess. Unterschiede zwischen einem mentalisierungsorientierten Therapeuten und dem traditionellen psychoanalytischen Vorgehen liegen jedoch im Bereich der Deutungen (z. B. generische oder biografische), dem Umgang mit der Abwehr und dem Abgewehrten und schließlich dem Verständnis der Übertragung und ihrer Bearbeitung. Der Psychoanalytiker würde in der Übertragung die Aktivierung unterschiedlicher (guter und böser) Objektrepräsentanzen erkennen, die der Patient in ihn projiziert. Dieses Verständnis würde möglicherweise in Deutungen einfließen, die die aggressiven Impulse des Patienten verständlich machen sollen, da er durch seine Projektion den Therapeuten als feindselig, uninteressiert und unempathisch erlebt. Der traditionelle Psychoanalytiker (aber auch der übertragungsfokussiert arbeitende TFP-Therapeut würde so die Aggression in der Übertragung deuten. Gleichzeitig kommt der Patient von dem Therapeuten jedoch nicht los, weil er Teile seines Selbst in den Therapeuten projiziert hat (projektive Identifikation). Die in den Therapeuten projizierten Objektanteile beeinflussen die Reaktion des Therapeuten – real oder in der Phantasie des Patienten –, weil der Therapeut damit identifiziert ist. Dies würde der Psychoanalytiker in der Reflexion seiner Gegenübertragung versuchen zu berücksichtigen.

In der Mentalisierungsbasierten Therapie werden die Begriffe Übertragung und Gegenübertragung vermieden. In der MBT spricht man in den aktuellen Publikationen von der therapeutischen Beziehung, um Missverständnisse gegenüber dem traditionellen psychoanalytischen Übertragungskonzept zu vermeiden (s. a. Kap. 5.4). Die psychoanalytische Sichtweise ist dem MBT-Therapeuten mit seinen Konzepten von Selbst, Fremdem Selbst und projektiver Identifikation durchaus nicht fremd. Der MBT-Therapeut würde aber mit diesem Verständnis keine Deutung formulieren, sondern im Hier und Jetzt der kognitiven und affektiven Erfahrungen bleiben, bei Erfahrungen, die für Patient und Therapeut unterschiedlich sind. Der mentalisierungsorientierte Therapeut würde sich als gleichwertigen Mitspieler begreifen und den Patienten in seiner Wahrnehmung validieren (s. Kap. 5.4).

Eine Reihe von Psychoanalytikern versteht Aggression auf dem Hintergrund eines ursprünglichen Triebgeschehen, während im MBT-Konzept die Aggression des Patienten eher aus negativen Erfahrungen (z. B. Gewalterfahrung oder Missverständnissen) resultiert und dabei (möglicherweise) tiefe Schichten des Unbewussten reaktiviert (Fonagy & Allison, 2017). Berechtigt ist hier die kritische Frage, ob der MBT-Therapeut mit seinem nicht-deutenden Vorgehen und indem er entschlossen die Aggression des Patienten erträgt, das Thema Aggression entschärft.

2. Episode

Nach ca. 3 Jahren psychoanalytischer Behandlung.

P: Es ist mir unangenehm, es zu erzählen. Ich schäme mich. Aber meine Schwester hat es gesagt: »Du bist manchmal sehr schroff.« Eigentlich ist es noch schlimmer. Ich kam gestern Morgen in die Küche. Ich hatte die Nacht sehr schlecht geschlafen, ich hatte Albträume und war ziemlich fertig. Mein Freund John machte sich Frühstück. Und es war dreckig in der Küche. Ich habe Probleme, wenn etwas dreckig ist. Alles andere ist mir egal. Ich brauch das, dass es sauber ist, ich weiß auch warum. Er ließ etwas fallen und hat es nicht aufgehoben. Ich schrie ihn an: »Du Drecksau!«

T: *(überrascht)* Oh … Was ging in Ihnen da vor?

P: Ich fühlte mich verletzt. Eigentlich will ich niemanden angreifen.

T: *(noch nicht wirklich in der Situation)* Sie fühlten sich gekränkt?

Versuch der Zentrierung auf den Affekt. Der Therapeut nennt einen Affekt, besser wäre es gewesen, offen zu fragen.

P: Es war so ein feindliches Gefühl.

T: Können Sie das genauer beschreiben?

P: Ich war feindselig, und der Dreck war mein Feind und John.

T: Ein feindseliges Gefühl, was meinen Sie damit?

P: Wenn das Fass voll ist, bricht es aus mir heraus.

T: Gehen wir erstmal noch einen Moment in die Situation, in der das passiert ist. Hatte sich da etwas angebahnt?

Versuch der Zentrierung auf das konkrete Ereignis und seine auslösenden Bedingungen (Stop and Rewind zu dem Zeitpunkt vor dem Schaltpunkt (Mentalisieren vs. Kampf/Flucht).

P: Eigentlich nicht.

T: Können Sie es noch einmal überlegen. Was war da?

Der Therapeut versucht, den Patienten noch einmal zurückgehen zu lassen zu der Situation, bevor die Mentalisierung zusammengebrochen ist.

P: Ja ich hatte die Nacht schlecht geschlafen. Wieder diese Albträume, ich war total mies drauf, als ich in die Küche kam, ich war schon gereizt.

T: Und dann sahen Sie den Dreck in der Küche, richtig so?

P: *(aufgeregt)* So als käme etwas Feindliches auf mich zu. Es hat mich verletzt.

T: Feindlich und verletzt haben Sie gesagt. Wieso verletzt?

Versuch der Affektdifferenzierung.

P: Ja es hat mich verletzt.

T: Sind damit irgendwelche Bilder oder Gedanken verbunden?

P: Weiß nicht. Manchmal kriege ich ein Ekelgefühl, wenn Leute mir zu nahekommen.

Weitere Affektdifferenzierung durch Claudius.

T: Ein Ekelgefühl? Können Sie mehr dazu sagen?

P: Ich weiß nicht, ein Ekel, ich kenne das öfter.

T: Ekel ist ein intensives körperliches Gefühl. Der Körper reagiert auf etwas Giftiges, was raus muss oder nicht rein soll.

Weitere Exploration anregend. Sie beinhaltet eine Interpretation/Deutung, die sich auf bewusstseinsnahe Zustände bezieht.

P: Wenn Leute mir zu nahekommen. Z. B. gestern: Die U-Bahn kam nicht. Es wurden immer mehr Menschen am Bahnsteig. Dann kamen drei Bahnen hintereinander. Alle stiegen in die erste U-Bahn. Es war ein Geschenk des lieben Gottes, die beiden anderen U-Bahnen waren für mich!

T: Sie sagten, die Leute ekeln Sie an, wenn Sie zu nahekommen. Gehen wir noch mal zurück zu der Situation mit Ihrem Freund.

Der Therapeut lässt das Geschehen nicht weiterlaufen, sondern fokussiert auf das, was der Patient als Problem in die Stunde eingebracht hat.

P: Manchmal werde ich dann übergriffig … wutgesteuert.

T: Da war es der Schmutz, der Sie ekelte, aber manchmal ist es auch die Person, die Sie ekelt. Ist es so?

Versuch, eine Differenzierung anzuregen, Neugierde und Haltung des Nicht-Wissens.

P: Da war es mehr der Schmutz.

T: Aber es ist auch nicht so zu trennen?

Weiterer Versuch zur Affektelaboration.

P: Nein, es steigt so in mir hoch. Ich habe gesagt: »Gott sei Dank, dass Du gehst!«

T: Da bezog sich die Wut oder der Ekel auf John? Oder beides?

P: Nein. Da war es nur noch die Wut.

T: Und wie ist es dann weitergegangen?

P: Ich saß in der Küche. Versuchte dann wieder normal zu sein.

-- Schweigen --

T: Was meinen Sie, wie es ihrem Freund gegangen ist da?

Anregung, die Perspektive des andere einzunehmen, da der Patient sehr stark bei sich selbst und seiner inneren Welt ist.

P: Es ging ihm schlecht. Er fühlt sich ungerecht und mies behandelt. … Er ist mein Freund … Er ist ein gutmütiger und geduldiger Mensch mit mir.

T: Das bewegt Sie jetzt auch.

Therapeut validiert empathisch und zentriert auf das Hier und Jetzt.

P: Er kommt mir zu nah. Was ich getan hab, ist ein Übergriff.

T: Was meinen Sie mit Übergriff?

Therapeut behält den Standpunkt des Nicht-Wissens bei.

P: *(aufgeregt)* Es ist etwas – wissen Sie, mein Vater war mir immer ein Fremder. Ich habe mich ihm nie nahe gefühlt. Er war für mich … er ist ein ekelerregender Mensch. Er hat mich und meine Mutter angegriffen. Und dieses Gefühl, ich weiß, dass ich das von ihm habe. Es ist etwas Angelerntes, meiner Meinung nach … Ich weiß nicht, ob es angelernt ist.

Eine authentische Elaboration der Affekte mit Bezug zu autobiografischen Erfahrungen und Erinnerungen. Ein guter Versuch zu mentalisieren.

T: Mit Widerwillen übernommen? Meinen Sie das?

Anregung zu weiterem Explorieren.

-- Schweigen --

T: Wie geht es Ihnen jetzt, wenn Sie so darüber nachdenken?

Zentrierung auf das Hier und Jetzt.

P: Es macht mich müde.

T: Was ermüdet Sie so?

P: Es erschöpft mich. ... Es ist ein Teil von mir, ich bin da mies.

T: Es ist schwer auszuhalten. Ist es so?

P: Ja.

T: Es gibt zwei Teile, der Freund John, der Gutmütige, der Geduldige und das Verletzende, das Feindliche, das Angreifende.

»Das Verletzende, Feindliche, das Angreifende« geht in zwei Richtungen: Der Patient fühlt sich verletzt und feindselig angegriffen, und gleichzeitig verletzt er und ist feindselig.

P: Ich greife in ein Wespennest und werde gestochen.

T: *(überrascht von dieser Aussage)* Das ist eine gute Beschreibung. Was ist das für ein Wespennest?

P: Die Menschen in meiner Nähe.

Abschließender Kommentar

Claudius D. ist in der berichteten Situation (d.h. in der Küche) hinsichtlich der Mentalisierungsdimensionen stark auf die Pole: »+ implizit + external + auf sich selbst + stark affektiv« bezogen. Der Therapeut versucht, Claudius D. in der Szene auf die anderen Pole hin zu bewegen (s. Abb. 6-2).

Die Erfahrungen des Patienten werden verstehbar durch das Konzept des »Fremden Selbst«. Tiefe Affekte, die als nicht zu ihm gehörend erlebt werden, werden exploriert und mit frühen Ereignissen in Verbindung gebracht. Dadurch besteht die Chance, die Affekte mit autobiografischen Erfahrungen zu verbinden.

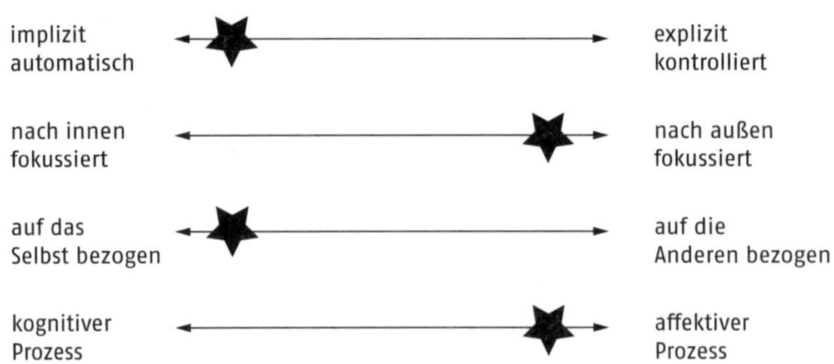

Abb. 6-2: Mentalisierungsdimensionen – Beispiel Claudius D.

Man kann im Nachhinein vermuten, dass der Schmutz Claudius D. triggert, alte Erfahrungen aus dem Elternhaus aufwühlt und Feindseligkeit, Verletztwerden sowie Ekel auslöst. Er verbindet dies mit traumatischen Erfahrungen, erlebt mit und durch seinen Vater. Er fühlt sich bedroht und wehrt sich aggressiv. Vergangenheit und Hier und Jetzt machen dabei keinen Unterschied (Erleben im psychischen Äquivalenzmodus).

Mögliche Gemeinsamkeiten und Unterschiede zum psychoanalytischen Vorgehen

Das Konzept des Fremden Selbst ist ein theoretisches Konzept, das eng mit der Entwicklungspsychologie und der Psychoanalyse verbunden ist: Die fremden Selbstanteile können weitgehend dem Bewusstsein entzogen werden oder entzogen sein. Die Vorstellung, dass fremde Anteile in seinen Partner projiziert werden, ist eng mit der Vorstellung von Abwehr verbunden. Aus der Vorstellung des Mentalisierungskonzepts erzeugen die fremden Selbstanteile im Selbst unerträgliche Gefühle von Angst, Leere und Spannungen, die zu einer Abwehr der fremden Selbstanteile mit Hilfe von projektiver Identifikation führen. Die Gründe der Abwehr aus psychoanalytischer Sicht sind in Bezug zu den psychoanalytischen Schulen selbst unterschiedlich.

Die Unterschiede in der Behandlungstechnik resultieren z. T. aus den theoretischen Vorannahmen. Während die traditionelle Psychoanalyse für die Gründe der Abwehr triebtheoretische Annahmen macht, geht das Mentalisierungskonzept stärker von sozialen Erfahrungen aus, wie dies auch eine Reihe anderer psychoanalytischer Richtungen tut (z. B. weitgehend die Objektbeziehungstheorie und die Selbstpsychologie). Nach dem Mentalisierungskonzept sind dies Erfahrungen vor allem von massiver Angst/Bedrohung/Verwahrlosung, insbesondere in bedeutenden Bindungsbeziehungen, sowie heftige gegensätzliche Erfahrungen und Affekte (z. B. Schutz geben und Bedrohung), die mental nicht kohärent verarbeitet werden können.

In seiner Behandlungstechnik wird der klassische Psychoanalytiker möglicherweise versuchen, durch Deutungen der Übertragung die abgespaltenen Teile näher aneinander zu bringen und dem Patienten damit kognitive und affektive Einsicht zu ermöglichen. Der MBT-Therapeut hingegen fokussiert auf die Evaluation der Affekte und Kognitionen, um ein kohärenteres (symbolisiertes) Repräsentationssystem aufzubauen. Dazu ist auch die Schaffung eines strukturierten und sicheren Raumes nötig (s. a. Kap. 5).

6.4 Schwere Einschränkung der Mentalisierungsfähigkeiten bei hohem psychosozialem Funktionsniveau der Persönlichkeit

In Kürze

Patient*innen, die an einer milden Persönlichkeitsstörung leiden, sind nicht selten Personen, die jenseits dieser Problematik ein hohes psychosoziales Funktionsniveau haben und in verschiedenen gesellschaftlichen Bereichen erfolgreich sind (z. B. Kultur, Wissenschaft). Wie im hier beschriebenen Fall kann sich ihre Problematik auf einen oder zwei spezifische Bereiche beschränken, z. B. Liebesbeziehungen (Bindung). Die Einschränkungen der Mentalisierungsfähigkeiten können dann in diesen Bereichen sehr schwer sein. Sie können charakterisiert werden durch die prämentalisierenden Modi, durch ein extremes Verharren auf den Polen in den vier Polaritäten (Kap. 5.4), durch ein hohes epistemisches Misstrauen (Kap. 2.4) und durch Projektion fremder Selbstanteile (Kap. 2.6). Schwere Einschränkungen der Mentalisierungsfähigkeiten sind dabei charakteristisch bei verschiedenen Persönlichkeitsstörungen. Der Mentalisierungsansatz geht von einem Nebeneinander verschiedener Selbstzustände aus, die aufgrund der Einschränkungen der Mentalisierung nicht in ein kohärentes Selbstbild integriert werden können.

Carola U.

Carola U. kommt auf Anraten eines Psychiaters. Sie hatte sich in einer heftigen Krise an ihn gewandt. Diagnostisch waren die Kriterien einer Borderline Persönlichkeitsstörung nach DSM-5 nicht erfüllt (Hybridmodell der Beurteilung einer Borderline-Störung, Mitmansgruber, 2020). Da sich die Problematik von Carola U. weitgehend auf Liebesbeziehungen bezog, wurde nur eine mittelgradige Beeinträchtigung in dem Bereich Nähe diagnostiziert. Von den Persönlichkeitsmerkmalen wurden Trennungsangst, Impulsivität, Feindseligkeit und Ängstlichkeit festgestellt, aber auch hier bezogen sich die Einschätzungen weitgehend auf den Bereich von Liebesbeziehungen. Die schwere Symptomatik war vor allem an Partnerschaften gebunden, in denen Bindungswünsche aktiviert wurden. Andere Beziehungen waren davon nur gering beeinträchtigt.

Carola U. im Erstgespräch: »Ich bin mit den Nerven am Ende. Ich arbeite in einer großen Wirtschaftsprüfungsgesellschaft in gehobener Position. Eigentlich bin ich in einer gesicherten Position, aber man weiß in der jetzigen Situation in dieser Branche nie, wie es morgen aussieht. Mein Hauptproblem ist die

Beziehung zu Männern. Die Beziehungen in der Vergangenheit sind sehr oft eskaliert und endeten in einem Beziehungsabbruch. Sexuell bin ich sehr liebes- und leidensfähig. Aktueller Anlass ist meine Beziehung mit Gabriel. Ich bin bald 34 Jahre alt und wünsche mir eigentlich eine stabile Beziehung und Kinder. Männern vertraue ich gefühlsmäßig eigentlich immer mehr als Frauen, deshalb bin ich auch jetzt hier bei Ihnen.«

Carola U. ist Kind erfolgreicher Eltern, der Vater war zunächst Pilot und ist später im Konzern aufgestiegen. Die als Publizistin tätige Mutter hatte einen Geliebten und konnte sich von ihrem Mann nicht trennen. Die Eltern konnten sich wenig um das Kind kümmern. Es gab viel Streit, der oft in Gewalttätigkeiten ausartete. Der Vater hatte am Ende seines Lebens eine intensive und starke emotionale Beziehung zu seiner pubertierenden Tochter.

Carola U. war ein aufgewecktes Kind und interessierte sich schon früh für Jungen und Sexualität. Sie himmelte ihren Vater an und erinnert spannende Momente mit ihm beim Fliegen und im Cockpit. Die Schule fällt ihr leicht. Sie ist leistungsorientiert und schafft das Studium mühelos. Zu ihrem Problem werden die Beziehung zu Männern und Ängste, beruflich zu versagen, die sie aber im Griff hat.

In den Liebesbeziehungen werden intensiv frühe Bindungsmuster wiederbelebt, die weitgehend einem ambivalenten Muster zuzuordnen sind. In den schnell sehr intensiven und schnell sehr erotisch aufgeheizten Liebesbeziehungen werden die Mentalisierungsfähigkeiten stark eingeschränkt. Es herrscht dann oft der prämentalisierende Modus der psychischen Äquivalenz vor.

Die Mentalisierungsdimensionen liefern eine weitere Orientierung. Die Polarisierung in den Dimensionen ist bei hohem Affekt und heftigen Konflikten überall deutlich (s. Abb. 6-3).

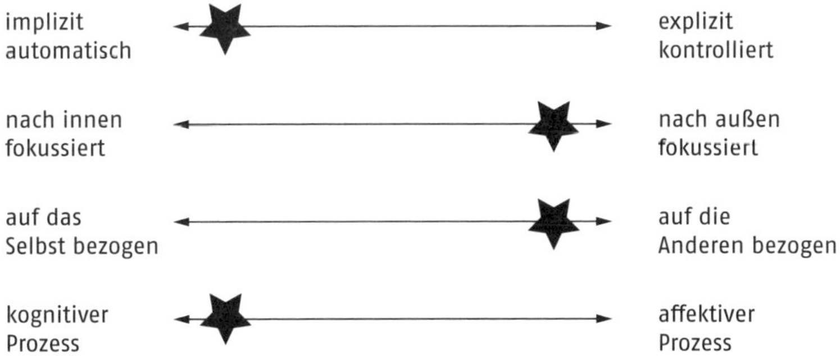

Abb. 6-3: Mentalisierungsdimensionen – Beispiel Carola U.

Der Therapeut wird versuchen, an verschiedenen Stellen der dargestellten Therapiesequenz den jeweils vernachlässigten Pol, d.h. den Bezug zu sich selbst ins Blickfeld zu rücken, wenn der Bezug zum anderen zu sehr im Mittelpunkt steht, die Kognitionen zu erfragen, wenn die Affekte Carola U. zu sehr bestimmen, und Carola U. anregen, mehr explizit (reflektiert, langsamer) zu mentalisieren, wo Carola U. implizit (automatisch, zu schnell) mentalisiert.

Die Mentalisierungsdimensionen intern/selbst – extern/andere erfordern eine Differenzierung (s. Abb. 6-4).

In der folgenden Episode kann man verfolgen, wie Carola U. bei dem Partner eher die externen Signale wahrnimmt und bei sich selbst eher die internen Signale. Sie ist stark auf den anderen bezogen, aber dort an dem Äußeren, d.h. extern orientiert, z.B. an den Handlungen ihres Geliebten Gabriel (»Ruft er rechtzeitig an?«). Sie nimmt die innere Welt von Gabriel dabei nur sehr schwach war. Wenn Carola U. Gabriels innere Welt doch wahrnimmt, ist diese oft in hohem Maß verzerrt. Carolas eigene innere Wahrnehmung steht hingegen stark in ihrem Fokus. Wie sie nach außen ist und wirkt, ist in einer krisenhaften Stimmung weitgehend nicht in ihrem Bewusstsein, oder es ist ihr in diesen Momenten egal.

Im Selbst
wird die innere Welt erlebt/wahrgenommen.

Am Anderen
wird die externe Welt wahrgenommen/erlebt.

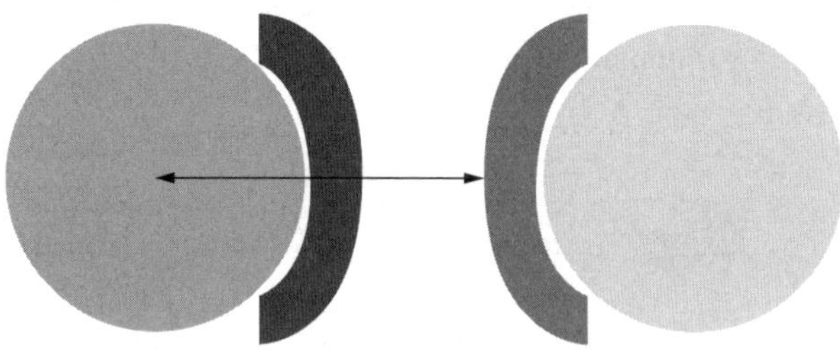

Abb. 6-4: Im Selbst wird die eigene innere Welt erlebt/wahrgenommen.

1. Episode

Nach ca. ½ Jahr psychoanalytischer Langzeittherapie.

P: Letzte Woche war der Geburtstag von Gabriel. Wir hatten in der letzten Zeit keinen nennenswerten Kontakt. Ich habe ihm zum Geburtstag eine Party mit mir geschenkt, und es war wunderschön. Ich glaubte, er ist der richtige Mann für mich.

Die Patientin beginnt mit einer konkreten Episode. Sie kennt die Struktur der Behandlung schon.

T: Das ist neu für mich, dass Sie wieder Kontakt zu ihm haben.

P: Das hätten Sie nicht gedacht. Ich auch nicht. Ja er hatte sich wieder gemeldet. Ich hätte mich eh nicht getraut.

T: Wieso?

P: Weil ich dachte, ich habe Gabriel nicht verdient. Er ist es wirklich, der es ernst mit mir meint, und er ist verlässlich.

T: Ja das hatten Sie schon mal so gesagt. Aber dann hatten Sie sich plötzlich von ihm getrennt.

P: Ich hatte in der Zwischenzeit mit meinen Freundinnen gesprochen, und die hatten gesagt, ich hätte da einen riesigen Fehler mit Gabriel gemacht. Aber jetzt bin ich erleichtert.

T: *(irritiert)* Getrennt?

P: Gabriel gibt sich nicht völlig in die Beziehung rein. Ich brauche nicht jemand, der ständig zögert.

T: *(irritiert)* Er hat gezögert. Was war denn passiert?

Der Therapeut fragt zunächst nach dem, was die Patientin konkret erlebt hat, um einen ersten Eindruck darüber zu erhalten, inwieweit die Mentalisierung in der Situation aufrechterhalten werden konnte.

P: Ich war an seinem Geburtstag wieder völlig glücklich. Ich habe ihm im Laufe des Abends gesagt, ich will ihn heiraten und ein Kind von ihm. Eine kleine Tochter von uns. Er fand es toll.

T: *(irritiert)* Ja und erzählen Sie weiter.

P: Er hat sich dann einen Tag lang nicht gemeldet.

T: Am darauffolgenden Tag?

P: Ja. Er hat wieder einen Rückzieher gemacht. Er brauche jetzt Zeit, um sich wieder auf das Alles einzustellen. Das ginge bei ihm nicht so schnell. Er hat mir die alten Vorwürfe gemacht, und wenn ich mich früher nicht so angestellt hätte, wären wir in unserer Beziehung schon viel weiter. Dann würden wir jetzt zusammenwohnen.

Einschränkung des Mentalisierens, teleologischer Modus: Gabriel zögert! = Er will mich nicht wirklich!

T: Einen Moment, da war doch noch sicher was dazwischen, ich habe den Eindruck, da überspringen Sie etwas, da überschlagen sich jetzt die Ereignisse oder?

Der Therapeut versucht, den Prozess zu verlangsamen, die steigenden Affekte zu reduzieren und mehr Details des Prozesses zu erfahren. Es gelingt ihm nicht. Carola U. wird vom Strudel der Ereignisse mitgerissen.

P: Gestern Abend hat er abends um 22 Uhr angerufen. Er hat mich gestalkt. Da habe ich ihm gedroht, die Polizei zu informieren.

T: Wieso denn das? Was ging da in Ihnen vor?

Die Patientin ist ganz auf Gabriel fokussiert. Der Therapeut versucht, Carola U. zu bewegen, sich auf sich selbst zu fokussieren.

P: Ich habe mich wirklich bedroht gefühlt von ihm.

T: Sie haben sich bedroht gefühlt. Gestern Abend. Wieso das?

Explorieren des rasch wechselnden Affekts in Carola U.

P: Ich wollte ihn nicht mehr, und er hat sich genähert! Das verstehen Sie wieder nicht.

T: *(erneut irritiert)* Ja. Das verstehe ich nicht, zumindest nicht so schnell. Ich muss es erstmal langsam wiederholen – Zu diesem Zeitpunkt wollten Sie ihn nicht mehr. – Aber er hat sich genähert … War es so?

P: Ich wollte mit ihm nichts mehr zu tun haben!

T: Da müssen Sie sich aber schon sehr bedroht gefühlt haben, dass Sie so heftig reagiert haben.

P: Das verstehen Sie nicht.

T: Ja, es fällt mir so schnell ziemlich schwer. Also es war so: Sie haben sich bedroht gefühlt und haben deutlich reagiert.

P: Ich fühle mich jetzt erleichtert.

T: *(irritiert)* Ach so. Wirklich? Können wir noch einmal zurückgehen. Erinnern Sie sich an die konkrete Situation?

Der Therapeut versucht noch einmal, mit der Patientin auf die auslösende Situation zurückzugehen. Diesmal gelingt es etwas besser:

P: Als Gabriel am nächsten Abend nach unserem Treffen sich nicht meldete?

T: Ja, was war da gefühlsmäßig?

P: Ich fand das respektlos!

T: Respektlos, was meinen Sie damit, ich verstehe das nicht?

Der Therapeut animiert Carola U., ihre Gefühle differenzierter zu betrachten. Er fragt aus der Haltung des Nicht-Wissens.

P: Ich habe beschlossen, ich halte das nicht aus, schon wieder dieses Entwürdigende. Es wird höchste Zeit, sich zu trennen!

T: Was halten Sie da nicht aus? Was meinen Sie mit dieses Entwürdigende?

Es wäre besser gewesen, nur eine Frage zu stellen. In der Regel weicht die Patientin dann auf die Beantwortung der leichteren Frage aus.

P: Eine riesige Wut. Ich habe manchmal das Gefühl, ich muss mich rächen an ihm oder mit meinem Kopf an die Wand schlagen.

T: Ich gehe noch einmal zurück: Was meinten Sie mit dieses Entwürdigende?

P: Dieses entwürdigende Warten!

T: Das entwürdigende Warten und dann die Wut. Wo kommt diese Wut her?

P: Aus mir.

Carola U. antwortet konkretistisch.

T: Klar doch. Ich habe etwas komisch gefragt. Ich meine innerlich.

P: Weiß nicht.

T: Nicht so schnell: Versuchen Sie noch einmal nachzuspüren: Was geht da in Ihnen vor?

-- Schweigen --

P: Es bricht aus mir heraus. Ich will ihn nicht, er steht nicht voll und ganz hinter mir. Er will mich nicht. Er ist auch depressiv, so etwas kann ich nicht brauchen.

T: Lassen Sie uns bitte etwas zurückgehen zu dem, was Sie vorhin gesagt haben. Ich bin da irritiert. Erst waren Sie ganz von ihm überzeugt, und dann ist es recht plötzlich umgekippt. Ist es so?

Therapeut animiert die Patientin erneut, in ihren Erlebnissen zurückzugehen, den Prozess zu verlangsamen, das Erlebte detaillierter zu erinnern, ihre innere Welt zu explorieren und zu versuchen, die getrennt gehaltenen Anteile zusammenzusehen.

P: Ich hatte mich geirrt.

Der Therapeut hat noch keinen Erfolg.

T: Ok. Es ist wie ein Feuerwerk, das Sie abgebrannt haben. Und dann ist es abgebrannt, und die Asche bleibt. Ist es so?

Versuch des Therapeuten zu fokussieren.

P: *(begeistert)* Oh ja. Ich liebe Feuerwerke! Beim letzten Feuerwerk waren da diese Umweltschützer und haben demonstriert. Ich sag Ihnen ehrlich, die wollen nur den anderen die Freude kaputtmachen.

T: Kann es sein, dass Sie sehr stark von Ihren Gefühlen getrieben wurden, wie jetzt auch?

P: Das ist doch, was wirklich zählt.

Beharren auf der Sichtweise, dass erst einmal nur die Affekte/Gefühle zählen.

T: Wieso eigentlich?

»Challenging« des Therapeuten.

P: Sie meinen jetzt sicher den Verstand. Ich kenne Sie schon eine Weile!

T: Zum Beispiel – ja Sie liegen nicht falsch …

P: Aber so funktioniert Sex nicht.

T: Was meinen Sie denn damit? Wie funktioniert Sex?

P: Sex und Feuerwerk.

T: Wie funktioniert Sex bei Ihnen?

P: … Wenn wir Sex haben, verschwinden diese Leere und Verzweiflung.

T: Ja, das verstehe ich jetzt. Können Sie dazu noch mehr sagen?

P: Ja in dem Moment sind wir ganz wir. Ich schaue ihm beim Sex ganz tief in die Augen und sehe seine Erregung. Das erregt mich. Er will nur mich. Ich will dann nur ihn befriedigen. Das erregt mich. Ich will nur ihn. Das ist Liebe pur. Wir verschmelzen.

T: Ok, ich weiß nicht, ob Erregung und Begehren immer etwas mit Liebe zu tun haben müssen, aber bei Ihnen ist es so. Es ist nahezu grenzenlos, intensives Begehren und wilde Phantasien, ist es so?

P: Es ist totale Erregung, wir vereinigen uns. Ich errege ihn, er gehört mir und er erregt mich, ich gehöre ihm.

T: Ist es das, was Sie meinen, was Liebe pur ist, was ich Begehren und Erregung erstmal vorsichtig so nenne?

Es enthält ein vorsichtiges Challenging, ein vorsichtiges Infragestellen der Gleichsetzung von Liebe und Sex. (Laplanche, 1995; Fonagy, 2008)

P: Wenn ich mich in ihm total fallen lasse. Es geht hin und her.

T: *(irritiert)* Was geht hin und her?

P: Die Erregung, das ist aufregend und ohne Grenzen.

T: Sexualität hat mit Grenzen verlieren zu tun. Sie in ihm, er in Ihnen. Ist es so?

Empathisches Validieren.

P: Ja, so ist es.

T: Es ist etwas Verwirrendes. Aber was hat das immer mit Liebe zu tun? Sie denken, Sie haben in diesem Moment Gabriel tief geliebt?

P: Ja.

T: Und jetzt sind Sie wieder getrennt. Wie ist das für Sie?

P: Er enttäuscht mich völlig. Gabriel ist nicht wirklich für mich da.

T: Wie ist das für Sie?

P: Er entzieht sich total. Es ist ein Entzug. Wie bei einer Sucht.

T: Ah ja, es ist ein heftiger Entzug. Das zu erleben ist sehr, sehr schmerzhaft für Sie. Ist es so?

Der Therapeut ist empathisch, weil er versteht: Mit der hohen sexuellen Erregung ist projektive Identifizierung verbunden, und die erlebte reale Trennung wird als unerträglich erlebt.

P: Ich weiß nicht. Ja das ist das Problem, ich kann mich da auf nichts verlassen, bei ihm.

T: *(irritiert, weiß erst einmal nicht weiter)* Ja schon, aber was hilft's – Können Sie einen Moment innehalten. Antworten Sie nicht gleich … Wie geht es Ihnen jetzt?

-- Schweigen --

P: *(zögernd)* Ein wenig unverstanden … alleine und leer.

T: Unverstanden – alleine – das kann ich nachvollziehen – aber wieso leer?

P: Weiß nicht – eher mehr einsam, wenn nichts passiert. Unerträglich irgendwie.

-- Schweigen --

Das Mentalisieren wird effektiver.

P: Unerträglich und dann habe ich mich entschieden. Es ging nicht anders.

T: Und jetzt, wenn Sie versuchen, es mit Abstand zu betrachten?

P: Ich hätte vielleicht nicht so schnell handeln sollen. Das Verlöschen des Feuerwerks versuchen mehr auszuhalten.

T: Ja das klingt gut. Wie geht es Ihnen jetzt?

P: Ich reagiere nur aus dem Gefühl. Ein Gefühl ist nur ein Gefühl, haben Sie mal gesagt.

Jetzt wird von Carola U. der kognitive Pol reaktiviert.

T: Ok. Ja, habe ich gesagt. Gehen wir noch einmal etwas zurück. Sie sagten, Sie hätten nicht so schnell handeln sollen. Ist es so?

P: Sollte ich besser.

T: Aber wie wollen Sie das machen, nicht so schnell zu handeln?

P: Ich muss alle Gefühle aushalten. Ich meine, Gabriel könnte schon ein bisschen empathischer sein.

T: *(erleichtert, mit etwas Humor)* Ja da haben Sie recht. Ist er aber leider nicht.

P: Ja leider.

T: Können Sie jetzt mal wieder versuchen, sich in Gabriel reinzuversetzen, ihn zu verstehen. Wie ist es ihm innerlich gegangen in diesen Situationen?

Der Therapeut fordert Carola U. heraus, die Sichtweise zu wechseln, die Perspektive von Gabriel einzunehmen.

P: Er hat sich gefreut an seinem Geburtstag, aber dann überfordert gefühlt. Von mir bedrängt … So wie ich Tage später, als ich mit der Polizei drohte …

T: Ja das könnte sein.

P: Ich hätte das aushalten müssen. Emotional nicht derart darauf reagieren sollen.

T: *(etwas erleichtert)* Wie könnte das aussehen, die Gefühle aushalten?

P: Nicht gleich Entscheidungen treffen. Und mir sagen: Jedes Gefühl ist aushaltbar.

Carola U. erlangt ihre Mentalisierungsfähigkeit teilweise wieder und wird vom Therapeuten dabei unterstützt.

T: Ja, gut. Wie sollte das in dieser Situation gehen?

P: Ich sollte es mir aufzeichnen: einen roten Kreis für »Alarm« und einen grünen Kreis für »Anhalten« und dazu schreiben: »Hier drücken!«. Und mir in der Küche an die Wand hängen.

T: *(humorvoll)* Ok. Das Konkretistische kann ja auch nützlich sein.

Abschließender Kommentar

Carola U. ist oft in einem teleologischen Modus. Gabriels Handlung ist für Carola U. der Beweis, hier zählt nur sein Zögern. Nur Gabriels Handlung zeigt Carola U., ob sie abgelehnt wird oder ob er mit ihr verbunden ist. Ihre Erfahrungen mit ihm aus der Vergangenheit zählen nicht mehr. Ein Perspektivenwechsel ist Carola U. nicht möglich. Die positiven inneren Erfahrungen mit Gabriel, dass er sie liebt, zu ihr hält und sie schätzt, sind von den aktuellen, äußeren und enttäuschenden Erfahrungen getrennt. Nur die davon getrennt gehaltenen äußeren, enttäuschenden Anteilen werden im Hier und Jetzt erlebt (s. Abb. 6-4). Charakteristisch dafür ist auch ein Wechsel in den Äquivalenzmodus, der hier mit paranoiden Gefühlen verbunden ist: »Wie ich es fühle, ist es!« oder »Ich habe mich bedroht gefühlt = Er stalkte mich.« Eine mentalisierende Verbindung mit der Welt des anderen ist in dieser Situation erschwert. Verantwortlich dafür ist auch die hohe affektive Aufladung. Sie wird von Carola U. über Sexualität gesucht und verteidigt: Nur der affektive Beweis zählt! Denkend verschiedene Perspektiven einnehmen oder Gefühle durch Verbindungen mit Gedanken zu mentalisieren, gelingt ihr hier nicht. Der Therapeut bleibt in dieser Situation emotional etwas auf Distanz, dies soll das Mentalisieren erleichtern. Er validiert und regt das Explorieren ihrer Gefühle an. Er versucht, Carola U. zunächst von dem anderen hin zu sich selbst zu bewegen, um dann später, als die Mentalisierung ein Stück weit wiederhergestellt ist, zu versuchen, sich in Gabriel hineinzuversetzen. Der Therapeut bringt den kognitiven Pol ins Spiel, um eine Perspektivenübernahme zu erleichtern. Die Patientin kann ihm folgen.

Auch in der äußeren Form des Narrativs werden die Mentalisierungsprobleme erkennbar. Carola erzählt zunächst sehr unstrukturiert. Sie erzählt so, als ob alles klar wäre. Zunächst geht es dem Therapeuten deshalb um das Strukturieren des Narrativs und darum, mit Carola U. einen Fokus zu finden und dabeizubleiben. Der Therapeut adressiert die psychische Äquivalenz durch Validieren. Hieraus entwickelt sich fast von selbst eine neue Perspektive. Der Therapeut managt so den Prozess, aber er gibt keine Inhalte vor.

Mögliche Gemeinsamkeiten und Unterschiede zum psychoanalytischen Vorgehen

Sowohl für den traditionellen Psychoanalytiker als auch für den MBT-Therapeuten ist die therapeutische Beziehung ein zentraler Mediator für Veränderung. Die therapeutische Beziehung zwischen Carola U. und dem Therapeuten ist von einer relativ stabilen positiven Übertragung geprägt. Durch eine längere therapeutische Arbeit wuchs eine vertrauensvolle Beziehung, die Idealisierung, Desillusionierung und Aggressionen vertrug.

Interpretationen durch den Therapeuten enthält diese Episode beim Thema des sexuellen Erlebens. Das Verständnis von sexueller Erregung und ihrer interpersonalen Bedeutung wurde von Fonagy unter Rückgriff auf Laplanche mit dem Mentalisierungskonzept verbunden (Fonagy, 2008; Laplanche, 1995; s.a. Kap. 4.2.1): Die Grenzen zwischen Selbst und Objekt sind kurzzeitig aufgehoben. Hohe sexuelle Erregung mit einem Partner hat Anteile von projektiver Identifizierung: Ich errege den anderen, und die Identifikation mit dem anderen erregt mich wiederum. Die Trennung von Gabriel nach dem Sex wird auf Dauer für Carola unerträglich. Es werden Gefühle der Leere und des Alleineseins ausgelöst, die mit der schmerzhaften Rückkehr zu sich selbst verbunden sind.

Mit dem traditionellen psychoanalytischen und psychodynamischen Behandlungsansatz würde der Therapeut evtl. versuchen, durch aktualgenetische und genetische Deutungen (s. Kap. 5.3) Einsicht in die affektive Dynamik, die verzerrten Kognitionen und die daraus resultierenden Handlungen von Carola U. zu erreichen.

Dieses Vorgehen stößt bei der Behandlung von Persönlichkeitsstörungen an Grenzen. Persönlichkeitsstörungen galten im Gegensatz zu neurotischen Konflikten in der Psychoanalyse lange Zeit als sehr schwer oder nicht behandelbar. Dies führte zur Entwicklung neuer Behandlungsformen. Ausgehend von der Behandlung von Borderline-Persönlichkeitsstörungen hat sich die Indikation zur Behandlung auch anderer schwerer Persönlichkeitsstörungen ausgeweitet. Zu den neuen Behandlungsformen gehören DBT, TFP und MBT. Sie haben in der Struktur der Behandlung eine Reihe von Gemeinsamkeiten. Hierzu gehören das aktive Vorgehen des Therapeuten zum Schutz der therapeutischen Beziehung, ein klarer struktureller Rahmen, die Begrenzung von Regression, die gemeinsame Festlegung eines Fokus der Behandlung sowie eine Kooperationsvereinbarung über Aufgabe und Ziele der Therapie. Zu den Gemeinsamkeiten zählen auch eine Psychoedukation, die Validierung und Normalisierung der Gefühle durch den Therapeuten sowie eine Verbesserung der Strategien zur Affektregulierung.

Die TFP ist dabei von den drei Behandlungsformen am nächsten am traditionellen psychoanalytischen Behandlungskonzept orientiert, da sie sich auf die klassischen Abwehrmechanismen und das Triebkonzept bezieht. In den Objektbeziehungen imponieren dabei frühe Abwehrmechanismen, z. B. Spaltung, die in der Übertragungsbeziehung gedeutet werden.

6.5 Resümee

Die Fallberichte dienten zur Illustration des konkreten mentalisierungsorientierten Vorgehens, wie dieses in der psychoanalytischen und psychodynamischen Psychotherapie zum leitenden methodischen Vorgehen werden kann und in diese integriert werden kann. Es sollte dabei deutlich werden, dass es Überschneidungen zu den klassischen psychoanalytischen Ansätzen gibt, zum Beispiel dem vertieften Verstehen des Behandlungsprozesses, aber auch Unterschiede in Hinblick auf die Aktivität des Therapeuten, die Strukturierung des Therapieprozesses, den Umgang mit Regression und die besondere Art der Interventionen. In Kapitel 7 wird dies noch einmal zusammenfassend dargestellt.

KAPITEL 7

Take Home Message

Im Folgenden werden die Kerngedanken eines mentalisierungsorientierten Arbeitens innerhalb der psychoanalytischen Therapien dargestellt und verdichtet. Ein abschließendes Kapitel (Kap. 8) nimmt Bezug auf die Anforderungen, die eine Integration dieses modifizierten Arbeitens an die Person des Therapeuten bzw. der Therapeutin stellt.

Psychotherapie, als dreifaches Kommunikationssystem konzipiert (Fonagy et al., 2019), umfasst generell drei Aspekte:

1. die Therapietheorie des Therapeuten;
2. die Verbesserung der Mentalisierungsfähigkeiten;
3. Wiederherstellen von sozialem Lernen (epistemischem Vertrauen).

Das Veränderungsmodell ist begründet durch Ergebnisse der Therapieforschung (Fonagy et al., 2019) und läutet einen Paradigmenwechsel ein. Das Modell kann auf psychoanalytische Therapien, auf die mentalisierungsbasierte Therapie, aber auch auf alle anderen Psychotherapieansätze übertragen werden, indem Psychotherapie als ein kohärentes und epistemisches Vertrauen förderndes Bezugssystem verstanden wird. Soziales Lernen als Öffnungsbereitschaft für neue, sozial vermittelte Erfahrungen ermöglicht Kreisläufe positiver interpersoneller Erfahrungen – auch außerhalb der therapeutischen Beziehung.

Epistemisches Vertrauen

Epistemisches Vertrauen steht in enger Verbindung mit der Entwicklung der Mentalisierungsfähigkeit. Es ist, auf die Psychotherapie bezogen, die Bereitschaft des Patienten, die Informationen, die eine vertrauenswürdige Person vermittelt, als für sich selbst relevant und als verallgemeinerbar zu verstehen. Epistemisches Vertrauen als ein basales Vertrauen in Information aus zwischenmenschlicher Kommunikation hat zwei Anteile: Erstens, die Information muss relevant für den Adressaten sein, zweitens muss die Information von einem Absender stammen, der die Perspektive des Adressaten berücksichtigt. In der therapeutischen Beziehung entsteht epistemisches Vertrauen durch das »epistemische Match«, einer epistemischen Passung zwischen Patient*in und Therapeut*in.

Mentalisierte Affektivität

Mentalisierte Affektivität ist der zentrale Fokus der Mentalisierungsbasierten Therapie und zentrales Element einer psychoanalytischen Behandlung. Durch mentalisierte Affektivität entsteht ein psychischer Puffer zwischen Erleben und Handlung. Mentalisierte Affektivität ist ein affektives Verstehen durch Erfahrung und Kognitionen. Dieser Prozess ist mit Abwehrmechanismen oder Widerständen behaftet, die sich nicht nur gegen die affektiven Erfahrungen richten, dieser Prozess ist auch mit Defiziten und Hemmungen verbunden, die sich auf die Mentalisierung selbst beziehen (nach Fonagy & Target, 2006).

Der Einfluss des Mentalisierungskonzepts auf die psychoanalytische Theorie

Das Mentalisierungskonzept wurzelt in der Psychoanalyse und ist gut mit psychoanalytischen Modellen zur Symbolisierung, Repräsentation und Affektregulierung vereinbar, aber es verändert die Sicht auf das Unbewusste und das Bewusstsein, durch Einbeziehung neuerer Ergebnisse der Entwicklungspsychologie, der Theorie des Geistes, der Weiterentwicklung der Bindungstheorie und auch anthropologischer Erkenntnisse. Ebenso verändert die Perspektive der Mentalisierungstheorie die Sichtweise auf den Charakter von Sexualität und Trieb.

Grundlegende Veränderungen der psychodynamischen und psychoanalytischen Psychotherapie durch das Mentalisierungskonzept

Mentalisieren in der psychodynamischen und psychoanalytischen Psychotherapie verändert die Behandlungen durch Unterschiede in der therapeutischen Haltung, dem therapeutischen Rahmen und der Behandlungstechnik. Vor allem in der Behandlungstechnik sind die Unterschiede grundlegend.

Das Mentalisierungskonzept hat einen starken Bezug zur Forschung. So führt die Einbeziehung der Psychotherapieforschung zu der Erkenntnis, dass bei strukturellen Störungen eine Modifikation der Behandlung nötig ist, realisiert durch eine Begrenzung der Regression, eine aktivere Haltung der Therapeut*innen, Psychoedukation und Strukturierung der Behandlung mit einer von Patient*in und Therapeut*in gemeinsam erarbeiteten Fokusformulierung.

Mentalisieren in der psychodynamischen und psychoanalytischen Psychotherapie – Ein integratives Modell

Das vorgeschlagene integrative Modell hat einen zweifachen Fokus:

a) den Prozessfokus, charakterisiert durch Förderung der Mentalisierung mit den typischen MBT-Interventionen, mit Versuchen, Gefühle zu erkennen, Gefühle von Handlungen zu trennen und neue Verbindungen zwischen Gefühlen und Handlungen zu herzustellen;
b) den inhaltlichen Fokus, gekennzeichnet durch Formulierungen und Interpretationen des Therapeuten zu den interpersonalen bewussten und unbewussten Mustern, insbesondere zu deren affektiven Anteilen. Der Fokus bleibt dabei weitgehend auf das Hier und Jetzt gerichtet und orientiert sich an den psychoanalytischen Objektbeziehungstheorien.

Die zentralen Interventionen des Therapeuten nach dem integrativen Modell sind nicht mehr Deutungen, sondern Exploration, beruhend auf einer Haltung des Nicht-Wissens, dem Erkennen von Mentalisierungsdefiziten und der Förderung effektiven Mentalisierens. Interpretationen bewusster und unbewusster Muster sind nur Hypothesen des Therapeuten, die sparsam eingesetzt und im Dialog mit dem Patienten reflektiert werden.

Behandlungen mit einem mentalisierungsorientierten Schwerpunkt zielen verstärkt auf die Weiterentwicklung oder den Aufbau sekundärer Repräsentanzen und weniger auf das Bewusstmachen unbewusster Konflikte.

Unabhängig von der Diagnose ist ein Mentalisierungsfokus in der psychodynamischen und psychoanalytischen Therapie indiziert:

a) für Patient*innen, die strukturelle Einschränkungen bzw. schwere funktionelle Einschränkungen haben;
b) für Patient*innen, die Schwierigkeiten in der Affektregulation haben, die in Verbindung mit Mentalisierungsproblemen stehen. Die Schwierigkeiten in der Affektregulation bzw. Mentalisierung können strukturell bedingt sein, sie können aber auch themen- und beziehungsspezifisch bedingt sein. Dies gilt für eine nicht kleine Gruppe von Patient*innen, die sich in Psychotherapie begeben.

Wo in der klassischen Psychoanalyse die Einsicht als zentraler Veränderungsmechanismus konzipiert war, treten hier die Förderung der Fähigkeit zur Einsicht und die Förderung des Interesses an einsichtsvollen Prozessen in den Vordergrund. Mary Target zeigt in einer Einzelfalldarstellung, wie mit Hilfe des Mentalisierungsansatzes zu Beginn einer psychoanalytischen Langzeittherapie Voraussetzungen geschaffen werden, damit die Patientin von einer stärker inhaltlich fokussierten Arbeit an inneren Konflikten und Übertragung profitieren kann (Target, 2016). Ebenso schlagen Vermote et al. und Lemma et al. Modelle zur Verbindung psychoanalytischer Therapieansätze mit dem Mentalisierungsmodell vor (Vermote et al., 2015; Lemma et al., 2011).

Die praktische Umsetzung

Nachdrücklicher als die traditionellen psychoanalytischen Behandlungskonzepte liefert die Mentalisierungsbasierte Therapie nicht nur einen theoretisch fundierten und an der Psychotherapieforschung orientierten Ansatz, sondern versucht auch verstärkt, die Behandlungstechnik durch klinische Demonstrationen, Videoaufnahmen und Rollenspiele transparent zu machen. Deshalb nehmen in diesem Buch Fallbeispiele einen großen Raum ein (Kap. 3 und Kap. 6).

Die berichteten Episoden illustrieren ein Stück klinische Praxis. Sie haben Prozesscharakter, der durch die minutiöse Berichterstattung verdeutlicht wird, und zeigen typische mentalisierungsbasierte Interventionen und Patientenreaktionen.

KAPITEL 8

Statt eines Schlussworts

Die Mentalisierungsfähigkeiten der Therapeut*innen – Konsequenzen für Ausbildung und Weiterbildung

Die Wirksamkeit von Psychotherapie wird nach den Ergebnissen der Psychotherapieforschung weitgehend durch Faktoren bestimmt, die allen evidenzbasierten Behandlungen gemeinsam zugrunde liegen, die »common factors« (Laska et al., 2014). Unter den »common factors« hat die therapeutische Beziehung wiederum eine herausragende Bedeutung (Norcross & Wampold, 2011). Sie betrifft den therapeutischen Prozess unmittelbar und wird vermutlich zu einem großen Teil durch die Therapeut*innen selbst geprägt. In aktuellen Veröffentlichungen spielen daher auch Therapeut*innenvariablen eine große Rolle, wie z. B. die Empathie, aber auch die »responsiveness«, d. h., wie sehr die Therapeut*innen in der Lage sind, Therapien zu personalisieren, und nicht zuletzt auch die Mentalisierungsfähigkeit der Therapeut*innen selbst (Caspar et al., 2021).

Mentalisierungsorientiertes Arbeiten setzt eine aktive Haltung voraus und die Fähigkeit, auch bei massiven Einbrüchen des Mentalisierens des Gegenübers in einer empathisch-validierenden und die Mentalisierung herausfordernden Haltung zu bleiben. Darüber hinaus werden die Bereitschaft gebraucht, co-regulative Interventionen einzusetzen, sowie die selektive Offenheit, die eigenen mentalen Prozesse offen zu legen. Neutralität und Abstinenz beziehen sich hier nicht auf die eigenen mentalen Prozesse des Mitteilens und Erläuterns, was von den Patient*innen ankommt, wie sie vom Therapeuten verstanden werden und auch welche Gefühle in der therapeutischen Beziehung eine Rolle spielen. Therapeut*innen sind dabei gefordert, sich selbst in dem interpersonalen Prozess mitzudenken und den jeweils eigenen Beitrag an Rissen im Arbeitsbündnis zu reflektieren, gegebenenfalls zu reparieren sowie die eigenen Lücken in Empathie und Mentalisierung zu erkennen. Damit verlässt ein mentalisierungsorientierter Therapeut immer wieder die eigene Komfortzone und arbeitet stärker in der Realbeziehung als der traditionelle Psychoanalytiker. Dies setzt unseres Erachtens voraus, als Therapeut die eigenen mentalen Prozesse angstfrei oder zumindest mutig vor einer anderen Person offen zu legen und explorieren zu können. Wichtig dabei sind eine gewisse Spontaneität sowie die Fähigkeit, sich selbst immer wieder in Frage stellen zu können, im Sinne eines konstruktiven professionellen Zweifels.

Das Mentalisierungskonzept und die Mentalisierungsorientierte Therapie sind eng mit der Bindungsforschung verbunden. Bowlby, der Begründer der Bindungstheorie, zeigte sich enttäuscht, dass seine Theorie zwar in der Entwicklungspsychologie intensiv rezipiert wurde und dort auch viel Forschung bis heute angestoßen hat, jedoch in der Psychotherapie – zumindest zu seinen Lebzeiten – kaum Niederschlag fand (Bowlby, 1988, S. 139–151). Er ging davon aus, dass Therapeut*innen zu einem sicheren Hafen für ihre Patient*innen werden müssen, bevor diese die Therapie zur Exploration ihrer Innenwelt nutzen können. Gehen wir diesen Vorstellungen nach, so führt dies zu der Hypothese, dass es Therapeut*innen mit sicheren Bindungsmustern am ehesten gelingt, ein solcher sicherer Hafen zu sein. Tatsächlich gibt es Hinweise, dass sicher gebundene Therapeut*innen allgemein eine bessere therapeutische Allianz aufweisen und in interpersonell herausfordernden Situationen kompetenter reagieren. Diese herausfordernden Situationen treten vermutlich gerade in der Behandlung von Persönlichkeitsstörungen häufig auf (Steel et al., 2018; Dinger et al., 2009).

In einem Forschungsprojekt konnten Talia et al. zeigen, dass die Bindungsrepräsentationen von Therapeut*innen Einfluss nehmen auf die Art und Weise, wie Therapeuten in die therapeutische Beziehung gehen, welche zusätzliche Qualität ihre Interventionen haben und wie sie auf subtile Weise epistemisches Vertrauen fördern oder hemmen können (Talia et al., 2019; Talia et al., 2020). Was aber unterscheidet sicher gebundene Therapeut*innen in der Interaktion von unsicher gebundenen Therapeut*innen? In der Studie an 50 psychodynamisch arbeitenden Therapeut*innen konnten Thalia et al. zeigen, dass spezifische Kommunikationsmuster mit den Bindungsrepräsentationen assoziiert sind. Ausgangspunkt waren Moment-zu-Moment-Prozessbeobachtungen des Attunements seitens der Therapeut*innen auf die Narrative ihrer Patient*innen. Dies wird in der psychoanalytischen Literatur auch als Containment bezeichnet. Es wurde dabei nur auf die verbalen Äußerungen fokussiert, aber auch das non-verbale Attunement wäre sicher bedeutsam gewesen.

a) Sicher gebundene Therapeut*innen zeigten drei verschiedene Kommunikationsformen: Erstens: Sie stellten eine Hypothese zum Erleben der Patient*innen zur Verfügung, die offen für eine Korrektur war. Zweitens: Sie machten mehr empathische Validierungen, und drittens: Sie äußerten offen, wie sie die Patient*innen erleben. Dies sind auch die Interventionsempfehlungen nach dem Mentalisierungsansatz. Sie wurden in der Studie unabhängig vom Mentalisierungskonzept entwickelt und konnten auch für andere Therapieansätze inzwischen validiert werden (Talia et al., 2019).

b) Unsicher vermeidende Therapeut*innen hingegen stellten ihre eigene Perspektive auf das Erleben des Gegenübers nicht zur Verfügung. Sie wiederholten eher, was von den Patient*innen gesagt wurde, und neigten dazu, die geäußerten Gefühle herunterzuspielen (z. B. P: »Ich war ziemlich traurig an dem Tag.« T: »Also waren Sie *ein bisschen* traurig.«).

Unsicher verstrickte Therapeut*innen zeigten zwar auch validierende Interventionen, erschienen aber zu sicher in ihren Interpretationen der mentalen Zustände der Patient*innen und ihrer wichtigen Bezugspersonen (z. B. P: »Mein Vater ängstigt mich, wenn er wütend wird.« T: »Ach ihr Vater tut doch nur so, er ist in Wirklichkeit gar nicht wütend.«).

Auf der Ebene der Kommunikation darüber, wie wir den mentalen Zustand des Gegenübers begreifen (»Having mind in mind«) und darüber sprechen, kann die bindungssichere Kommunikation am besten epistemisches Vertrauen fördern, da wir mitteilen, dass wir der subjektiven Erlebnisweise des Sprechers vertrauen. Die bindungsunsichere Kommunikationsform hingegen gibt dem Gegenüber das Feedback, dass entweder das subjektive Selbsterleben in Frage gestellt wird (vermeidende Kommunikation, z. B. Bagatellisierung von Emotionen, Betonung des sachlichen Inhalts) bzw. die Sicht des Gegenübers auf seine zentralen Bezugspersonen in Zweifel gezogen wird (verstrickte Kommunikation, z. B. bei hohem Affekt Gefahr der Selbst-Objektkonfusion).

Hieraus leiten sich Empfehlungen für die Weiterbildung und die Supervision von Therapeut*innen ab (Talia et al., 2019; Talia et al., 2020). Es heißt nicht, dass bindungssichere Therapeuten per se die besseren Therapeuten sind oder gar eine Veränderung der Bindungsstile bei einigen Therapeuten wünschenswert wäre. So eindimensional lassen sich einzelne Ergebnisse der Bindungsforschung nicht auf alle persönlichen Beziehungen der Therapeuten übertragen. Es könnte aber eine wichtige Aufgabe werden, bindungssichere Kommunikationsformen in der eigenen Kommunikation zu entdecken und zu üben bzw. bindungsunsichere Kommunikationsweisen zu reduzieren. Hierbei ist jedoch unverzichtbar, durch Aufnahmen der eigenen Sitzungen die Mikroprozesse des eigenen Arbeitens nachzuvollziehen und auswerten zu können. Nicht zuletzt kann es für die eigene

Selbsterfahrung, Lehrtherapie oder Lehranalyse auch hilfreich sein, sich mit den eigenen Bindungsrepräsentationen auseinanderzusetzen und diese zu kennen.

Wie sehr diese Überlegungen auch im Hinblick auf die Mentalisierungsfähigkeiten der Therapeut*innen bedeutsam sind, müssen zukünftige Studien ermitteln. In einer Studie zeigten sich bei den Therapeut*innen im Mittel eine deutlich überdurchschnittliche reflexive Kompetenz und nur in wenigen Einzelfällen eine eingeschränkte Fähigkeit zu mentalisieren (Klasen et al., 2019). In dieser Studie an psychodynamischen und verhaltenstherapeutischen Weiterbildungsteilnehmer*innen wurden Zusammenhänge zwischen Einschränkungen im Mentalisieren und eigenen aversiven Erfahrungen in der Biografie der angehenden Therapeut*innen deutlich. Dies konnte jedoch durch intensive Selbsterfahrung oder auch Therapien vor Beginn der Weiterbildung ausbalanciert werden. Die Erkenntnisse des mentalisierungsorientierten Ansatzes können sowohl für eine Verbesserung psychotherapeutischer Prozesse als auch für eine prozesssensiblere Weiterbildung nutzbar gemacht werden und verdeutlichen die Bedeutsamkeit von Selbsterfahrungsprozessen in Abhängigkeit von den jeweiligen biografischen Voraussetzungen.

Literatur

Ainsworth, M. D. S., Blehar, M. C., Waters, E. & Wall, S. (1978). *Patterns of Attachment: A Psychological Study of the Strange Situation.* New York, Hillsdale: Erlbaum

Allen, J. G. & Fonagy, P. (Hg.) (2009). *Mentalisierungsgestützte Therapie: Das MBT-Handbuch. Konzepte und Praxis.* Gießen: Psychosozial-Verlag

Allen, J. G., Fonagy, P. & Bateman, A. W. (2008). *Mentalizing in Clinical Practice.* Washington: American Psychiatric Publishing, Inc.

Allen, J. G., Fonagy, P. & Bateman A. W. (2011). *Mentalisieren in der psychotherapeutischen Praxis.* Stuttgart: Klett-Cotta

Allen, J. G., O'Malley, F., Freeman, S. & Batemen, A. W. (2015). Kurzeittherapie. In: Bateman, A. W. & Fonagy, P. (Hg.). *Handbuch Mentalisieren.* Gießen: Psychosozial-Verlag, S. 191–233

Altmeyer, M. & Thomä, H. (Hg.) (2016). *Die vernetzte Seele. Die intersubjektive Wende in der Psychoanalyse.* 3. Aufl. Stuttgart: Klett-Cotta.

American Psychiatric Association. (2013). *Diagnostic and statistical manual of mental disorders.* 5. Aufl. https://doi.org/10.1176/appi.books.9780890425596

Arbeitskreis OPD (2006). *Operationalisierte Psychodynamische Diagnostik OPD-2. Das Manual für Diagnostik und Therapieplanung.* Bern: Huber Verlag, ISBN 978-3456842851

Bales, D. & Bateman, A. W. (2015). Teilstationäre Settings. In: Bateman, A. W. & Fonagy, P. (Hg.). *Handbuch Mentalisieren*, Gießen. Psychosozial-Verlag, S. 235–268

Balint, M. (2003). *Therapeutische Aspekte der Regression. Die Theorie der Grundstörung.* Stuttgart: Klett-Cotta ISBN 978-3-608-91912-7

Bartholomew, K. & Horowitz, L. M. (1991). Attachment styles among young adults: A test of four-category model. *J Pers. Soc Psychol 61*(2), 226–244

Bateman, A. W. (2020). *Mentalization-Based Treatment: Training Workshop.* https://www.annafreud.org/media/12141/basic-training-theory-and-clinical-january-2020-no-video.pdf

Bateman, A. W. & Fonagy, P. (2007). *Psychotherapie der Borderline-Persönlichkeitsstörung. Ein mentalisierungsgestütztes Behandlungskonzept.* Gießen: Psychosozial-Verlag

Bateman, A. W. & Fonagy, P. (2015). *Handbuch Mentalisieren*, Gießen. Psychosozial-Verlag

Bateman, A. & Fonagy, P. (2016). *Mentalization-Based Treatment for personality Disorders – A Practical Guide.* Oxford: Oxford University Press

Bateman, A. & Fonagy, P. (Hg.) (2019). *Handbook of mentalizing in mental health practice.* 2. Aufl. Washington: American Psychiatric Association Publishing

Bateman, A., Unruh, B. & Fonagy, P. (2019). Individual Therapy Techniques. In: Bateman, A. & Fonagy, P. (Hg.). *Handbook of Mentalizing in Mental Health Practice.* 2. Aufl. Washington: American Psychiatric Association Publishing, S. 103–115.

Bender, D.S., Morey, L.C. & Skodol, A.E. (2011). Toward a model for assessing level of personality functioning in DSM-5, part I: A review of theory and methods. *Journal of Personality Assessment.* https://doi.org/10.1080/00223891.2011.583808
Bernfeld, S. (1925 [1994]). *Sisyphos oder die Grenzen der Erziehung.* Frankfurt am Main: Suhrkamp
Bion, W.R. (1962 [1990]) *Learning from experience.* London: Heinemann (dt. *Lernen durch Erfahrung.* Frankfurt am Main: Suhrkamp)
Bion, W.R. (2006 [1970]). Aufmerksamkeit und Deutung. Tübingen: edition diskord (engl. *Attention and Interpretation.* London: Tavistock Routledge)
Bischof-Köhler, D. (2011). *Soziale Entwicklung in Kindheit und Jugend. Bindung, Empathie, Theory of Mind.* Stuttgart: Kohlhammer
Böckler-Raettig, A. (2019). *Theory of Mind.* München: Ernst Reinhardt
Bohart, A. & Wade, A. (2013). The Client in Psychotherapy. In: Lambert, M. (Hg.) *Handbook of Psychotherapy and Behavior Change.* 6. Aufl. Hoboken, NJ: John Wiley & Sons, Kap.7, S. 219–257
Bordin, E.S. (1979). The generalizability of the psychoanalytic concept of the working alliance. *Psychotherapy: Theory, Research, Practice, Training, 16*(3), 252–260. https://doi.org/10.1037/h0085885
Bowlby, J. (1969). *Bindung.* München: Kindler
Bowlby, J. (1972). *Trennung.* München: Kindler
Bowlby, J. (1980). *Verlust, Trauer und Depression,* Frankfurt am Main: Fischer
Bowlby, J. (1981). Psychoanalysis as natural science. *Int. Rev. Psychoanal. 8,* 243–255
Bowlby, J. (1984). Violence in the family as a disorder of the attachment and caregiving systems. *Journal of the American Psychoanalytic Association* 44(1), 9–27, 29–31
Bowlby, J. (1988). *A Secure Base: Clinical Application of Attachment Theory.* London: Routeledge
Bowlby, J. (2006 [1969]). *Bindung und Verlust,* Bd. 1: *Bindung.* München: Ernst Rainhardt (engl. *Attachment and Loss,* Bd. 1: *Attachment.* New York: Basic Books)
Bowlby, J. (2018 [1973]). *Bindung und Verlust,* Bd. 2: *Trennung, Angst und Zorn.* München: Ernst Rainhardt (engl. *Attachment and Loss,* Bd. 2: *Seperation, Anxiety and Anger.* New York: Basic Books)
Bram, A. & Gabbard, G. (2001). Potential space and reflective functioning. *Int J Psychoanal 82,* 685–746
Brand, T., Hecke, D., Rietz, C. & Schultz-Venrath, U. (2016). Therapieeffekte mentalisierungsbasierter und psychodynamischer Gruppenpsychotherapie in einer randomisierten Tagesklinik-Studie. *Gruppenpsychotherapie und Gruppendynamik,* 52(2), 156–174. https://doi.org/10.13109/grup.2016.52.2.156
Brauner, F. (2018). *Mentalisieren und Fremdenfeindlichkeit.* Gießen: Psychosozial-Verlag
Breuer, J. & Freud, S. (1895 [1991]). *Studien zur Hysterie. Sigmund Freud Franz Deuticke.* Leipzig/Wien 1895. Neudruck: 6. Aufl. Frankfurt am Main: Fischer. ISBN 3-596-10446-7
Brink, K.A., J.D. Lane & Wellman, H.M. (2015). Developmental pathways for social understanding: linking social cognition to social contexts. *Front Psychol* 6, 719
Brockman J (1995) *The Third culture: Beyond the scientific revolution.* New York: Simon & Schuster
Brockmann, J. & Kirsch, H. (2010). Konzept der Mentalisierung – Relevanz für die psychotherapeutische Behandlung. *Psychotherapeut,* 55, 279–290. https://doi.org/10.1007/s00278-010-0751-x

Brockmann, J. & Kirsch, H. (2015). Mentalisieren in der Psychotherapie. *Psychotherapeutenjournal, 14*, 13–22.

Brockmann, J., Kirsch, H., Dembler, K., König, D., de Vries, I., Wancke, C. U. & Zabolitzki, M. (2017a). »Mr K« – A successful case of analytic oriented therapy doc. empirically: The role of the therapeutic relationship and reflexive self-awareness. *Psychoanal. Psychother.* http://dx.doi.org/10.1080/02668734.2016.1264454

Brockmann, J., Kirsch, H., Hatcher, R., Andreas, S., Benz, S. & Sammet, I. (2011). [Dimensions of the therapeutic alliance from patients' view-development of the »Skala Therapeutische Allianz-Revised STA-R«]. *Psychother Psychosom Med Psychol, 61*(5), 208–215. doi:10.1055/s-0030-1263142

Buchholz, M. B. (2006). Konversation, Erzählung, Metapher. In: Altmeyer, M. & Thomä, H. (Hg.). *Die vernetzte Seele*, Stuttgart: Klett-Cotta, S. 282–313

Buchholz, M. B. (2014). Peter Fonagy und die Mentalisierung. In: Gödde, G. & Zirfas, J. (Hg.). *Lebenskunst im 20. Jahrhundert. Stimmen von Philosophen, Künstlern und Therapeuten.* Paderborn: Wilhelm Fink, S. 353–372

Calkins, S. D. & Hill, A. (2007). Caregiver influences on emerging emotion regulation: Biological and environmental transactions in early development. In: Gross, J. J. (Hg.). *Handbook of emotion regulation.* New York: Guilford Press, S. 229–248

Campagna, R. L., Dirks, K. T., Knight, A. P., Crossley, C & Robinson, S. L. (2019). On the relation between felt trust and actual trust: Examining pathways to and implications of leader trust meta-accuracy. *Journal of Applied Psychology.* Advance online publication. https://doi.org/10.1037/apl0000474

Carcione, A., Dimaggio, G., Fiore, D., Nicolo, G., Procacci, M., Semerari. A. & Pedone, R. (2008). An intensive case analysis of client metacognition in a good-outcome psychotherapy: Lisa's case. *Psychotherapy Research 18*, 667–676. doi:10.1080/1050330080 2220132

Carroll, L. (1865 [2015]). *Alice's Adventures in Wonderland.* Engl. Ausgabe 2015, London: Walker Books

Caspar, F., Deisenhofer, A. K., Evers, O., Laireiter, A. R., Lutz, W., Prinz, J., Rief, W., Strauß, B. & Taubner, S. (2021). Psychotherapeutische Kompetenzen. In: Rief, W., Schramm, E. & Strauß, B. (Hrsg.). *Psychotherapie – Ein kompetenzorientiertes Lehrbuch.* München: Elsevier, S. 3–30.

Caspi, A., Houts, R. M., Belsky, D. W., Goldman-Mellor, S. J., Harrington, H., Salomon, I., […] & Moffitt, T. E. (2014). The p factor: One general psychopathology factor in the structure of psychiatric disorders? *Clinical Psychological Science*, 2, 119–137; hier aus: *Journal of Child Psychology and Psychiatry* 58:9 (2017), 985–987. doi:10.1111/jcpp.12805

Castonguay, L. G. & Beutler, L. E. (2005). *Principles of Therapeutic Change That Work.* Oxford University Press. https://doi.org/10.1093/med:psych/9780195156843.001.0001

Castonguay, L. G., Eubanks, C. F., Goldfried, M. R., Muran, J. C. & Lutz, W. (2015). Research on psychotherapy integration: Building on the past, looking to the future. *Psychotherapy Research*, 25(3), 365–382 https://doi.org/10.1080/10503307.2015.1014010

Chambless, D. L. & Hollon, S. D. (1998). Defining empirically supported therapies. *Journal of Consulting and Clinical Psychology*, 66(1), 7–18. https://doi.org/10.1037/0022-006X.66.1.7

Choi-Kain, L. W. & Gunderson, J. G. (2008). Mentalization: Ontogeny, assessment, and application in the treatment of borderline personality disorder. *American Journal of Psychiatry*, 165(9), 1127–1135

Csibra, G. & Gergely, G. (1998). The teleological origins of mentalistic action explanations: A developmental hypothesis. *Dev Sci, 1*, 255–259
Csibra, G. & Gergely, G. (2009). Natural pedagogy. Trends in Cognitive Sciences, 13, 148–153
Csibra, G. & Gergely, G. (2011). Natural pedagogy as an evolutionary adaptation. Philosophical Transactions of the Royal Society of London. Series B, Biological. Sciences, *366*(1567), 1149–1157. DOI:10.1098/rstb.2010.031
Collyer, H., Eisler, I. & Woolgar, M. (2020). Systematic literature review and meta-analysis of the relationship between adherence, competence and outcome in psychotherapy for children and adolescents. *European Child & Adolescent Psychiatry*, 29(4), 417–431. https://doi.org/10.1007/s00787-018-1265-2
Cuijpers, P., Geraedts, A. S., van Oppen, P., Andersson, G., Markowitz, J. C. & van Straten, A. (2011). Interpersonal psychotherapy for depression: a meta-analysis. *The American Journal of Psychiatry*, *168*(6), 581–592 https://doi.org/10.1176/appi.ajp.2010.10101411
Cuijpers, P., Reijnders, M. & Huibers, M. J. H. (2019). The Role of Common Factors in Psychotherapy Outcomes. *Annual Review of Clinical Psychology*, 15, 207–231. https://doi.org/10.1146/annurev-clinpsy-050718-095424
Dennett, D. (1987). *The intentional stance.* Cambridge, Mass, MIT Press
Devine, R. T. & Hughes, C. (2018). Family correlates of false belief understanding in early childhood: A meta-analysis. *Child Development* 89(3), 971–987
Diekmann, M., Becker, M. & Neher, M. (2021). *Faber/Haarstrick Kommentar Psychotherapie-Richtlinien.* München: Faber Urban & Fischer
Dinger, U., Strack, M., Sachsse, T. & Schauenburg, H. (2009). Therapists' attachment, patients' interpersonal problems and alliance development over time in inpatient psychotherapy. *Psychotherapy: Theory, Research, Practice, Training* 46(3), 277.
Dornes, M. (1992). *Der kompetente Säugling. Die präverbale Entwicklung des Menschen.* Frankfurt am Main: Fischer TB
Dornes, M. (1997). *Die frühe Kindheit.* Frankfurt am Main: Fischer TB
Dornes, M. (2000). *Die emotionale Welt des Kindes.* Frankfurt am Main: Fischer TB
Dornes, M. (2004). Über Mentalisierung, Affektregulierung und die Entwicklung des Selbst. *Forum Psychoanal.* 20, 175–199
DeRubeis, R. J., Brotman, M. A. & Gibbons, C. J. (2005). A Conceptual and Methodological Analysis of the Nonspecifics Argument. *Clinical Psychology: Science and Practice*, *12*(2), 174–183. https://doi.org/10.1093/clipsy.bpi022
Duschinsky, R., Collver, J. & Carel, H. (2019a). »Trust comes from a sense of feeling one's self understood by another mind«: An interview with Peter Fonagy. *Psychoanalytic Psychology*, 36(3), 224–227. https://doi.org/10.1037/pap0000244
Duschinsky, R., Collver, J. & Carel, H. (2019b). »Comes From a Sense of Feeling One's Self Understood by Another Mind«: An Interview With Peter Fonagy. *Psychoanalytic Psychology* 36(3), 224–227. DOI: 10.1037/pap000024
Ekeblad, A., Falkenström, F. & Holmqvist, R. (2016). Reflective functioning as predictor of working alliance and outcome in the treatment of depression. *Journal of Consulting and Clinical Psychology*, 84(1), 67–78. https://doi.org/10.1037/ccp0000055
Ermann, M. (2004). *Psychosomatische Medizin und Psychotherapie.* 4. Aufl. Stuttgart: Kohlhammer

Ermann, M. & Waldvogel, B. (2008). Psychodynamische Psychotherapie. In: Möller, H. J., Laux, G. & Kapfhammer, H. P. (Hg.) (2008). *Psychiatrie und Psychotherapie*. Heidelberg: Springer, S. 703–742

Fain, M. & David, C. (1963). Aspects fonctionnels de la vie oririque. *Rev. Franc. Psychoanal.* 27, 241–243

Fain, M. & Marty, P. (1964). Perspective psychosomatique sur la function des fantasmes. *Rev. Franc. Psychoanal.* 28, 609–622

Fairbairn, W. (2000 [1952]). *Das Selbst und die inneren Objektbeziehungen. Eine psychoanalytische Objektbeziehungstheorie* (Bibliothek der Psychoanalyse). Gießen: Psychosozial-Verlag. ISBN 3-89806-022-5. (engl. *Psychoanalytical studies of the personality*. London: Routledge)

Fearon, P., Target, M., Fonagy, P., Williams, L. L., Mc Gregor, J., Sargent, J. & Bleiberg, E. (2009). Mentalisierungs- und beziehungsorientierte Kurzzeittherapie (SMART). In: Allen, J. & Fonagy, P. (Hg.). *Mentalisierungsgestützte Therapie*. Stuttgart: Klett Cotta, S. 285–313

Fonagy, P. (1988). Psychodynamic Theory. In: Bellak, A. S. & Hersen, M. (Hg.). *Comprehensive Clinical Psychology*. Bd. 1, S. 423–447. ISBN 978-0-08-042707-2. doi.org/10.1016/B0080-4270(73)00182-6

Fonagy, P. (1989). On tolerating mental states: Theory of mind in borderline patients. *Bulletin of the Anna Freud Center* 12, 91–115

Fonagy, P. (1991). Thinking about thinking: some clinical and theoretical considerations in the treatment of a borderline patient. *Int J Psychoanal* 72, 639–656

Fonagy, P. (1995). Playing with reality: The development of psychic reality and its malfunction in borderline patients. *Int J Psychoanal* 72, 1–18

Fonagy, P. (1998). Metakognition und Bindungsfähigkeit des Kindes. *Psyche Z Psychoanal* 52

Fonagy, P. (1999a). Memory and therapeutic action. *Int J Psychoanal* 80(2), 215–223

Fonagy, P. (1999b). The relation of theory and practice in psychodynamic therapy. *Journal of Clinical Child Psychology* 28, 513–520

Fonagy, P. (2003a). Bindungstheorie *und Psychoanalyse*. Stuttgart: Klett Cotta

Fonagy, P. (2003b). Beitrag Panel Spring Meetings of the American Psychoanalytic Association, Philadelphia, May 18, 2002, zitiert nach McDermott, 2003

Fonagy P. (2008). A Genuinely Developmental Theory of Sexual Enjoyment and Its Implications for Psychoanalytic Technique. *Journal of the American Psychoanalytic Association* 56(1), 11–36

Fonagy, P. (2009). Soziale Entwicklung unter dem Blickwinkel der Mentalisierung. In: Allen, J. & Fonagy, P. (Hg.). *Mentalisierungsgestützte Therapie*. Stuttgart: Klett-Cotta, S. 89–152

Fonagy, P. (2015) Psychotherapy for emerging borderline personality disorder. https://www.escap.eu/uploads/Events/Madrid%202015/peter-fonagy-escap-presentation.pdf

Fonagy, P. & Allison, E. (2014). The Role of Mentalizing and Epistemic Trust in the Therapeutic Relationship. *Psychotherapy*, 51(3), 372–380

Fonagy, P. & Allison, E. (2016). Psychic reality and the nature of consciousness. *International Journal of Psychoanalysis* 97, 5–24. DOI:10.1111/1745-8315.12403

Fonagy, P. & Allison, E. (2017 [2015]). *Psychische Realität und das Wesen des Bewusstseins* (Internationale Psychoanalyse, Bd. 12). Gießen: Psychosozial-Verlag, S. 155–180 (engl: Psychic reality and the nature of consciousness. *The International Journal of Psychoanalysis.* DOI: 10.1111/1745-8315.12403

Fonagy, P. & Allison E. (2019). Eine wissenschaftliche Theorie der Homosexualität für die Psychoanalyse. In: Lemma, A. & Lynch, P. E. (Hg.). *Psychoanalyse der Sexualitäten – Sexualitäten der Psychoanalyse,* Frankfurt am Main: Brandes & Apsel, S. 161–178

Fonagy, P., Campbell, C. & Allison, E. (2019). Therapeutic Models In: Bateman, A. & Fonagy, P. (Hg.). *Handbook of Mentalizing in Mental Health Practice.* 2. Aufl. Washington: American Psychiatric Association Publishing, S. 169–180

Fonagy, P., Campbell, S. & Bateman, A. (2017c). Mentalizing, Attachment, and Epistemic Trust in Group Therapy. *Intern. J Group therapy 67,* 176–201 DOI:10.180/00207284.2016.1263156

Fonagy, P. & Cooper, A. (1999). Joseph Sandler's intellectual contributions to theoretical and clinical psychoanalysis. In: Fonagy, P., Cooper, A. & Wallerstein, R. *Psychoanalysis on the Move: The Work of Joseph Sandler.* London: Routledge, S. 1–29

Fonagy, P., Gergely, G., Jurist, E. & Target, M. (2002). *Affect Regulation, Mentalization, and the Development of the Self.* New York: Other Press

Fonagy, P., Gergely, G., Jurist, E. L. & Target, M. (2004). *Affektregulierung, Mentalisierung und die Entwicklung des Selbst.* Stuttgart: Klett-Cotta

Fonagy, P., Gergely, G., Jurist, E. L., Target, M. (2018). Affektregulierung, Mentalisierung und die Entwicklung des Selbst. Klett-Cotta, Stuttgart

Fonagy, P. & Luyten, P. (2009). A developmental, mentalization-based approach to the understanding and treatment of borderline personality disorder. *Development and Psychopathology 21*(4), 1355–1381

Fonagy, P. & Luyten, P. (2016). A multilevel perspective on the development of borderline personality disorder. In: Cicchetti, D. (Hg.). *Developmental psychopathology: Maladaptation and psychopathology.* 3. Aufl. Hoboken, NJ: John Wiley & Sons, S. 726–792

Fonagy, P., Luyten, P. & Allison, E. (2015). Epistemic Petrification and the Restoration of Epistemic Trust: A New Conceptualization of Borderline Personality Disorder and Its Psychosocial Treatment. *J Pers Disord, 29*(5), 575–609. 10.1521/pedi.2015.29.5.575

Fonagy, P., Luyten, P., Allison, E. & Campbell, C. (2017a). What we have changed our minds about: Part 1. Borderline personality disorder as a limitation of resilience. *Borderline Personality Disorder and Emotion Dysregulation,* 4(11). https://doi.org/10.1186/s40479-017-0061-9

Fonagy, P., Luyten, P., Allison, E. & Campbell, C. (2017b). What we have changed our minds about: Part 2. Borderline personality disorder, epistemic trust and the developmental significance of social communication. BioMed Central articles Borderline Personality *Disorder and Emotion Dysregulation* 4(9). https://doi.org/10.1186/s40479-017-0062-8

Fonagy, P., Moran, G. S., Steele, H. & Higgit, A. (1993). Measuring the Ghost in the nursery. *J. Am Psychoanal. Assn 41,* 957–989

Fonagy, P., Moran, G. S., Steele, H. & Steele, M. (1992). The Integration of psychoanalytic theory and work on attachment. In: Stern, D. & Ammaniti, M. (Hg.). *Attacamento e Psiconais.* Bari: laterza

Fonagy, P., Steele, M., Moran, G. S., Steele, H. & Higgit, A. (1991). Maternal representations of attachment during pregnany predict the organization of infant-mother attachment at one year of age. *Child Development* 62, 891–905

Fonagy, P. & Target, M. (1995) Understanding the violent patient: The use of the body and the role of the father. *International Journal of Psycho-Analysis 76*, 487–501
Fonagy, P. & Target, M. (1996a) Playing with reality I: Theory of mind and the normal development of psychich reality. *Int J Psychoanal 77*, 217–233
Fonagy, P. & Target, M. (1996b). Playing with reality II: The development of psychic reality from a theoretical perspective. *Int J Psychoanal 77*, 459–479
Fonagy, P. & Target, M. (2000). Playing with reality: III. The persistence of dual psychic reality in borderline patients. *Int J Psychoanal 81*(5), 853–874
Fonagy, P. & Target, M. (2002). Neubewertung der Entwicklung der Affektregulation vor dem Hintergrund von Winnicotts Konzept des »falschen Selbst«. *Psyche Z Psychoanal* 56, 839–862
Fonagy, P. & Target, M. (2003). *Frühe Bindung und psychische Entwicklung*. Gießen: Psychosozial-Verlag
Fonagy, P. & Target, M. (2006). *Psychoanalyse und die Psychopathologie der Entwicklung*. Stuttgart: Klett-Cotta
Fonagy, P. & Target, M. (2007a). Playing with reality: IV. A theory of external reality rooted in intersubjectivity. *Int J Psychoanal 88*(4), 917–937
Fonagy, P. & Target, M. (2007b). The rooting of the mind in the body: New links between attachment theory and psychoanalytic thought. *Journal of the American Psychoanalytic Association* 55(2), 411–456
Fonagy, P., Target, M., Steele, H. & Steele, M. (1998). *Reflective Functioning Manual. Version 5.0 for Application to Adult Attachment Interviews*. London: University College
Förstl, H. (Hg.) (2012). *Theory of Mind*. 2. Aufl. Heidelberg: Springer
Freud, S. (1910 [1950]). Über »Wilde« Psychoanalyse. In: GW, Bd. 8. Frankfurt am Main: Fischer, S. 123 f. (engl. Concerning »wild« psychoanalysis. In: *Selected papers on hysteria and other psychoneuroses*. London: Imago)
Freud, S. (1911). Formulierungen über die zwei Prinzipien des psychischen Geschehens. In: GW, Bd. 8. Frankfurt am Main: Fischer Taschenbuch 1999, S. 230–238
Freud, S. (1912). Zur Dynamik der Übertragung. In: GW Bd. VIII, Frankfurt am Main: Fischer Taschenbuch 1999, S. 364–374
Freud, S. (1919). Wege der psychoanalytischen Therapie. In: GW, Bd. XII. Frankfurt am Main: Fischer Taschenbuch 1999, S. 181–194
Freud, S. (1926). Hemmung, Symptom und Angst. In: GW, Bd. XIV. Frankfurt am Main: Fischer Taschenbuch 1999, S. 111–205
Freud, S. (1927). Nachwort zur Frage der Laienanalyse. In: GW, Bd 14. Frankfurt am Main: Fischer Taschenbuch 1999, S. 287–296
Frith, U. (1989). *Autism: Explaining the enigma*. Oxford, UK: Blackwell
Gilead, M. & Ochsner, K. N. (Hg.) (2021). *The Neural Basis of Mentalizing*. Cham, Switzerland: Springer Nature
Gingelmaier, S., Taubner, S. & Ramberg, A. (Hg.) (2018). *Handbuch Mentalisierungsbasierte Pädagogik*. Göttingen: Vandenhoeck & Ruprecht
Gödde, G. (2018). *Mit dem Unbewussten arbeiten*. Göttingen: Vandenhoeck & Ruprecht
Gödde, G. & Buchholz, M. B. (2011). *Unbewusstes*. Gießen: Psychosozial-Verlag
Goethe, J. W. (1985). *Sämtliche Werke. Briefe. Tagebücher und Gespräche*. Frankfurter Ausgabe. Deutscher Klassiker, Frankfurt am Main, 1985–1999

Goldfried, M. R. & Davila, J. (2005). The role of relationship and technique in therapeutic change. *Psychotherapy: Theory, Research, Practice, Training*, 42(4), 421–430. https://doi.org/10.1037/0033-3204.42.4.421

Green, A. (1998). Primordial mind and the work of the negative. *International Journal of Psychoanalysis* 79(Pt.4), 649–665

Greenberg, D. M., Kolasi, J., Hegsted, C. P., Berkowitz. Y. & Jurist, E. L. (2017). Mentalized affectivity: A new model and assessment of emotion regulation. *PLoS ONE* 12(10): e0185264. https://doi.org/10.1371/journal.pone.0185264

Gross, J. J. & Jazaieri, H. (2014). Emotion, emotion regulation, and psychopathology: An affective sience perspective. *Clinical Psychological Science* 214, 387–401

Habermas, J. (1968). *Erkenntnis und Interesse*. Frankfurt am Main: Suhrkamp

Habermas, J. (2009). Es beginnt mit dem Zeigefinger. *Die ZEIT*, 10. 12. 2009

Hamburger, A. (2020). Soziales Trauma, Flucht und epistemsiches Vertrauen. *Spiritual care* 9, 331–340

Haslam-Hopwood, G. T. G., Allen, J. G., Stein, A. & Bleiberg, E. (2009). Verbesserung des Mentalisierens durch Psychoedukation. In: Allen, J. G. & Fonagy, P. (Hg.) Mentalisierungsgestützte Therapie. Klett-Cotta, Stuttgart, S. 347–373

Herzog, D. (2019). Die sexuelle Revolution und ihre Folgen für die Psychoanalyse in der 2. Hälfte des 20. Jahrhunderts. In: Lemma, A. & Lynch, P. E. (Hg.). *Psychoanalyse der Sexualitäten – Sexualitäten der Psychoanalyse*. Frankfurt am Main: *Brandes & Apsel*, S. *31–58*

Hoffman, I. Z. (2004). Miss A – Commentary 2. *Int J Psychoanal* 85, 817–822

Hoffman, I. Z. (2009). Doublethinking our way to «scientific" legitimacy: The desiccation of human experience. *Journal of the American Psychoanalytic Association* 57(5), 1043–1069

Imuta, K., Henry, J. D., Slaughter, V., Selcuk, B. & Ruffman, T. (2016). Theory of mind and prosocial behavior in childhood: A meta-analytic review. *Dev Psychol 52(8), 1192–1205*

Jennissen, S., Huber, J., Ehrenthal, J. C., Schauenburg, H. & Dinger, U. (2018). Association between insight and outcome of psychotherapy: Systematic review and meta-analysis. *American Journal of Psychiatry* 175, 961–969. doi: 10.1176/appi.ajp.2018.17080847

Joffe, W. G. & Sandler, J. (1967). Über einige begriffliche Probleme im Zusammenhang mit dem Studium narzißtischer Störungen. *Psyche Z Psychoanal.* 21, 152–165

Jørgensen, M. S., Bo, S., Vestergaard, M., Storebø, O. J., Sharp, C. & Simonsen, E. (2021). Predictors of dropout among adolescents with borderline personality disorder attending mentalization-based group treatment. *Psychotherapy Research*, 1–12. https://doi.org/10.1080/10503307.2020.1871525

Jurist, E. (2018). *Minding Emotions – Cultivating Mentalization in Psychotherapy*. New York: Guilford Press

Katznelson, H. (2014). Reflective functioning: A review. *Clinical Psychology review*, 34(2), 107–117. https://doi.org/10.1016/j.cpr.2013.12.003

Katznelson, H., Falkenström, F., Daniel, S. I. F., Lunn, S., Folke, S., Pedersen, S. H. & Poulsen, S. (2020). Reflective functioning, psychotherapeutic alliance, and outcome in two psychotherapies for bulimia nervosa. *Psychotherapy: Theory, Research, Practice, Training*, 57(2), 129–140. https://doi.org/10.1037/pst0000245

Keller, H. (2019). *Mythos Bindungstheorie: Konzept. Methode. Bilanz.* Weimar: Verlag das Netz Kiliansroda

Kernberg, O. (1988) *Innere Welt und äußere Realität – Anwendungen der Objektbeziehungstheorie*. München: Verl. Internat. Psychoanalyse

Kernberg, O. (2006). The pressing need to increase research in and on psychoanalysis. *The International Journal of Psychoanalysis 1745-8315* 87(Pt 4), 919–926. DOI: 10.1516/46N7-ULAM-DQKR-VGRT

Kernberg, O. (2013). Suizidprävention für psychoanalytische Institute und Gesellschaften. *Gruppenpsychotherapie und Gruppendynamik* 49(12). https://doi.org/10.13109/grup.2013.49.1.6

Kinsey, A., Pomeroy, W. & Martin, C. (1948). *Sexual Behavior in the Human Male*, Philadelphia: Saunders. ISBN 978-0-253-33412-1

Kinsey, A., Pomeroy, W., Martin, C. & Gebhard, P. (1953). *Sexual Behavior in the Human Female*, Philadelphia, Saunders. ISBN 978-0-253-33411-4

Kirsch, H. (2019). Der Zeigefinger oder die Entwicklung sozialer Kognitionen. *Zschr. Individualpsychol* 44, 286–298

Kirsch, H., Brockmann, J. & Taubner, S. (2016). *Praxis des Mentalisierens*. Mit einem Vorwort von Antony Bateman. Stuttgart: Klett-Cotta

Kivity, Y., Levy, K. N., Wasserman, R. H., Beeney, J. E., Meehan, K. B. & Clarkin, J. F. (2019). Conformity to prototypical therapeutic principles and its relation with change in reflective functioning in three treatments for borderline personality disorder. *Journal of Consulting and Clinical Psychology*, *87*(11), 975–988. https://doi.org/10.1037/ccp0000445

Klasen, J., Nolte, T., Möller, H. & Taubner, S. (2019). Aversive Kindheitserfahrungen, Bindungsrepräsentationen und Mentalisierungsfähigkeit von Psychotherapeuten in Ausbildung. *Zeitschrift für Psychosomatische Medizin und Psychotherapie* 65(4), 353–371. DOI: 10.13109/zptm.2019.65.4.353

Klein, M. (2019). *Das Seelenleben des Kleinkindes und andere Beiträge zur Psychoanalyse* (Standardwerke der Psychoanalyse). Stuttgart: Klett-Cotta

Klüwer, R. (1995). *Studien zur Fokaltherapie*. Frankfurt am Main: Suhrkamp

Klüwer, R. (2004). Das Konzept Fokus im Psychoanalytischen Denken. In: Klüwer. R. & Lachauer, R. (Hg.) *Der Fokus: Perspektiven für die Zukunft*. Göttingen: Vandenhoeck & Ruprecht, S. 20–37

Köhler, L. (2002). Erwartungen an eine klinische Bindungsforschung aus der Sicht der Psychoanalyse. In: Strauß, B., Buchheim, A. & Kächele, H. (Hg.). *Klinische Bindungsforschung*. Stuttgart: Schattauer, S. 3–8

Köhler, L. (2004). Frühe Störungen aus der Sicht zunehmender Mentalisierung. *Forum der Psychoanalyse* 20, 158–174

Kohut, H. (1981). *Die Heilung des Selbst*. Frankfurt am Main: Suhrkamp

Körner, J. (1989). Arbeit an der Übertragung? Arbeit in der Übertragung! *Forum der Psychoanalyse* 5, 209–223

Körner, J. (2014). *Die Deutung in der Psychoanalyse*. Stuttgart: Kohlhammer

Kornhas, L. A., Schröder-Pfeifer, P., Georg, A., Zettl, M. & Taubner, S. (2020). Prozess des Mentalisierens in einer mentalisierungsbasierten Langzeittherapie für Borderline-Persönlichkeitsstörungen. *Psychotherapeut* 65, 357–365

Kosugi M. & Yamagishi, T. (1998). General trust and judgments of trustworthiness. *The Japanese Journal of Psychology*, *69*, 349–357. (auf Japanisch)

Kuipers, G. S., Hollander, S. den, van der Ark, L. A. & Bekker, M. H. J. (2017). Recovery from eating disorder 1 year after start of treatment is related to better mentalization and strong reduction of sensitivity to others. *Eating and Weight Disorders*, 22(3), 535–547. https://doi.org/10.1007/s40519-017-0405-x

Lambert, M. J. (2013). The efficacy and effectiveness of psychotherapy. In: Lambert, M. J. (Hg.). *Bergin and Garfield's Handbook of Psychotherapy and Behavior Change*. Hoboken, NJ: John Wiley & Sons, S. 169–218

Laplanche, J. (1988). *Die allgemeine Verführungstheorie und andere Aufsätze*. Übers. Gunter Gorhan. Tübingen: edition diskord, 1988; 2. durchges. Aufl. Frankfurt am Main: Brandes & Apsel, 2017

Laplanche, J. (1995). Seduction, persecution, revelation. *International Journal of Psychoanalysis* 76, 663–682

Laplanche, J. & Pontalis, J. B. (1968). Fantasy and the origins of sexuality. *International Journal of Psychoanalysis* 49, 1–19

Laplanche, J. & Pontalis, J. B. (1972). *Das Vokabular der Psychoanalyse*. Frankfurt am Main: Suhrkamp

Laska, K., Gurman, A. & Wampold, B. (2014). Expanding the lens of evidence-based practice in psychotherapy: A common factors perspective. *Psychotherapy*, 51, 467–481. doi:10.1037/a0034332

Lebovici, S. (1967). Intervention du Dr S. Lebovici: Prononcée à la séance plénière du XXIVe Congrès international de Psychanalyse, Amsterdam, 1965, après les interventions des discutants et les rapports des discussions dans les groupes linguistiques. *Revue Française de Psychanalyse* 30, 569–572

Lecours, S. & Bouchard, M.-A. (1997). Dimensions of Mentalisation: Outlining levels of psychic transformation. *Int. J. Psycho-Anal* 78, 855–875

Lemma, A., Johnson, J. (2010). Editorial. *Psychoanalytic Psychotherapy: Applications, Theory, and Research*. 24(3), 179–182

Lemma, A. & Lynch, P. E. (Hg.) (2019). *Psychoanalyse der Sexualitäten – Sexualitäten der Psychoanalyse*. Frankfurt am Main: Brandes & Apsel

Lemma, A., Target, M. & Fonagy, P. (2011). *Brief Dynamic Interpersonal Therapy. A clinican's guide*. New York: Oxford Press

Loewald, H. W. (1973 [1986]). On Internalization. In: *Papers on psychoanalysis*. New Haven: Yale University Press, S. 69–86 (dt. Über Verinnerlichung. In: *Psychoanalyse. Aufsätze aus den Jahren 1951–1979*, 46–64)

Lohmer, M. (2013). *Borderline-Therapie. Psychodynamik, Behandlungstechnik und therapeutische Settings*. Stuttgart: Schattauer

Lohmer, M. & Schultz-Venrath, U. (2020). Mentalisierungsbasierte (MBT) und Übertragungsfokussierte Psychotherapie (TFP). Neue Ansätze für die Weiterentwicklung der Tiefenpsychologischen Psychotherapie (TP). *PDP – Psychodynamische Psychotherapie* 19(2), 138–152. DOI 10.21706/pdp-19-2-138

Lorenzer, A. (1973). Über den Gegenstand der Psychoanalyse oder: Sprache und Interaktion. Frankfurt am Main: Suhrkamp

Luquet, P. (1981). Le changement dans la mentalisation. *Rev. Franc. Psychoanal.* 45, 1023–1028

Luyten, P. & Fonagy, P. (2019) Mentalizing and Trauma. In: Bateman, A. & Fonagy, P. *Handbook of Mentalizing in Mental Health Practice*. 2. Aufl. Washington: American Psychiatric Association Publishing, S. 79–102

Luyten, P., Fonagy, P., Lowyck, B. & Vermote, R. (2012) Assessment of mentalization. In: Bateman, A.W. & Fonagy, P. (Hg.). *Handbook of mentalizing in mental health practice.* Washington, DC: American Psychiatric Publishing, S. 43–65

Luyten, P., Fonagy, P., Lowyck, B. & Vermote, R. (2015). Beurteilung des Mentalisierens. In: Bateman, A. & Fonagy, P. (Hg.). *Handbuch Mentalisieren*, Gießen: Psychosozial-Verlag, S. 67–90

Luyten, P., Meulemeester, C. de & Fonagy, P. (2021). The self-other distinction in psychopathology: Recent developments from a mentalizing perspective. In: Gilead, M. & Ochsner, K.N. (Hg.) *The Neural Bases of Mentalizing Springer International Publishing*

Main, M. (1991). Metacognitive knowledge, metacognitive monitoring, and singular (coherent) vs. multiple (incoherent) model of attachment: findings and directions for future research. In Parkes, C.M., Stevenson-Hinde, J. & Marris, P. (Hg.). *Attachment across the life cycle.* London: Tavistock Routledge

Main, M. & Goldwyn, R. (1996). *Adult attachment classification system.* Berkeley: University of California, Department of Psychology

Marty, P. (1990). *La psychosomatique der l'adulte.* Paris: Presses Univ. France

Masters, W.H. & Johnson, V.E. (1966 [1967]). *Human sexual Response* Boston: Little Brown (dt. *Die sexuelle Reaktion.* Frankfurt am Main: Akademische Verlagsgesellschaft)

Mayes, L.C. (2000). A developmental perspective on regulation of arousal states. *Seminars in Perinatology* 24, 267–279

Mayes, L.C. (2006). Arousal regulation, emotional flexibility, medial amygdala function, and the impact of early experience: Comments on the paper of Lewis et al. *Annals of the New York Academy of Sciences*, 1094(1), 178–192

MBT Adherence and Competence Scale (2019). draft: https://www.annafreud.org/media/12348/acs-scoring-template-rating-mbt-group-or-individual-session.pdf

McDermott, V.A. (2003). Is free association still fundamental? *Journal of the American Psychoanalytic Association* 51, 1349–1356

Menninger, K.A. & Holzman, P.S. (1958). *Theorie der psychoanalytischen Technik.* Stuttgart: Frommann-Holzboog

Mentzos, S. (2017). *Lehrbuch der Psychodynamik.* 8. unveränderte Aufl. Göttingen: Vandenhoeck & Ruprecht

Mertens W. (2015). *Psychoanalytische Behandlungstechnik – Konzepte und Themen psychoanalytisch begründeter Behandlungsverfahren.* Stuttgart: Kohlhammer

Mertens, W. (2012). *Psychoanalytische Schulen im Gespräch*, Bd. 3: *Psychoanalytische Bindungstheorie und moderne Kleinkindforschung.* Bern: Huber

Meulemeester, C. de, Vansteelandt, K., Luyten, P. & Lowyck, B. (2018). Mentalizing as a mechanism of change in the treatment of patients with borderline personality disorder: A parallel process growth modeling approach. *Personality Disorders*, 9(1), 22–29. https://doi.org/10.1037/per0000256

Mitchell, S. (1988). *Relational concepts in psychoanalysis: An integration.* Cambridge, MA: Harvard University Press

Michell, S. & Blank, M. (1995). *Freud And Beyond: A History of Modern Psychoanalytic Thought.* New York: BasicBooks

Mitmansgruber, H. (2020). Die »neue« Borderline-Persönlichkeitsstörung: Dimensionale Klassifikation im DSM-5 und ICD-1. *Psychotherapie Forum* 24, 89–99. https://doi.org/10.1007/s00729-020-00151-4

Möller, C., Karlgren, L., Sandell, A., Falkenström, F. & Philips, B. (2017). Mentalization-based therapy adherence and competence stimulates in-session mentalization in psychotherapy for borderline personality disorder with co-morbid substance dependence. *Psychotherapy Research*, 27(6), 749–765. https://doi.org/10.1080/10503307.2016.1158433

Norcross, J. C. (2010) The therapeutic relationship. In: Duncan, B. L., Miller, S. D., Wampold, B. E. & Hubble, M. A. (Hg.): *The heart and soul of change. Delivering what works in therapy*. 2. Aufl. Washington: American Psychological Association, S. 113–141

Norcross, J. C. & Lambert, M. J. (Hg.). (2019). *Psychotherapy Relationships that Work*. Oxford University Press

Norcross, J. C. & Lambert, M. J. (2019a). What Works in the Psychotherapy Relationship: Results, Conclusions, and Practices. In: Norcross, J. C. & Lambert, M. J. (Hg.), *Psychotherapy Relationships that Work*. Oxford University Press, S. 631–646. https://doi.org/10.1093/med-psych/9780190843953.003.0018

Norcross, J. C. & Wampold, B. E. (2011). Evidence-based therapy relationships: Research conclusions and clinical practices. *Psychotherapy Mar48*(1), 98–102. doi: 10.1037/a0022161

Norcross, J. C. & Wampold, B. E. (Hg.) (2019). *Psychotherapy Relationships That Work*. Bd. 2: *Evidence Based Therapist Responsiveness*. 3. Aufl. Oxford University Press

Orlinsky, D. E., Rønnestad, M. H. & Willutzki, U. (2004). Fifty years of psychotherapy process-outcome research: continuity and change. In: Lambert, M. J. (Hg.), *Handbook of Psychotherapy Research and Behavior Change*. Hoboken, NJ: John Wiley & Sons, S. 307–389

Otto, H. & Keller, H. (Hg.) (2014). *Different Faces of Attachment*. Cambridge/New York: Cambridge University Press

Oud, M., Arntz, A., Hermens, M. L., Verhoef, R. & Kendall, T. (2018). Specialized psychotherapies for adults with borderline personality disorder: A systematic review and meta-analysis. *The Australian and New Zealand Journal of Psychiatry*, 52(10), 949–961. https://doi.org/10.1177/0004867418791257

Park, B. K., Kim, M. & Young, L. (2021). An examination of accurate versus »biased« mentalizing in moral economic decision-making. In: Gilead, M. & Ochsner, K. *The Neural Basis of Mentalizing*. AG Switzerland: Springer.: 537–553.

Pfäfflin, F. & Mergenthaler, E. (1998). Was passiert in Psychotherapien? Zur Definition, Operationalisierung und Messung von Einsicht. *Werkstattschr Forens Psychiatr Psychother* 5, 21–40

Premack, D. & Woodruff, G. (1978). Does the chimpanzee have a theory of mind? *The Behavioural and Brain sciences 1*, 515–526

Rossouw, T. I. & Fonagy, P. (2012). Mentalization-based treatment for self-harm in adolescents: A randomized controlled trial. *Journal of the American Academy of Child and Adolescent Psychiatry*, 51(12), 1304–1313.e3. https://doi.org/10.1016/j.jaac.2012.09.018

Rudolf, G. (2006). *Strukturbezogene Psychotherapie: Leitfaden zur psychodynamischen Therapie struktureller Störungen*. Stuttgart: Schattauer

Sandler, J. (1960 [1964]). On the concept of superego. *The Psychoanalytic Study oft he Child* 15, 128–162 (dt. Zum Begriff des Überichs (I). *Psyche Z Psychoanal*, 721–743)

Sandler, J. (1962). The Hampstead Index as an instrument of psychoanalytic research. *Int J Psychoanal* 43, 287–291

Sandler, J. (1987). From safety to the superego: Selected papers of Joseph Sandler. New York, NY: Guilford Press

Sandler, J. & Joffe, W. G. (1969). Towards a basic psychoanalytic model. *Int J Psychoanal* 50(1), 79–90
Sandler, J. & Rosenblatt, B. (1962). The concept of the representational world. *Psychoanalytic Study of the Child* 17(1), 128–145
Scheidt, C., Brockmann, J., Caspar, F., Rudolf, G., Stangier, U. & Vogel, H. (2012). Das Modellprojekt der Techniker-Krankenkasse. Eine Kommentierung der Ergebnisse aus der Sicht des wissenschaftlichen Projektbeirates. *Psychother Psychosom Med Psychol* 62, 405–412. DOI: 10.1055/s-0032-1321781
Schlicht, T. (2018). *Soziale Kognition.* Hamburg: Junius Verlag
Schultz-Venrath, U. (2021), *Mentalisieren des Körpers.* Stuttgart: Klett-Cotta
Schultz-Venrath, U. & Döring, P. (2011). Wie psychoanalytisch ist das Mentalisierungsmodell? Playing With or Without Reality of Science. *Journal für Psychoanalyse,* 52, 7–27
Semerari, A., Carcione, A., Dimaggio, G., Falcone, M., Nicolò, G., Procacci, M. & Alleva, G. (2003). How to evaluate metacognitive functioning in psychotherapy? The metacognition assessment scale and its applications. *Clinical Psychology & Psychotherapy 10,* 238–261. doi:10.1002/cpp.362
Sharp, C., Ha, C., Carbone, C., Kim, S., Perry, K., Williams, L. & Fonagy, P. (2013). Hypermentalizing in adolescent inpatients: Treatment effects and association with borderline traits. *J Pers Disord.* 27(1), 3–18 DOI: 10.1521/pedi.2013.27.1.3
Sharp, C., Wright, A. G. C., Fowler, J. C., Frueh, B. C., Allen, J. G., Oldham, J. & Clark, L. A. (2015). The structure of personality pathology: Both general ›g‹ and specific ›s‹ factors? *Journal of Abnormal Psychology* 124(2), 387–398
Simonsen, S., Bateman, A., Bohus, M., Dalewijk, H. J., Doering, S., Kaera, A., Moran, P., Renneberg, B., Ribaudi, J. S., Taubner, S., Wilberg, T. & Mehlum, L. (2019). European guidelines for personality disorders: past, present and future. *Borderline Personality Disorder and Emotion Dysregulation,* 6(9). https://doi.org/10.1186/s40479-019-0106-3
Solms, M. (2000). Unbewußt, das Unbewußte. In: Mertens, W. & Waldvogel B. (Hg). *Handbuch psychoanalytischer Grundbegriffe,* Stuttgart: Kohlhammer, S. 771–775
Sperber, D., Clement, F., Heintz, C., Mascaro, O., Mercier, H., Origgi, G. & Wilson, D. (2010). Epistemic Vigilance. *Mind & Language,* 25(4), 359–393
Sperber, D. & Wilson, D. (1995). *Relevance. Communication and cognition.* Oxford, Cambridge, MA: Blackwell Publisher Ltd.
Spitz, R. (1946 [1969]). Die anaklitische Depression. In: Bittner, G. & Schmid-Cords, E. (Hg.). *Erziehung in der frühen Kindheit.* München: Piper, S. 104–135
Steel, C., MacDonald, J. & Schroder, T. (2018). A systematic review of the effect of therapists' internalized models of relationships on the quality of the therapeutic relationship. *Journal of Clinical Psychology* 74(1), 5–42
Steinberger, J. (2021). *Empathie als Kompetenz. Ein intersubjektives, mentalisierungsgestütztes* Pädagogikkonzept. Gießen: Psychosozial-Verlag
Stern, D. (1985 [1992]) *The Interpersonal World of the Infant: A View from Psychoanalysis and Development Psychology.* New York, Basic Books (dt. *Die Lebenserfahrungen des Säuglings.* Stuttgart: Klett-Cotta)
Storebø, O. J., Stoffers-Winterling, J. M., Völlm, B. A., Kongerslev, M. T., Mattivi, J. T., Jørgensen, M. S., Faltinsen, E., Todorovac, A., Sales, C. P., Callesen, H. E., Lieb, K. & Simonsen, E. (2020). Psychological therapies for people with borderline personality disorder. *The Cochrane Database of Systematic Reviews* 5, CD012955. https://doi.org/10.1002/14651858.CD012955.pub2

Streek, U. & Leichsenring, F. (Hg.) (2015). *Handbuch psychoanalytisch-interaktionelle Therapie. Behandlung von Patienten mit strukturellen Störungen und scheren Persönlichkeitsstörungen.* Göttingen: Vandenhoek & Ruprecht

Talia, A., Taubner, S. & Miller-Bottome, M. (2019). Advances in research on attachment-related psychotherapy processes: Seven teaching points for trainees and supervisors. Research in Psychotherapy: *Psychopathology, Process and Outcome* 22(3), 359–368. doi: 10.4081/ripppo.2019.405

Talia, A., Muzi, L., Linigiardi, V. & Taubner, S. (2020). How to be a secure base: Therapists' attachment representations and their link to attunement in psychotherapy. *Attachment & Human Development* 22(2), 189–206. DOI: 10.1080/14616734.2018.1534247

Target, M. (2016). Mentalization within Intensive Analysis with a Borderline Patient British. *Journal of Psychotherapy* 32(2), 202–214. doi:10.1111/bjp.12211

Target M. (2013) Ist unsere Sexualität unsere eigene? Ein Entwicklungsmodell der Sexualität auf der Basis früher Affektspiegelung. *Z.f. Individualpsychol. 38,* 125–141

Target, M. (2019). Ein Entwicklungsmodell für sexuelle Erregung, Begehren und Entfremdung. In: Lemma, A. & Lynch, P.E. (Hg.). *Psychoanalyse der Sexualitäten – Sexualitäten der Psychoanalyse.* Frankfurt am Main: Brandes & Apsel, S. 59–84

Target, M. & Fonagy, P. (1996). Playing with reality: II. The development of psychic reality from a theoretical perspective. *Int J Psychoanal* 77(3), 459–479

Taubner, S. (2008a). Mentalisierung und Einsicht. Die reflexive Kompetenz als Operationalisierung von Einsichtsfähigkeit. *Forum Psychoanl.* 24, 16–31

Taubner, S. (2008b). *Einsicht in Gewalt.* Gießen: Psychosozial-Verlag

Taubner, S. (2015). *Konzept Mentalisieren. Eine Einführung in Forschung und Praxis.* Gießen: Psychosozial-Verlag

Taubner, S. & Aguilar-Raab, C. (2021). *Psychodynamische Prävention psychischer Störungen.* Stuttgart: Kohlhammer

Taubner, S., Curth, C., Unger, A. & Kotte, S. (2014). Die Mentalisierende Berufsausbildung – Praxisbericht aus einer Pilotstudie an einem Berufsbildungswerk für lernbehinderte Adoleszente. *Praxis der Kinderpsychologie und Kinderpsychiatrie* 63, 738–760

Taubner, S., Fonagy, P. & Bateman, A.W. (2019). *Mentalisierungsbasierte Therapie.* (Fortschritte der Psychotherapie, Bd. 75). Göttingen: Hogrefe. https://doi.org/10.1026/02834-000

Taubner, S., Hauschild, S., Korhas, L., Kaess, M., Sobanski, E., Gablonski, T.-C., Schröder-Pfeifer, P. & Volkert, J. (2020). *Mentalization-Based Treatment for Adolescents with Conduct Disorder (MBT-CD): Protocol of a Feasibility and Pilot Study.* https://doi.org/10.21203/rs.3.rs-63999/v1

Taubner, S., Hörz, S., Fischer-Kern, M., Doering, S., Buchheim, A. & Zimmermann, J. (2013). Internal structure of the Reflective Functioning Scale. *Psychological Assessment,* 25(1), 127–135. https://doi.org/10.1037/a0029138

Taubner, S., Klasen, J. & Munder, T. (2014). Why do psychotherapists participate in psychotherapy research and why not? Results of the Attitudes to Psychotherapy Research Questionnaire with a sample of experienced German psychotherapists. *Psychotherapy Research,* 26(3), 318–331. https://doi.org/10.1080/10503307.2014.938256

Taubner, S. & Sevecke, K. (2015). Kernmodell der Mentalisierungsbasierten Therapie. *Psychotherapeut* 60, 169–184

Taubner, S. & Volkert, J. (2019). *Evidence-Based Psychodynamic Therapies for the Treatment of Patients with Borderline Personality Disorder Clinical Psychology in Europe,* Bd. 1(2)

Taylor, J.B. (2008). *My Stroke of Insight: A Brain Scientist's Personal Journey*. London: Hodder & Stoughton. ISBN 978-0-670-02074-4

Thomä, H. & Kächele, H. (1985). *Lehrbuch der psychoanalytischen Therapie*. Bd. 1: *Grundlagen*. Heidelberg: Springer

Tomasello, M. (2014). *Eine Naturgeschichte des menschlichen Denkens*. Berlin: Suhrkamp

Tyrer, P., Mulder, R., Kim, Y.-R. & Crawford, M.J. (2019). The Development of the ICD-11 Classification of Personality Disorders: An Amalgam of Science, Pragmatism, and Politics. *Annual Review of Clinical Psychology*, 15, 481–502. https://doi.org/10.1146/annurev-clinpsy-050718-095736

Vermote, R., Lowyck, B., Vandeneede, B., Bateman, A. & Luyten, P. (2015). Psychodynamsich orientierte Settings. In: Bateman, A. & Fonagy, P. (Hg.). *Handbuch Mentalisieren*. Gießen: Psychosozial-Verlag, S. 289–314

Volkert, J., Hauschild, S. & Taubner, S. (2019). Mentalization-Based Treatment for Personality Disorders: Efficacy, Effectiveness, and New Developments. *Current Psychiatry Reports*, *21*(4), 25. https://doi.org/10.1007/s11920-019-1012-5

Wampold, B.E. (2015). How important are the common factors in psychotherapy? An update. *World Psychiatry*, *14*(3), 270–277. Published online 2015 Sept 25. dos: 10.1002/wps.20238

Wampold, B.E. & Imel, Z.E. (2015). *The Great Psychotherapy Debate: The Evidence for What Makes Psychotherapy Work*. 2. Aufl. London: Routledge

Wampold, B.E., Imel, Z.E. & Flückiger, C. (2018), *Die Psychotherapie – Debatte. Was Therapie wirksam macht*. Bern: Hogrefe

Webb, C.A., DeRubeis, R.J. & Barber, J.P. (2010). Therapist adherence/competence and treatment outcome: A meta-analytic review. *Journal of Consulting and Clinical Psychology*, *78*(2), 200–211. https://doi.org/10.1037/a0018912

Wellman, H.M., Cross, D. & Watson, J. (2001). Meta-analysis of theory-of-mind development: The truth about false belief. *Child Development* *72*(3), 655–684

White, K. (2008). »Will sie nicht oder kann sie nicht nachdenken? – Mentalisierungsstörungen zwischen Defizit und Konflikt. In: Wahl, P., Sasse, H. & Lehmkuhl, U. (Hg.). *Der phantastische Raum* (Beiträge zur Individualpsychologie, Bd. 34). Göttingen: Vandenhoeck & Ruprecht, S. 175–199

White, K. (2009). Symbolisierung und Mentalisierung – Kongruenzen und Divergenzen mit Ronald Britton und Peter Fonagy. *Psyche Z Psychoanal*, 1165–1169

White, K. (2019). Rezension von Mary Target (2016): Mentalisation within intensive analysis. *British Journal of Psychotherapy* 32(2), 202–214. ZfIP 88-91

Wilson, D. & Sperber, D. (2012). *Meaning and relevance*. Cambridge: Cambridge University Press

Wimmer, H. & Perner, J. (1983). Beliefs about Beliefs: Representation and constraining function of wrong beliefs in young children's understanding of deception. *Cognition* 13, 103–128

Wininger, M., Datler, W. & Dörr, M. (2013). Psychoanalyse in der Pädagogik der frühen Kindheit. In: Wininger, M., Datler, W. & Dörr, M. (Hg.). *Psychoanalytische Pädagogik der frühen Kindheit*. Opladen: Barbara Budrich, S. 7–22

Winnicott, D.W. (1962). Ego Integration and Child Development. In: Winnicott, D.W. (Hg.). *The Maturational Processes and the Facilitating Environment: Studies in the Theory of Emotional Development*. London: Karnac Books, S. 56–63

Winnicott, D.W. (1974). Ichverzerrung in Form des wahren und des falschen Selbst. In: Winnicott, D.W. *Reifungsprozesse und fördernde Umwelt.* Frankfurt am Main: Fischer, S. 182–199
World Health Organization. (2020). *International statistical classification of diseases and related health problems.* 11. Aufl. https://icd.who.int/en
Yamagishi, T. (2001). Trust as a form of social intelligence. In: Cook, K. (Hg.). *Trust in society.* New York: Russel Sage Foundation, S. 121–147
Yamagishi, T. (2011). Trust and Social Intelligence. In: Wakeman, I., Gudes, E., Jensen, C.D. & Crampton, J. (Hg.). *Trust Management V. IFIPTM 2011.* (IFIP Advances in Information and Communication Technology, Bd. 358). Berlin/Heidelberg: Springer
Yamagishi, T., Kikuchi, M. & Kosugi, M. (1999). Trust, gullibility, and social intelligence. *Asian Journal of Social Psychology, 2*(1), 145–161
Yeomans, F.E., Clarkin, J.F. & Kernberg, O.F. (2015). *Transference-Focused Psychotherapy for Borderline Personality Disorder: A Clinical Guide.* Washington, DC: APA. DOI 10.1176/appi.books.9781615371006
Yeomans, F.E., Clarkin, J.F. & Kernberg, O. (2016). *Übertragungsfokussierte Psychotherapie für Borderline-Patienten: Das TFP-Praxismanual.* Stuttgart: Schattauer
Zettl, M., Volkert, J., Vögele, C., Herpertz, S.C., Kubera, K.M. & Taubner, S. (2020). Mentalization and criterion a of the alternative model for personality disorders: Results from a clinical and nonclinical sample. *Personality Disorders, 11*(3), 191–201. https://doi.org/10.1037/per0000356

Über die Autoren

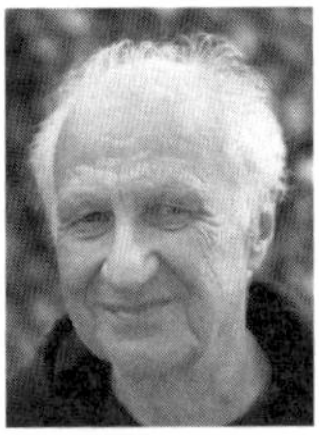

Josef Brockmann, Dr. phil., ist Psychoanalytiker, Lehranalytiker. Niedergelassen als Psychotherapeut und Psychoanalytiker in Frankfurt. Fortbildung in Mentalisierungsbasierter Therapie bei Bateman und Fonagy. Er ist anerkannter MBT-Practitioner (Anna Freud Center). Langjährige Erfahrungen in der Psychotherapieforschung.

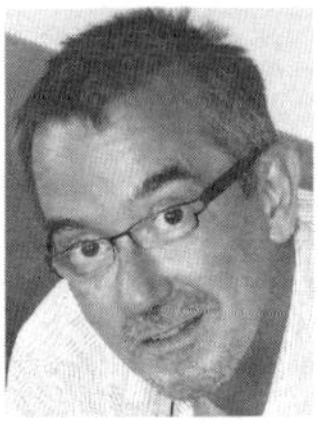

Holger Kirsch, Prof. Dr. med., ist Facharzt für Psychosomatische Medizin und Psychotherapie, Psychoanalyse und Sozialmedizin sowie Lehranalytiker (DGPT/DGIP). Er ist Professor an der Evangelischen Hochschule Darmstadt und in eigener Praxis niedergelassen.

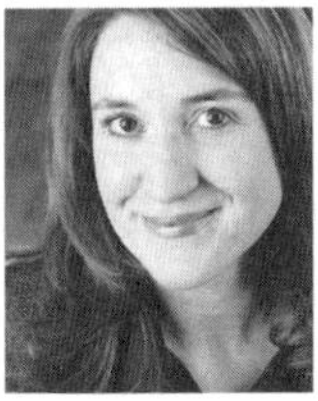

Svenja Taubner, Univ.-Prof. Dr. phil., ist Psychoanalytikerin (DPG), Supervisorin und Trainerin für MBT (Anna Freud Center) und ist Direktorin des Instituts für Psychosoziale Prävention im Universitätsklinikum der Universität Heidelberg.